KB166483

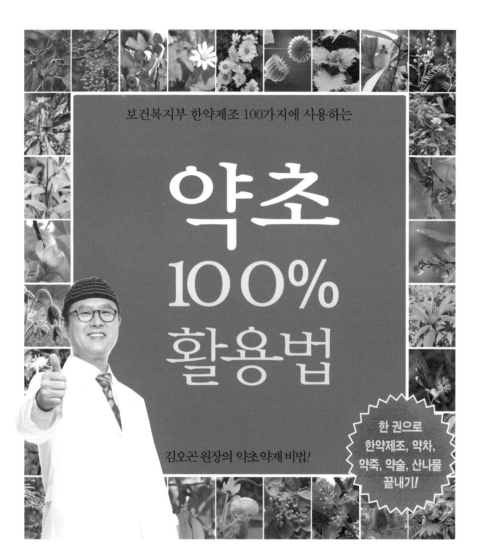

보건복지부 한약제조 100가지에 사용하는

약초
100%
활용법

김오곤 원장의 약초약재 비법!

한 권으로
한약제조, 약차,
약죽, 약술, 산나물
끝내기!

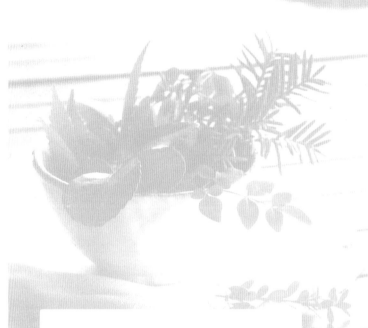

보건복지부 한약제조 100가지에 사용하는
약초 100% 활용법

초판 1쇄 인쇄 – 2023년 11월 10일
편 저 – 동의보감 약초사랑
편집 제작 – 행복을만드는세상
발행처 – **꿈이있는집플러스**
발행인 – 이영달
출판등록 – 제2018-14호
서울시 도봉구 해등로 12길 44 (205-1214)
마켓팅부 – 경기도 파주시 탄현면 금산리 345-10(고려물류)
전화 – 02) 902-2073
Fax – 02) 902-2074

ISBN 979-11-979844-8-8 (03510)

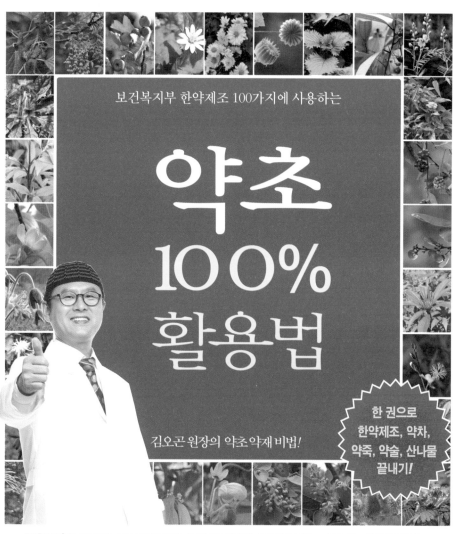

보건복지부 한약제조 100가지에 사용하는

약초
100%
활용법

김오곤 원장의 약초약재 비법!

한 권으로
한약제조, 약차,
약죽, 약술, 산나물
끝내기!

질병에 따라 증상별로 다양하게 사용하는 약초 사용법!

한약제조
수록!

한방약차
수록!

한방약죽
수록!

한방약술
수록!

약초나물
수록!

동의보감
민간요법
수록!

꿈이있는집플러스

책 머리에

약초약재는 자연에서 얻어지는 식물과 동물, 광물 등을 말하며, 이중 식물약재가 가장 많이 쓰이므로 예부터 '약재는 초草가 본本이다' 라는 뜻으로 본초本草라고도 하였다. 신농본초경, 본초강목 등의 고서에서 볼 수 있는 본초라는 말은 이미 고대어가 되었고 현재는 한약, 한약재가 같은 뜻으로 쓰이고 있다. 지금까지 발견된 한약재는 무려 4,000여종이 넘으나 통상 한의학에서 사용되는 한약재는 식약처 처방 100가지 약초약재와 그 외의 200~400종 내외들이다.

우리나라의 산과 들에 자생하는 식물은 약 4,000여종이 분포되어 있으며 그중에서 약초로 사용하고 먹을 수 있는 것은 약 1,000여종이다. 이런 약초들은 현대인들에게 부족하기 쉬운 각종 비타민과 영양소, 다양한 무기질과 섬유질들이 풍부하게 들어 있어서 질병을 치료하기도 하고 우리의 건강을 지켜주기도 한다.

예로부터 한의학에 관한 전문서적들은 한자어, 한문 등으로 기술되어 있어 일반인들은 접근하기가 쉽지 않았다. 민간요법으로 활용할 수 있는 최소한의 지식도 구전에 의해서만 얻을 수 있어서 약물의 오용, 남용으로 인한 폐해도 적지 않았다. 더욱이 쉽게 구하여 사용할 수 있는 약초약재들에 대한 정보가 없었으므로 자칫 중독을 일으키거나 질병을 악화시키기도 하였다.

이 책에서는 보건복지부 한약제조 100가지에 들어가는 약초들의 활용법을 설명해 놓았다. 한약제조 방법과 약차 만들어 먹는 방법, 약술 만드는 방법, 약죽 만드는 방법, 동의 보감 민간요법, 단방 등 실생활에서 쉽게 사용할 수 있는 사용법을 서술해 놓았다. 한약재에 대한 올바른 인식을 통하여 가정에서도 부작용 없이 활용하여 건강증진에 도움이 되길 바란다.

2023년 11월

차례

자신의 몸 건강을 판단하는 자가진단 방법

약초 100% 활용법

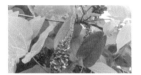

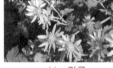

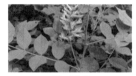

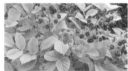

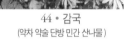

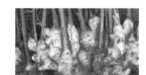

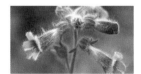

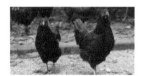

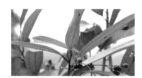

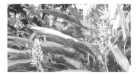

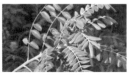

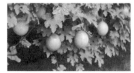

66 • 당뇨병에 효과적으로
사용하는 약초
67 • 중풍에 효과적으로
사용하는 약초

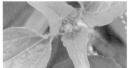

68 • 곽향
(약차 단방 민간)

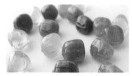

70 • 교이(이당)
(약차 단방 민간)

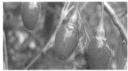

72 • 구기자
(약차 약죽 약술 단방 민간 산나물)

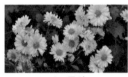

74 • 국화
(약차 약술 단방 민간)

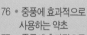
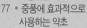

76 • 중풍에 효과적으로
사용하는 약초
77 • 중풍에 효과적으로
사용하는 약초

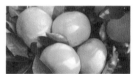

78 • 귤홍
(약차 약술 단방 민간)

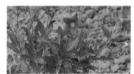

80 • 길경
(약차 약죽 약술 단방 민간)

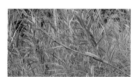

82 • 노근(갈대)
(약차 단방 민간)

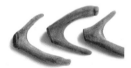

84 • 녹용
(약차 약술 단방 민간)

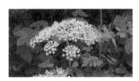

86 • 당귀
(약차 약죽 약술 단방 민간 산나물)

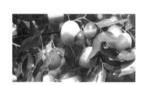

88 • 대추
(약차 약죽 약술 단방 민간)

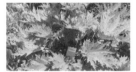

90 • 대황
(단방 민간)

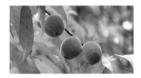

92 • 도인
(약차 단방 민간)

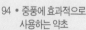

94 • 중풍에 효과적으로
사용하는 약초
95 • 중풍에 효과적으로
사용하는 약초

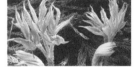

96 • 독활
(약차 단방 민간 산나물)

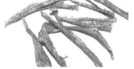

98 • 동규자
(약차 약죽 단방 민간)

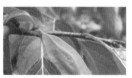

100 • 두충
(약차 약술 단방 민간)

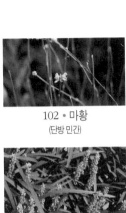

102 • 마황
(단방 민간)

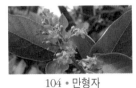

104 • 만형자
(약차 본초 단방 민간)

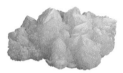

106 • 망초
(단방 민간)

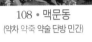

108 • 맥문동
(약차 약죽 약술 단방 민간)

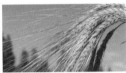

110 • 맥아
(약차 약술 단방 민간)

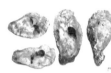

112 • 모려
(약차 본초 단방 민간)

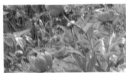

114 • 목단피
(약차 약술 단방 민간)

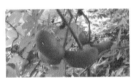

116 • 목통(으름나무)
(약차 단방 민간 산나물)

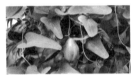

118 • 목향
(약차 단방 민간)

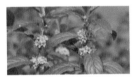

120 • 박하
(약차 약술 단방 민간)

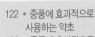
122 • 중풍에 효과적으로
사용하는 약초
123 • 중풍에 효과적으로
사용하는 약초

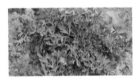

124 • 방풍
(약차 단방 민간)

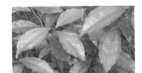

126 • 방기
(약차 단방 민간)

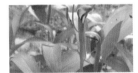

128 • 반하
(단방 민간)

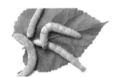

130 • 백강잠
(약차 본초 단방 민간)

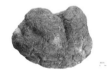

132 • 복령
(약차 약술 단방 민간)

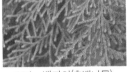

134 • 백자인(측백나무)
(약차 단방 민간)

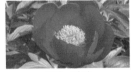

136 • 작약
(약차 약술 단방 민간)

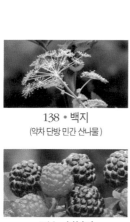

138 • 백지
(약차 단방 민간 산나물)

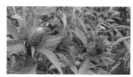

140 • 백출
(약차 단방 민간 산나물)

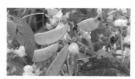

142 • 백편두
(약차 민간)

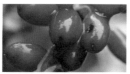

144 • 복분자
(약차 약술 단방 민간)

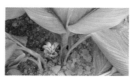

146 • 봉출(아출)
(약차 민간)

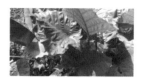

148 • 부자
(약차 민간)

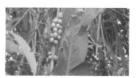

150 • 빈랑
(단방 민간)

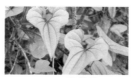

152 • 사인(축사)
(약차 단방 민간)

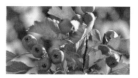

154 • 산사
(약차 약죽 약술 단방 민간)

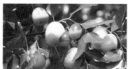

156 • 산수유
(약차 달임 약술 단방 민간)

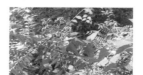

158 • 산약(마)
(약차 약죽 약술 단방 민간)

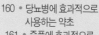

160 • 당뇨병에 효과적으로
사용하는 약초
161 • 중풍에 효과적으로
사용하는 약초

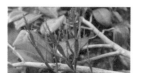

162 • 산조인 (메대추씨)
(약차 단방 민간)

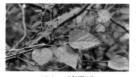

164 • 산초(조피나무)
(약차 단방 민간)

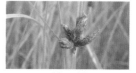

166 • 삼릉
(약차 단방 민간)

168 • 상기생
(단방 민간 산나물)

170 • 상백피
(약차 약죽 약술 단방 민간)

172 • 당뇨병에 효과적으로
사용하는 약초
173 • 중풍에 효과적으로
사용하는 약초

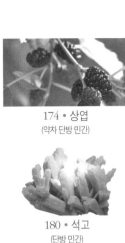

174 • 상엽
(약차 단방 민간)

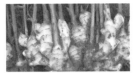

176 • 생강
(약차 단방 민간)

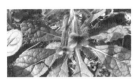

178 • 생지황
(약차 약죽 약술 단방 민간)

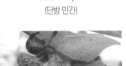

180 • 석고
(단방 민간)

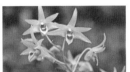

182 • 석곡
(단방 민간)

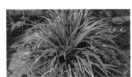

184 • 석창포
(약차 단방 민간)

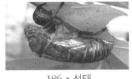

186 • 선태
(단방 민간)

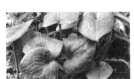

188 • 세신(족두리풀)
(단방 민간)

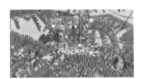

190 • 소목
(단방)

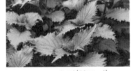

192 • 소엽(차조기)
(약차 약죽 약술 단방 민간 산나물)

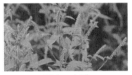

194 • 소자
(단방 민간)

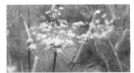

196 • 회향
(약술 단방 민간)

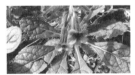

198 • 숙지황
(약차 약술 단방 민간)

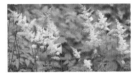

200 • 승마
(약차 단방 민간 산나물)

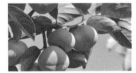

202 • 시체(감꼭지)
(약차 약죽 약술 단방 민간)

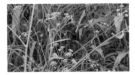

204 • 시호
(약차 단방 민간 산나물)

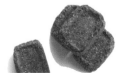

206 • 신국(약누룩)
(약차 단방 민간)

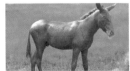

208 • 아교
(약차 민간)

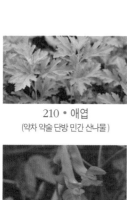

210 • 애엽
(약차 약술 단방 민간 산나물)

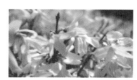

212 • 연교(개나리)
(약차 단방 민간)

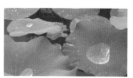

214 • 연자육
(약차 약죽 약술 본초 단방 민간 산나물)

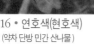

216 • 연호색(현호색)
(약차 단방 민간 산나물)

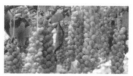

218 • 오미자
(약차 한방약 약술 단방 민간)

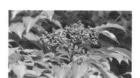

220 • 오수유
(약차 단방 민간)

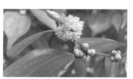

222 • 오약
(약차 단방 민간)

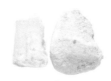

224 • 용골
(약차 단방 민간)

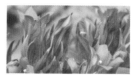

226 • 용담초
(단방 민간)

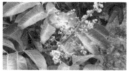

228 • 용안육
(약차 약술 민간 한방약)

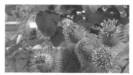

230 • 우방자
(약차 단방 민간 산나물)

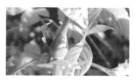

232 • 우슬
(약차 약술 단방 민간)

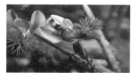

234 • 원지
(약차 약죽 약술 본초 단방 민간 산나물)

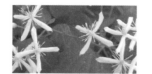

236 • 위령선
(약차 단방 민간)

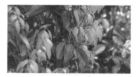

238 • 육계
(약차 약죽 단방 민간)

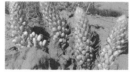

240 • 육종용
(약차 단방 민간)

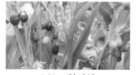

242 • 의이인
(약차 약죽 약술 단방 민간)

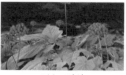

244 • 인삼
(약차 약죽 약술 단방 민간)

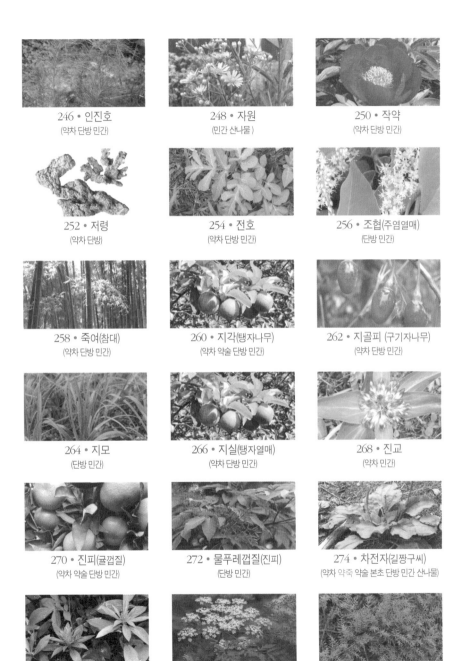

246 • 인진호
(약차 단방 민간)

248 • 자원
(민간 산나물)

250 • 작약
(약차 단방 민간)

252 • 저령
(약차 단방)

254 • 전호
(약차 단방 민간)

256 • 조협(주염열매)
(단방 민간)

258 • 죽여(참대)
(약차 단방 민간)

260 • 지각(탱자나무)
(약차 약술 단방 민간)

262 • 지골피 (구기자나무)
(약차 단방 민간)

264 • 지모
(단방 민간)

266 • 지실(탱자열매)
(약차 단방 민간)

268 • 진교
(약차 민간)

270 • 진피(귤껍질)
(약차 약술 단방 민간)

272 • 물푸레껍질(진피)
(단방 민간)

274 • 차전자(길짱구씨)
(약차 약죽 약술 본초 단방 민간 산나물)

276 • 창출(삽주)
(약차 약술 단방 민간 산나물)

278 • 천궁(궁궁이)
(약차 약술 단방 민간)

280 • 천문동
(약차 약술 단방 민간)

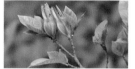

282 • 치자
(약차 약죽 약술 단방 민간 산나물)

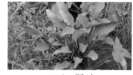

284 • 택사
(약차 단방 민간 산나물)

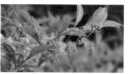

286 • 토사자(사상자)
(약차 약술 단방 민간)

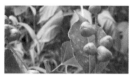

288 • 파두
(단방 민간)

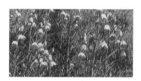

290 • 패모
(약차 약죽 약술 단방 민간)

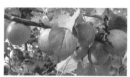

292 • 행인(살구씨)
(약차 약죽 약술 단방 민간)

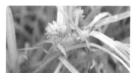

294 • 향부자
(약차 약술 단방 민간)

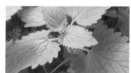

296 • 형개
(단방 민간)

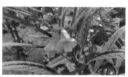

298 • 호마인(참깨)
(약차 단방 민간)

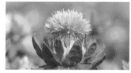

300 • 홍화
(약차 약술 단방 민간 산나물)

302 • 고혈압에 효과적으로
사용하는 약초
303 • 중풍에 효과적으로
사용하는 약초

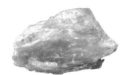

304 • 활석
(단방 민간)

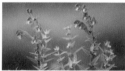

306 • 황금
(단방 민간)

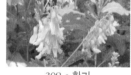

308 • 황기
(약차 약죽 약술 단방 민간)

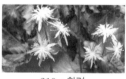

310 • 황련
(단방 민간)

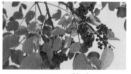

312 • 황백
(단방 민간)

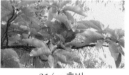

314 • 후박
(단방 민간)

자신의 몸 건강을 판단하는 자가진단

약차 만드는방법

동의보감 한방
약차를 만들어 마시는 약초 112가지

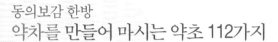

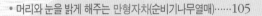

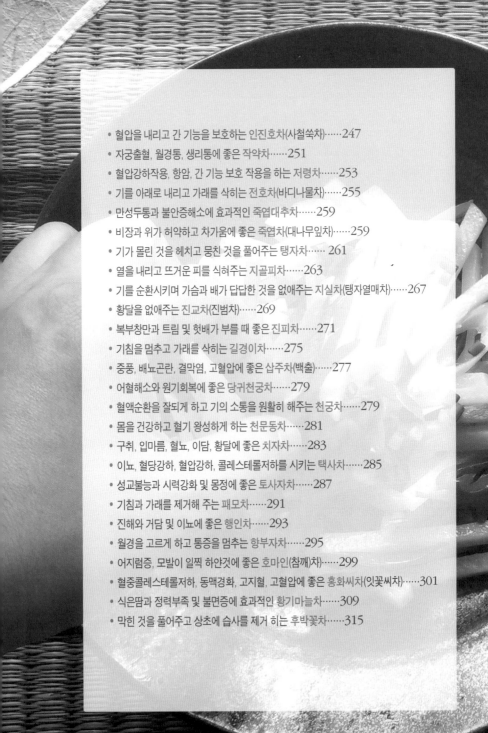

약죽만드는방법

동의보감 한방
약죽 만들어 마시는 약초 24가지

동의보감 한방
약술 만들어 마시는 약초 41가지

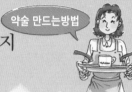

약술 만드는방법

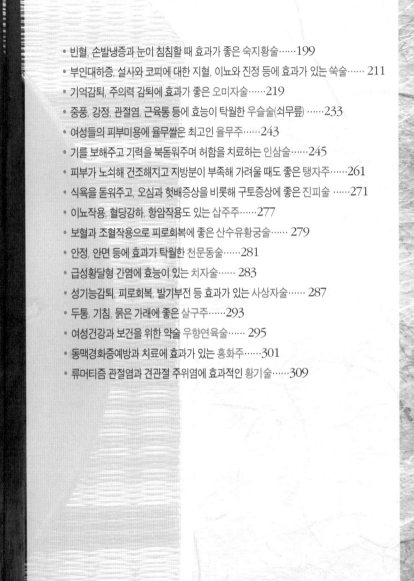

산나물 만들어 먹는 약초 22가지

산나물 만드는방법

자신의 몸 건강을 판단하는
자가진단 방법

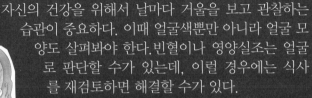

얼굴로 보는 자가 진단법

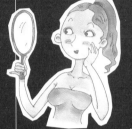

자신의 건강을 위해서 날마다 거울을 보고 관찰하는 습관이 중요하다. 이때 얼굴색뿐만 아니라 얼굴 모양도 살펴봐야 한다.빈혈이나 영양실조는 얼굴로 판단할 수가 있는데, 이럴 경우에는 식사를 재검토하면 해결할 수가 있다.

● 얼굴이 붉어질 경우

고혈압이나 심장병일 가능성이 높다.

● 얼굴이 창백해질 경우

지속적으로 이어지면 중증의 빈혈일 가능성이 높다.

● 얼굴 일부분이 붉어질 경우

코에서 양 뺨에 걸쳐 나비모양이면 전신성 엘리테마트데스일 가능성이 높다.

● 얼굴전체가 노란빛을 띨 경우

황달일 가능성이 높다. 또한 눈 흰자까지 노란색일 때도 마찬가지이다.

● 입술이 보랏빛을 띨 경우

심장병이나 폐질환이거나, 빈혈일 가능성이 높다.

● 얼굴에 부기가 있을 경우

급성 신염, 네프로제 증후군 등의 신장질환과 갑상선 기능 저하증일 가능성이 높다.

● 얼굴에 기미가 나타날 경우

간장 질환이나 원발성 만성 부신피질기능 저하증(아디슨병)일 가능성이 높다.

● 얼굴이 변형이 나타날 경우

얼굴 모양은 이비인후과 질병이나 구강질환으로도 달라질 수가 있다. 귀 아래가 부었다면 유행성 이하선염일 가능성이 높다.

몸의 피로도로 판단하는 자가 진단법

 휴식 후에도 피로가 회복되지 않는 것은 영양의 밸런스를 어긋나기 때문으로 식단을 조절할 필요가 있다.

다음은 피로도 진단 테스트로 항목에 1점씩을 가산하면서 계산하면 된다.

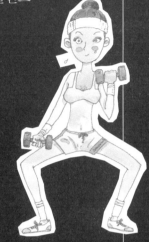

- 아침에 일어날 때 눈뜨기가 어렵다.
- 아침식사를 먹지 않을 때가 많다.
- 통근버스나 지하철 안에서 쏟아지는 졸음으로 독서
  할 수가 없다.
- 점심식사 시간을 기다리기가 몹시 지루하다.
- 건널목을 달려서 건너면 숨이 몹시 찬다.
- 지하철을 기다릴 때 의자에 앉는 경우가 많아졌다.
- 주말에 출근할 때 몹시 힘들다.
- 식사량이나 활동량은 항상 같지만 살이 빠진다.
- 휴일이나 쉬는 날에는 하루 종일 누워서 뒹군다.
- 성욕감퇴를 매우 민감하게 생각한다.

점수별 피로진단
2가지 해당
스태미나가 충분하지만 방심하면 도로 아미타불이다. 이럴 경우엔 한 가지만 집중하면서 자중해야 한다.
3~6가지 해당
정력 감퇴에 대한 스트레스를 받는데, 이때는 충분한 휴식과 식단을 바꿔야한다.
7~10가지 해당
조금 남아있는 스태미나까지 완전히 소모되기 직전의 상황이다.

눈으로 판단하는 자가 진단법

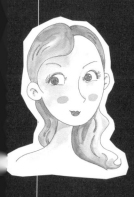

최근 들어 젊은 사람들도 비타민 A 부족으로 야맹증에 시달리는 경우가 많아졌다.

- 안구결막일 경우

노란색이면 황달일 가능성이 높다.

- 결막(안건결막)일 경우

흰색이면 빈혈일 가능성이 높다.

- 안검황색종이 나타날 경우

눈꺼풀일부가 노란색 기미가 있으면 혈청 콜레스테롤이 높을 가능성이 높다.

- 각막륜일 경우

젊은 나이에도 불구하고 흰줄이 있으면 동맥경화일 가능성이 높다.

- 결막출혈일 경우

충혈로 붉은 색이면 결막염일 가능성이 높다.

눈으로 간단하게 진단하는 방법은 윙크이다.
먼저 왼쪽 눈을 감고 오른쪽 눈으로 보고 이상이 없으면 반대로 해본다. 이런 방법으로 발견하지 못했던 가벼운 시각 이상을 찾을 수가 있다. 만약 전체적으로 잘 보이지 않거나, 물체가 이중으로 보이거나, 밝아도 잘 보이지 않거나, 뿌옇게 보이거나 하면 백내장, 녹내장, 당뇨병 등을 의심해볼 필요가 있다. 반드시 알아야 할 것은 눈의 가벼운 이상이라도 치료하지 않으면 실명할 수 있다. 이럴 경우에는 전문의에게 진단을 받는 것이 좋다.

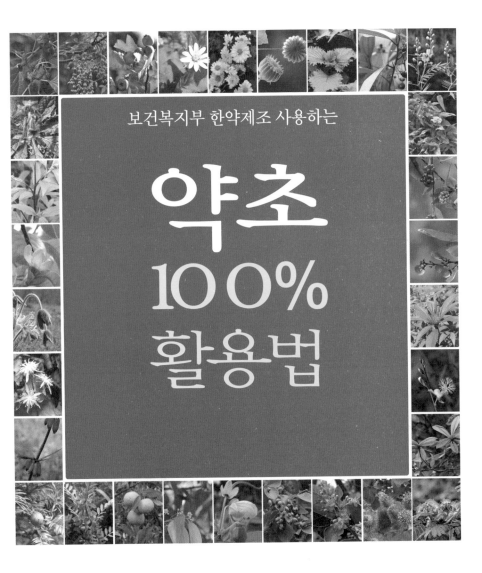

보건복지부 한약제조 사용하는

약초
100%
활용법

진액을 보충해 주는 효능이 있어 구갈과 소갈에 좋은 약초

갈근(칡뿌리)

학명: Pueraria thunbergiana(SIEB,et ZUCC) BENTH
이명: 건갈, 감갈, 분갈, 야갈, 칡, 칡뿌리, 계제근, 녹곽, 황근, 칡뿌리

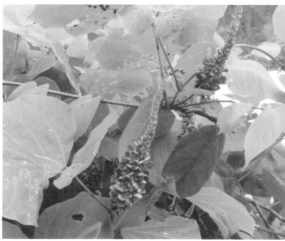
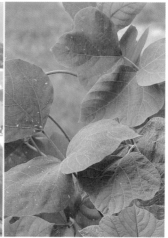

칡의 주피를 제거한 뿌리

증상별 한약 제조 방법

• 식물의 특성과 형태

들이나 산에 자생하며 덩굴을 뻗으면서 자라는데 여름부터 가을에 걸쳐 적갈색의 꽃을 피운다.

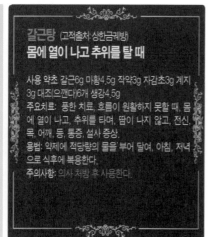

갈근탕 (고적출처: 상한금궤방)

몸에 열이 나고 추위를 탈 때

사용 약초: 갈근6g 마황4.5g 작약3g 자감초3g 계지 3g 대조(으깬다)6개 생강4.5g

주요치료: 풍한 치료, 흐름이 원활하지 못할 때, 몸에 열이 나고, 추위를 타며, 땀이 나지 않고, 전신, 목, 어깨, 등, 통증, 설사 증상.

용법: 약제에 적당량의 물을 부어 달여, 아침, 저녁으로 식후에 복용한다.

주의사항: 의사 처방 후 사용한다.

• 약초의 성미와 작용

달고 매우며 성질은 평하다. 비장과 위에 작용한다.

• 약리효과와 효능

살과 근육에 작용하여 근육이 뭉친 것을 풀어주며 특히 머리 아프면서 목덜미가 당기는데 좋고 피부병에 쓰며 진액을 보충해 주는 효능이 있어 구갈과 소갈에 좋다.

• 주요 함유 성분과 물질

Flavonoid, 전분 및 소량의 정유 성분이 들어있다.

Tips 산나물 만들어 먹는방법

이른 봄에 새 덩굴의 순과 꽃봉오리를 채취하여 끓는 물에 살짝 데 친 후 찬물에 담가 우려내고 튀김이나 나물로 무쳐 먹는다.

• 채취시기와 사용부위

봄과 가을에 채취하여 햇볕에 말려 굽거나 생것을 약으로 사용한다.

• 효과적인 용량과 용법 10~15g을 사용한다.

• 사용상 주의사항

소화기가 안 좋으면서 구토하거나 땀이 많은 자는 복용하지 말아야 된다.

• 임상응용 복용실례

시호 황금 석고와 배합하여 감기에 열나고 땀은 나지 않고 두통에 목이 당기는 증상을 치유한다.

약초사용방법

동의보감 한방 약차 만들기
기침과 두통 및 구토에 좋은 칡차
준비할 재료 : 말린 칡뿌리 30g, 물 적당량, 설탕이나 꿀 약간
만드는 방법 : 칡뿌리 30g을 얇게 썰어 차관에 넣고 물을 부어 끓인 다음 물이 끓으면 약간 불로 줄이고 은근하게 오랫동안 달인다. 건더기는 체로 건져 내고 물만 따라 내어 꿀을 타서 마신다.

동의보감 한방 약죽 만들기
고혈압을 인한 두통에 좋은 갈근(칡뿌리)죽
준비할 재료 : 갈근가루 30g, 백미 60g
만드는 방법 : 먼저 백미를 볶은 다음 물을 붓고 흰죽을 쑨다. 완성되기 직전 갈근가루를 넣어 골고루 섞는다. 불을 약하게 줄인 다음 5분 가량 더 쑤면 완성된다.

동의보감 한방 약술 만들기
초기감기와 발한, 해열과 정장 등에 효과가 탁월한 칡술
준비할 재료 : 칡 1㎏, 소주 3ℓ
만드는 방법 : 갈근을 깨끗이 씻어 5㎝길이로 자른 다음 5㎝두께로 찢어 말린다. 말린 갈근을 주둥이가 넓은 용기에 넣은 다음 소주를 붓고 밀봉해 서늘한 곳에 둔다. 3개월이 지나면 술이 완성된다. 천으로 찌꺼기를 걸러내고 소주를 더 붓고 밀봉해 서늘한 곳에 둔다.

동의보감 한가지 약초로 치료하는 단방
상한과 중풍으로 머리가 아픈 것을 치료한다.
갈근(칡뿌리) 달여 먹는다[본초].

동의보감 민간요법
감기가 걸렸을 때
칡뿌리(갈근) 40~50g을 물에 달여 먹고 땀을 낸다.

열을 내려주므로 두통, 어지럼증, 고혈압에 좋은 약초

감국

학명: Chrysanthemum indicum, C. morifolium
이명: 진국, 금정, 절화, Chrysanthemi indici flos

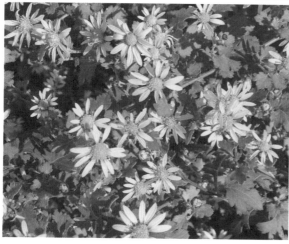
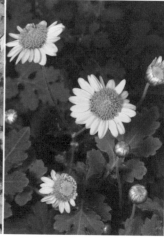

감국 및 국화의 꽃

• 식물의 특성과 형태

감국은 높이는 1~1.5m, 줄기는 곧고 잎은 어긋난다. 꽃은 9~10월에 노란색으로 핀다.

● 약초의 성미와 작용

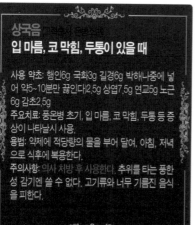

상국음 (고적출사 온병조변)
입 마름, 코 막힘, 두통이 있을 때

사용 약초: 행인6g 국화3g 길경6g 박해나중에 넣어 약5~10분만 끓인다)2.5g 상엽7.5g 연교5g 노근6g 감초2.5g
주요치료: 풍온병 초기, 입 마름, 코 막힘, 두통 등 증상이 나타날시 사용.
용법: 약제에 적당량의 물을 부어 달여, 아침, 저녁으로 식후에 복용한다.
주의사항: 의사 처방 후 사용한다. 추위를 타는 풍한성 감기엔 쓸 수 없다. 고기류나 너무 기름진 음식을 피한다.

달면서 쓰고 약간 차며 폐와 간에 작용한다.

• 약리효과와 효능

열을 내려주므로 두통, 어지럼증, 고혈압, 눈이 빨개지면서 아픈 것에 좋다.

• 주요 함유 성분과 물질

Adenine, stachydrine, choline, 정유

• 채취시기와 사용부위

약이 되는 국화는 서리 내리기 전 9~10월 산기슭이나 들판에서 자라는 노란 색의 둥근 꽃이삭의 들국화(산국)나 감국화를 이용한다.

• 효과적인 용량과 용법 6~12g을 복용한다.

Tips 산나물 만들어 먹는방법

봄에 어린 순을 나물로 만들어 먹는다. 끓는 물에 데친 후 찬물로 담가 우려낸 다음 기호에 맞는 양념을 하여 무친 다음에 먹으면 된다.

• 사용상 주의사항

두통에는 황국화를 쓰고, 눈이 충혈 되거나 캄캄할 때는 백국화를 쓰며 뾰두라지가 붓고 아플 때 들국화를 사용하여야 한다. 기운이 없고 소화기가 약하며 설사하는 이는 피해야 한다.

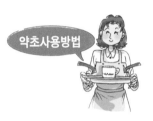

동의보감 한방 약차 만들기
눈을 밝게 하며 머리를 좋게 하는 감국차
준비할 재료 : 말린 들국화 꽃잎
만드는 방법 : 물 600㏄에 건조한 재료 6~12g(신선한 것은 30g)정도를 넣고 약한 불로 서서히 달이면 완성이다.

싱싱하고 작은 감국을 채취하여 꽃잎을 따서 씻은 다음 물기를 제거하고 용기에 황국 200g, 꿀 1컵을 가미해서 15일 정도 재워두고 황국청을 만들어 찻잔에 황국청을 15g 넣고 끓는 물을 살며시 부어 마시면 된다.

동의보감 한방 약술 만들기
손과 발을 데워주면서 혈액순환을 원활하게 해주는 구절초주
준비할 재료 : 구절초 100g, 설탕 100g, 소주 2ℓ
만드는 방법 : 구절초의 줄기와 잎과 꽃을 채취해 그늘에서 말린다. 재료를 깨끗하게 씻어 주둥이가 넓은 용기에 넣은 다음 소주를 붓고 밀봉해 서늘한 곳에 둔다. 침전을 막기 위해 4일 동안 하루에 1번씩 용기를 흔들어준다. 한 달 후 생약건더기를 걸러내고 설탕을 넣는다. 생약건더기 1/10을 넣고 밀봉해 서늘한 곳에 둔다. 4개월 후에 생약건더기를 걸러내면 완성된다.

동의보감 한가지 약초로 치료하는 단방
모든 풍증과 풍으로 생긴 어지럼증을 치료
감국(단국화) 말려서 달여 먹거나 술에 담갔다가 먹거나 술을 빚어 먹는다. 술을 만드는 방법은 잡방에 있다[본초].

동의보감 민간요법
고혈압일 때
국화 10g과 하고초 10g을 한곳에 넣어서 섞은 다음 물 4ℓ를 붓고 반으로 줄어들게 달인 다음에 즙을 짠 후 1일 3회로 나뉘어 마시면 된다.

비위기능의 허약을 도와주며 정신을 안정시키는데 사용하는

감초

학명: Glycyrrhiza uralensis, G. inflata
이명: 국로, 미초, 밀감, 첨초, Glycyrrhizae radix

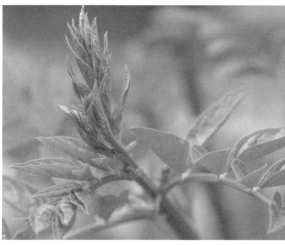
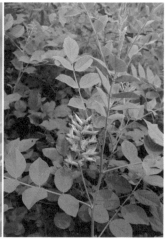

두과식물인 감초의 근과 근상경

• 식물의 특성과 형태

성상뿌리는 땅속 깊이까지 뻗고 줄기는 1m 가량 자라는데 잎은 어긋나며 우상복엽으로 타원형이다.

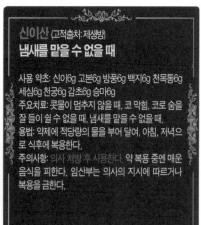

신이산 (고적출처: 제생방)
냄새를 맡을 수 없을 때

사용 약초: 신이6g 고본6g 방풍6g 백지6g 천목통6g 세심6g 천궁6g 감초6g 승마6g
주요치료: 콧물이 멈추지 않을 때, 코 막힘, 코로 숨을 잘 들이 쉴 수 없을 때, 냄새를 맡을 수 없을 때.
용법: 약제에 적당량의 물을 부어 달여, 아침, 저녁으로 식후에 복용한다.
주의사항: 의사 처방 후 사용한다. 약 복용 중엔 매운 음식을 피한다. 임산부는 의사의 지시에 따르거나 복용을 금한다.

• 약초의 성미와 작용

맛은 달고 성질은 평하다.

• 약리효과와 효능

비위기능의 허약을 도와주며 정신을 안정시키는데 사용하며 독극성 물질의 해독에도 많이 사용한다.

• 주요 함유 성분과 물질

Glycyrrhizin, Liquiritigenin, Glucose, Mannitol, Malic acid, Asparagine 등이 함유되어 있다.

• 채취시기와 사용부위

봄과 가을에 뿌리를 캐서 잔뿌리는 제거하고 물로 씻어 햇볕에 말리어 쓴다.

Tips 산나물 만들어 먹는방법

봄에 어린순을 캐어 나물로 먹는다. 씹히는 느낌이 좋으나 쓴맛이 강
하므로 끓는 물로 데친 다음 찬물로 여러 차례 우려내 간을 맞추는
것을 잊지 말아야한다.

• 효과적인 용량과 용법

하루 2~9g을 가루약, 알약, 달여서 먹는다.

• 사용상 주의사항

열을 내리며 해독을 목적으로 사용할 때는
생으로 그대로 쓰고 비위를 따뜻하게 하며 기를 보할 목적으로 사용할 때는 볶아서 사용
한다.

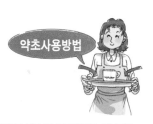

약초사용방법

동의보감 한방 약차 만들기
맥이 약하고 다한증을 예방해주는 감초죽
준비할 재료 : 감초 5g, 인삼 10g, 백미 1/2컵
만드는 방법 : 백미를 물에 넣어 충분하게 불려둔다. 질그릇냄비에 감초와 인삼에 넣어 물을 2사발 정도 붓고 30분가량 끓인다. 완성되면
약재 건더기를 건져내고 불린 백미를 넣어 센 불로 끓인다. 한소끔 끓어오르면 천천히 저어가면서 쑤면 완성된다.

동의보감 한방 약술 만들기
신경통, 생리통, 복통, 기침에 좋은 감초술
준비할 재료 : 잘게 썬 감초 100g, 소주 2ℓ, 설탕 10g
만드는 방법 : 준비된 감초를 주둥이가 넓은 용기에 넣은 다음 소주를 붓고 설탕을 넣어 밀봉한 다음 서늘한 곳에 둔다. 침전을 막기 위해
하루에 한 번씩 용기를 흔들어준다. 3개월 후 천으로 생약건더기를 걸러내면 완성된다.

동의보감 한가지 약초로 치료하는 단방
사림으로 오줌이 잘 나오지 않으면서 아픈 것을 치료한다.
부석을 가루 내어 한번에 8g씩 감초 달인 물에 타서 빈속에 먹는다(직지).

동의보감 민간요법
딸꾹질이 날 때
한번에 6~8g씩 하루 3번 물에 달여 먹는다.

류머티즘, 관절통 등 각종 신경통에 통증에 빠질 수 없는 약초

강활(독활, 땃두릅)

학명: Heracleum moellendorffii
이명: 독활, 강활, 멧두릅, Angelicae pubescentis radix

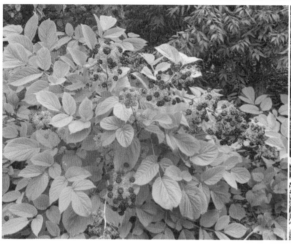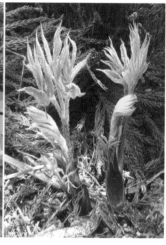

두릅나무과의 독활의 뿌리

• 식물의 형태

꽃을 제외한 전체에 짧은 털이 드문드문 있다. 잎은 어긋나고 양면에 털이 드문드문 있으며 표면은 녹색이며 뒷면은 흰빛이 돌고 가장자리에 톱니가 있다. 꽃은 가화로서 7-8월에 피고 연한 녹색이며 열매는 9-10월에 익는다.

• 약초의 성미와 작용

맵고 쓰며 약간 따뜻하며 신장과 방광에 작용한다.

• 약리 효과와 효능

인체의 허리 아래쪽에 작용하여 허리나 대퇴부 등의 근골이 저리고 아픈 데에 효과가 있다. 류머티즘, 관절통 등 각종 신경통에 통증과 경련을 진정시키는 빠질 수 없는 약초이다.

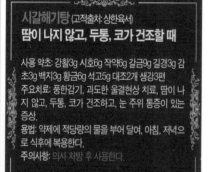

시갈해기탕 (고적출처: 상한육서)
땀이 나지 않고, 두통, 코가 건조할 때

사용 약초: 강활3g 시호6g 작약6g 갈금9g 길경3g 감초3g 백지3g 황금6g 석고5g 대조2개 생강3편
주요치료: 풍한감기, 과도한 울결현상 치료, 땀이 나지 않고, 두통, 코가 건조하고, 눈 주위 통증이 있는 증상.
용법: 약제에 적당량의 물을 부어 달여, 아침, 저녁으로 식후에 복용한다.
주의사항: 의사 처방 후 사용한다.

• 주요 함유 성분과 물질 정유에는 Limonene, Sabinene, Myrcene, Humulene, 뿌리에는 1-

Kaur-16-en-19-oic acid가 함유되어 있다.

• 채집가공과 사용법

봄과 가을에 채취하여 절편한 후 그늘에서 말려 사용한다.

• 효과적인 용량과 용법

3~9g을 끓여 복용한다.

• 사용시 주의사항

기미가 농열하여 과량을 사용하면 구토를 일으키므로 비이가 허약한 사람에게는 상용하지 않는것잉 좋다. 기나 혈이 부족한 이의 각기증에는 조심해서 써야 한다.

• 참고사항

산풍의 효력은 방풍보다 강하다.

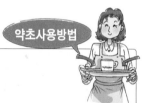

약초사용방법

동의보감 한방 약차 만들기
가슴이 답답하고 머리가 아프며 어지러움에 독활차
준비할 재료 : 독활 3~9g,
만드는 방법 : 물 700ml에 준비한 독활을 넣고 끓기 시작하면 약불로 줄여 30분 정도 달인 후 1일 2~3잔 마시면 된다.

동의보감 한가지 약초로 치료하는 단방
풍습으로 등뼈가 아프고 목이 뻣뻣하여 돌리지 못하는 것을 치료한다.
강활(강호리) 썰어서 물에 달여 먹는다[탕액].

동의보감 민간요법
견통(어깨아픔)일 때
하루 12g을 달여서 3번에 나누어 먹는다. 피를 잘 돌게 하고 아픔을 멈추는 작용이 있다.

어깨통증 치료
하루 12g을 달여서 3회 분복한다. 피를 잘 돌게 하고 통증을 멎게 하며, 특히 어깨가 쑤시고 아플 때 좋다.

산후증 치료
잘게 썰어 하루 10~15g씩 물에 달여 2~3회 나누어 복용한다.

오줌 속의 당을 완화하는데 좋은
두릅나무 뿌리

두릅의 사포닌 성분은 혈당을 떨어뜨리는 효능이 있어 당뇨병 환자에게 좋으며, 변비나 신경통, 간장 질환 등이 있는 사람에게도 좋다. 이 외에도 신경안정 효과와 머리를 맑고 혈액순환을 잘되게 하는 효과가 있다.

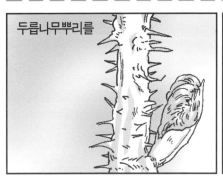

두릅나무뿌리를

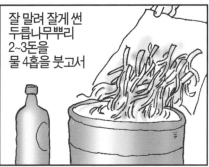

잘 말려 잘게 썬
두릅나무뿌리
2~3돈을
물 4홉을 붓고서

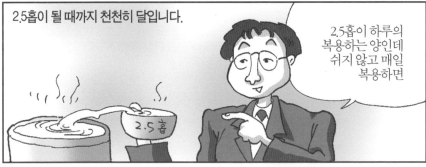

2.5홉이 될 때까지 천천히 달입니다.

2.5홉

2.5홉이 하루의
복용하는 양인데
쉬지 않고 매일
복용하면

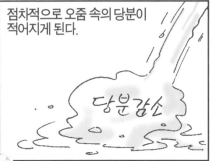

점차적으로 오줌 속의 당분이
적어지게 된다.

당분감소

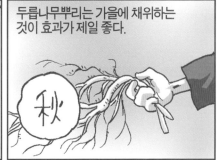

두릅나무뿌리는 가을에 채위하는
것이 효과가 제일 좋다.

秋

갑작스레 풍을 맞아 인사불성이 되었을 때 좋은 생강

갑자기 중풍으로 인사불성이 되었을 때는 생강을 많이 짓찧어 환자의 이마와 코밑과 눈 옆에 바르고 열심히 문지르는 한편 생강즙을 안각(남자는 왼쪽)에 떨어트리면 된다.

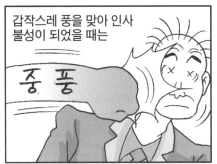

갑작스레 풍을 맞아 인사 불성이 되었을 때는

중풍

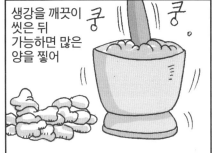

생강을 깨끗이 씻은 뒤 가능하면 많은 양을 찧어

쿵 쿵

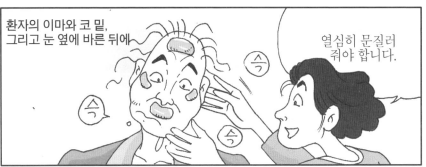

환자의 이마와 코 밑, 그리고 눈 옆에 바른 뒤에

슥 슥 슥

열심히 문질러 줘야 합니다.

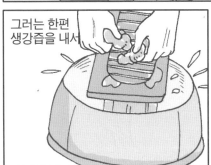

그러는 한편 생강즙을 내서

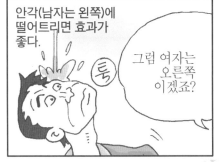

안각(남자는 왼쪽)에 떨어트리면 효과가 좋다.

톡

그럼 여자는 오른쪽 이겠죠?

손발이 찬 데, 기침이 나고 숨이 찬 데, 감기 등에 사용하는

건강(생강)

학명: Zingiber officinale
이명: 건생강, 백강, 균강, Zingiberis rhizoma

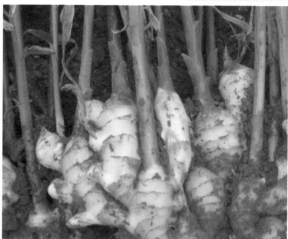
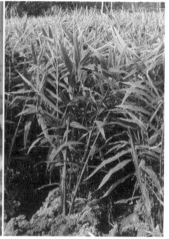

생강의 뿌리줄기를 말린 것

• 식물의 특성과 형태

높이 30~50cm, 뿌리줄기는 굵은 육질이고, 꽃은 8~9월에 노란색으로 핀다.

• 약초의 성미와 작용

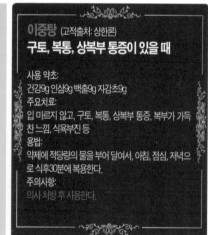

이중탕 (고적출처 : 상한론)

구토, 복통, 상복부 통증이 있을 때

사용 약초:
건강9g 인삼9g 백출9g 자감초9g
주요치료:
입 마르지 않고, 구토, 복통, 상복부 통증, 복부가 가득
찬 느낌, 식욕부진 등
용법:
약제에 적당량의 물을 부어 달여서, 아침, 점심, 저녁으
로 식후30분에 복용한다.
주의사항:
의사 처방후 사용한다.

맛은 맵고 성질은 따뜻하며 비, 위, 폐에 작용
한다.

• 약리효과와 효능

지혈작용을 하고 배가 차고 아프며 설사하는
데, 손발이 찬 데, 기침이 나고 숨이 찬 데, 감
기 등에 사용한다.

• 주요 함유 성분과 물질

정유 성분으로 Zingiberene, Zingiberone,
Camphene 등이 함유되어 있고, 매운맛으로
Gingerol, Shogaol, Asparagin Acid 등이 함유되
어 있다.

• 채취시기와 사용부위

가을에 뿌리줄기를 캐서 물에 씻어 햇볕에 말려 사용한다.

• 효과적인 용량과 용법

하루 3~9g을 탕약으로 먹는다.

• 사용상 주의사항

열성 질환을 앓고 있거나, 고혈압, 경련 등의 양기가 성한 질환에는 쓰지 않는다.

• 임상응용 복용실례

인삼, 백출, 감초 각 4g과 건강 4g을 넣은 것을 이중탕 혹은 인삼탕이라고 하는데 속이
차서 자꾸 설사하고, 구토하는 중에 자주 쓰는 유명한 처방이다.

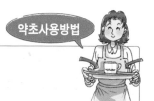

약초사용방법

🌿**동의보감** 한방 약차 만들기
손, 발이 찬데 특효인 애엽 생강차
준비할 재료 : 쑥 6g, 생강 6g, 물 300㎖, 흑설탕 15g
만드는 방법 : 차관에 쑥과 생강을 함께 넣고는 물을 부어 끓이는데, 끓기 시작하면 불을 줄인 후 10분 정도 더 끓이면 된다. 건더기는 체로 걸러내고 국물만 찻잔에 따른 다음에 꿀을 타서 마신다.

🌿**동의보감** 한방 약술 만들기
건위발한에 효능이 좋은 생강주
준비할 재료 : 생강 600g, 소주 2ℓ, 설탕 200g
만드는 방법 : 손질한 생강을 깨끗이 씻어 물기를 제거 한다. 주둥이가 넓은 용기에 넣는다. 소주를 붓고 설탕을 넣어 밀봉해 서늘한 곳에 둔다. 침전을 막기 위해 3일 동안 하루에 1번씩 용기를 흔들어준다. 6개월 후 천으로 생약건더기를 걸러내면 완성된다.

🌿**동의보감** 한가지 약초로 치료하는 단방
갑자기 가슴이 아픈 것을 치료한다.
건강을 가루를 내어 8g씩 미음에 타 먹는다[본초].

🌿**동의보감** 민간요법
냉병으로 몸이 찰 때
건강(볶은 것)5g, 함박꽃뿌리(볶은 것)20g의 비율로 섞어서 보드랍게 가루 내어 한번에 3~4g씩 하루 2번 미음에 타서 먹는다.

신장을 보하고 혈액을 보충하여 주는

건지황

학명: Rehmanniaglutinosa, R, glutinosa f, hueichingensis
이명: 생지황, 원생지, 건지황, Rehmanniae radix

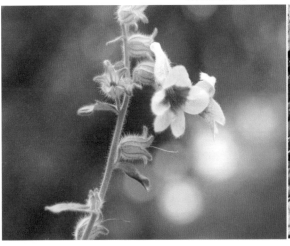
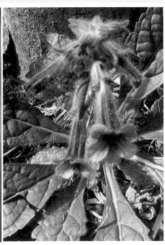

지황의 신선한 뿌리

• 식물의 특성과 형태

높이 20~30cm, 꽃은 6~7월에 연한 홍자색, 줄기 끝에 총상화서, 열매는 삭과로 타원상
구형이다.

증상별 한약 제조방법

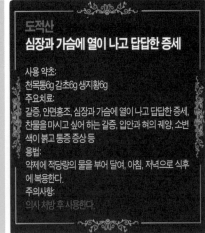

도적산
심장과 가슴에 열이 나고 답답한 증세

사용 약초:
천목통6g 감초6g 생지황6g
주요치료:
갈증, 안면홍조, 심장과 가슴에 열이 나고 답답한 증세,
찬물을 마시고 싶어 하는 갈증, 입안과 혀의 궤양, 소변
색이 붉고 통증 증상 등
용법:
약제에 적당량의 물을 부어 달여, 아침, 저녁으로 식후
에 복용한다.
주의사항:
의사 처방 후 사용한다.

• 약초의 성미와 작용

맛은 달고 성질은 차갑다. 심장과 간, 신장에
작용한다.

• 약리효과와 효능

신장을 보하고 혈액을 보충하여 주며, 열을
내려주는 작용이 있어 각종 발열성 질환, 토혈
이나 코피, 목이 붓고 아플 때 등에 일정한 효
과를 나타낸다.

• 주요 함유 성분과 물질

주요성분은 βsitosterol 과 mannitol이며, 소량
의 stigmasterol과 미량의 campesterol, rehmanin, alkaloid, 지방산 catalpol, glucose, vitamin A

등을 함유하고 있다.

• 채취시기와 사용부위

봄과 가을에 채취하여 잘 씻은 후 천천히 불에 쬐어 말려서 이용한다.

• 효과적인 용량과 용법

하루에 12~20g을 복용한다.

• 사용상 주의사항

소화기가 약하고 뱃속이 그득하면서 변이 무른 사람은 복용을 피해야 한다.

• 임상응용 복용실례

지혈촉진작용, 강심작용, 이뇨작용, 혈당량 강하작용 등이 있다.

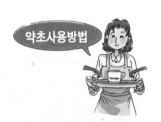

약초사용방법

❀동의보감 한방 약차 만들기
순환을 도움, 음기보강 등에 효능에 건지황차
준비할 재료 : 지황 10~30g
만드는 방법 : 물 600ml 끓기 시작하면 약불로 줄여 30분 정도 달인 후 1일 2~3잔 마시면 된다.

❀동의보감 한가지 약초로 치료하는 단방
심과 담의 기를 보한다.
건지황(마른지황)을 달여서 먹거나 알약을 만들어 먹는다[본초].

❀동의보감 민간요법
냉병으로 몸이 찰 때
마른지황(건지황)30g을 꿀 100g에 재워서 한번에 한 숟가락씩 하루 3번 끼니 사이에 먹어도 된다.

유정(정액이 무의식적으로 나오는 증)일 때 생건지황
가루 내어 졸인 꿀로 반죽하여 3g 되게 알약을 만든다. 한번에 3~5알씩 하루 2~3번 빈속에 먹는다. 또 생건지황 100g을 술 1l에 약 20일 동안
불려두었다가 한번에 20~30ml씩 하루 3번 끼니 전에 먹는다.

저산성위염, 편도염, 구내염에 사용하는

계내금

학명: Gallihum corium
이명: 계내금, 계순내황피, Galli stomachichum corium

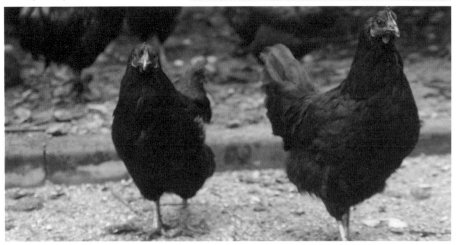

닭의 모이주머니

• 식물의 특성과 형태

원형이 부서진 조각, 물결모양의 주름, 황색이나 황갈색을 띠고 너비는 3~5cm, 두께는 3mm에 이른다. 단단한 광택성이다.

• 약초의 성미와 작용

맛은 달고 성질은 평하며 비장, 위, 소장, 방광에 작용한다.

• 약리효과와 효능

저산성위염, 편도염, 구내염에 사용하며 유정을 낫게 하며 오줌 량을 줄이고 출혈과 설사를 멈추는 작용도 있다.

• 주요 함유 성분과 물질

αTocopherol, Cholesterol, 3-methyl histidine, Vit. B1, B2 및 C등이 함유되어 있다.

• 채취시기와 사용부위

증상별 한약 제조방법

닭을 잡을 때 위 속껍질을 벗겨 내어서 물에 깨끗이 씻어 햇볕에 말려 사용한다.

• 효과적인 용량과 용법

하루 4~12g을 가루약, 알약, 탕약 형태로 복용한다.

• 사용상 주의사항 너무 소화가 잘되는 사람은 먹지 않는 것이 좋다.

• 임상응용 복용실례

비위가 약한 식욕부진과 소화불량에 약용하고, 요실금, 유정, 소화불량, 구토증, 소화정체, 식체, 복부팽만에 사용한다.

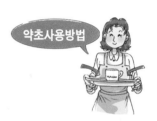

약초사용방법

🌸 **동의보감** 한방 약차 만들기
소변이 저절로 나오는 요실금에 계내금차
준비할 재료 : 계내금 5~12g(대량 사용시 15~18g)
만드는 방법 : 물 600ml. 끓기 시작하면 약불로 줄여 30분 정도 달인 후 1일 2~3잔 기호에 따라 꿀이나 설탕을 가미해서 마시면 된다.

🌸 **동의보감** 한방 약죽 만들기
노화방지와 위장을 튼튼하게 해주는 계내금시금치죽
준비할 재료 : 시금치(뿌리) 250g, 계내금 10g, 백미 적당량
만드는 방법 : 백미와 계내금을 물에 넣어 불려둔다. 시금치를 뿌리 채 깨끗이 씻어 절게 썬다. 잘게 썬 시금치를 계내금과 함께 질그릇냄비에 넣어 30분가량 끓인다. 완성되면 백미를 넣고 쑤면 완성된다.(백미를 넣기 전 시금치뿌리의 떫은맛을 제거해야 한다)

🌸 **동의보감** 한가지 약초로 치료하는 단방
오줌이 나오는 줄 모르는 것과 오줌이 참을 수 없이 술술 자주 나오는 것을 치료한다.
웅계비치리황피(수탉의 계내금) 불에 태워 가루 내어 한번에 8g씩 데운 술에 타 먹는다. 남자는 암탉의 것을 쓰고 여자는 수탉의 것을 쓰는데 장(腸)까지 태워 먹으면 더 좋다(본초).

🌸 **동의보감** 민간요법
비타민 B2 부족증일 때
닭위속껍질(계내금), 보리길금(맥아) 각각 같은 양을 보드랍게 가루 내어 한번에 5~6g씩 하루 3번 끼니 뒤에 먹는다.

술중독일 때
주체로 인한 위장기능 약화와 적체에 계내금과 마른 산약을 같은 양으로 함께 빻아 가루 내어 매일 3차례 식후 또는 식간에 찹쌀죽물로 오동나무열매만한 환을 지어 술 절반과 물 절반을 섞은 술이나 온수로 60알씩 먹으면 된다.

오한, 발열, 두통, 몸의 통증, 땀이 나지 않는 경우에 사용하는 약초

계지(계피)

학명: Chnnamomum cassia, C. loureiri, C. zeylanicum
이명: 계피나무, 유계, Cinnamomi ramulus

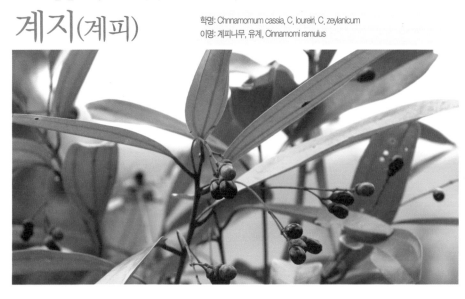

상록교목식물인 계피나무의 어린 가지

• 식물의 특성과 형태

긴 원주형으로 많은 가지가 있으며 길이는 30-70cm, 굵은 쪽의 지름은 0.3-1cm이다. 표면은 홍갈색이나 갈색으로 세로의 능선이 있고 가는 주름과 작은 덩어리 모양의 잎과 가지가 붙어있던 흔적이 있다. 질은 단단하고 부서지기 쉬우며 절단하기 쉽다.

• 약초의 성미와 작용

맵고 달며 성질은 따뜻하고 심과 폐와 방광에 작용한다.

• 약리효과와 효능

위를 튼튼하게 하고, 중풍을 억제하며 진통, 강심작용이 있고 피부혈관을 확장시키고 한선을 자극하여 땀을 내어 해열작용을 하며 바이러스의 억제작용을 한다.

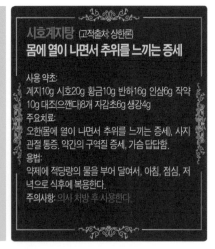

증상별 한약 제조방법

시호계지탕 (고적출처·상한론)
몸에 열이 나면서 추위를 느끼는 증세

사용 약초:
계지10g 시호20g 황금10g 반하16g 인삼6g 작약10g 대조(으깬다)8개 자감초6g 생강4g

주요치료:
오한(몸에 열이 나면서 추위를 느끼는 증세, 사지 관절 통증, 약간의 구역질 증세, 가슴 답답함.

용법:
약제에 적당량의 물을 부어 달여서, 아침, 점심, 저녁으로 식후에 복용한다.

주의사항: 의사 처방 후 사용한다.

• 주요 함유 성분과 물질 주성분은 계피유, 정유에는 Cinnamic aldehyde, Camphene, Cineol, Linalool, Eugenol 등이 함유되어 있다.

• 채취시기와 사용부위

여름부터 가을 사이에 껍질은 벗기고 그늘에서 말린다.

• 효과적인 용량과 용법 1회 3~10g을 달여서 복용한다.

• 사용상 주의사항

몸이 뜨거운 열병 있거나 음액이 부족하여 몸이 뜨거운 경우와 출혈이 있을 때는 사용하지 말아야 한다.

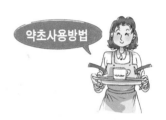

약초사용방법

동의보감 한방 약차 만들기
자양강장과 발한 및 흥분을 가라앉히는데 좋은 계피차
준비할 재료 : 통 계피 10g, 생강20g, 잣 5개, 물 800㎖, 꿀과 대추채 약간
만드는 방법 : 통 계피와 생강을 깨끗이 씻어 물기를 제거한다. 차관에 통 계피와 생강을 넣고 물을 부어 끓인다. 물이 끓기 시작하면 약한 불로 은근하게 오랫동안 끓인다. 건더기는 체로 걸러내고 꿀, 잣, 대추채 등을 넣어서 마신다.

동의보감 한방 약죽 만들기
한기를 물리치는 계피죽
준비할 재료 : 계피 3g, 백미 50g, 흑설탕 약간
만드는 방법 : 백미를 물에 넣어 충분하게 불린 다음 물기를 제거한다. 계피를 씻은 다음 물에 넣어 달여 즙을 받아낸다. 질그릇냄비에 백미를 넣어 물을 붓고 흰죽을 쑨다. 쌀알이 퍼질 무렵 계피 씻은 약즙과 흑설탕을 넣는다. 3분가량 더 쑨 다음 불을 끄고 내리면 완성된다.

동의보감 한가지 약초로 치료하는 단방
땀이 나는 것을 멎게 하는데 표가 허하여 저절로 땀이 나는 데 쓴다.
계지를 가을과 겨울에 달여서 먹어야 한다[동원].

뱃속이 차서 참을 수 없이 아픈 것을 치료한다.
계피를 달여 먹거나 가루를 내어 먹어도 다 좋다. 가을과 겨울에 배가 아픈 데는 계피가 아니면 멈출 수 없다.[탕액]

동의보감 민간요법
술중독일 때
술을 마시고 탈이 난 데 산사 19g, 곶감 6g, 건강 10g, 계피 10g을 물에 달여서 사탕가루를 타서 먹는다.

만성위염을 치료하고, 식욕증진, 지통, 지구의 효과가 있는

고량강

학명: Alpinia officinarum
이명: 양강, 신강, Alpiniae officinarum rhizoma

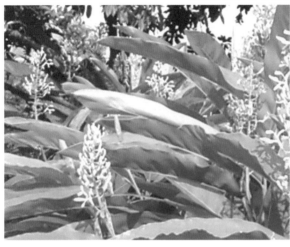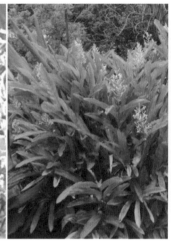

양강의 뿌리줄기를 말린 것

• 식물의 특성과 형태

뿌리줄기는 옆으로 뻗고 자홍색을 띠며, 마디가 많다. 잎은 2줄로 배열되며, 꽃은 봄에서 여름에 걸쳐 줄기 끝에 원추화서로 핀다.

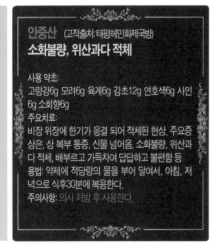

안중산 (고적출처: 태평헤민화제국방)
소화불량, 위산과다 적체

사용 약초:
고량강6g 모려6g 육계6g 감초12g 연호색6g 사인
6g 소회향6g

주요치료:
비장 위장에 한기가 응결 되어 적체된 현상. 주요증상은, 상 복부 통증, 신물 넘어옴, 소화불량, 위산과다 적체, 배부르고 가득차여 답답하고 불편함 등
용법: 약제에 적당량의 물을 부어 달여서, 아침, 저녁으로 식후30분에 복용한다.
주의사항: 의사 처방 후 사용한다.

• 약초의 성미와 작용

맛은 맵고 쓰며 성질은 따뜻하며 비, 위에 작용한다.

• 약리효과와 효능

비위를 따뜻하게 하여 한사(찬 기운)가 위장에 정체되어 설사, 구토하며, 통증을 일으키는 것에 사용된다.

• 주요 함유 성분과 물질

정유의 중요성분은 cineole, cinnamic acid, methyl ester 등이다.

• 채취시기와 사용부위

늦여름~초가을에 4~6년 근경을 채취하여 햇볕에 말리거나 썰어서 기름에 볶아 사용한다.

- 효과적인 용량과 용법

하루 4~8g을 탕약, 환약, 가루약 형태로 복용한다.

- 사용상 주의사항

열성질환이나 음액이 부족하여 허열이 있는 데는 사용하지 않는다.

- 임상응용 복용실례

비위를 따뜻하게 하며 설사, 구토 등에 사용한다.

반하, 생강 등과 배합되어 위가 냉하여 일으키는 복통, 설사를 다스린다.

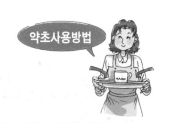

약초사용방법

🌿 **동의보감** 한방 약차 만들기

한기를 흩어주고 통증을 멈추어 주는 고량강차

준비할 재료 : 고량강 1.5~6g

만드는 방법 : 물 600㎖, 끓기 시작하면 약불로 줄여 30분 정도 달인 후 1일 2~3잔 기호에 따라 꿀이나 설탕을 가미해서 마시면 된다.

고량강은 자격성(자극받아 크게 흔들리는 성질)이 강하므로 허약체질인 사람은 단독으로 사용하지 않는 편이 좋다.

소화기질환중 세균성이질에 대한 항균력이 제일 좋은

고삼

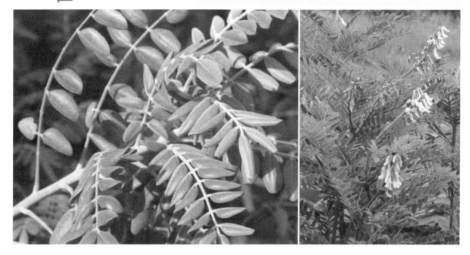

도둑놈의 지팡이 주피를 벗긴 뿌리

• 식물의 특성과 형태

동아시아, 시베리아에 분포, 크기 0.8~1m, 잎은 홀수깃꼴겹잎으로 작은 잎은 15~40개, 가지 끝에 20cm 정도의 연한 노란색 총상화서로 핀다.

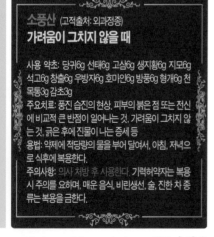

소풍산 (고적출처: 외과정종)
가려움이 그치지 않을 때

사용 약초: 당귀6g 선태6g 고삼6g 생지황6g 지모6g 석고6g 창출6g 우방자6g 호마인6g 방풍6g 형개6g 천목통3g 감초3g
주요치료: 풍진 습진의 현상, 피부의 붉은점 또는 전신에 비교적 큰 반점이 일어나는 것, 가려움이 그치지 않는 것, 긁은 후에 진물이 나는 증세 등
용법: 약제에 적당량의 물을 부어 달여서, 아침, 저녁으로 식후에 복용한다.
주의사항: 의사 처방 후 사용한다. 기력허약자는 복용시 주의를 요하며, 매운 음식, 비린생선, 술, 진한 차 종류는 복용을 금한다.

• 약초의 성미와 작용

맛은 쓰고 성질은 차며 독은 없으며 습기와 열기를 제거하는 성질이 있다.

• 약리효과와 효능

급성 세균성 이질, 만성 아메바성 이질, 소변을 잘 못보고 아픈데 사용하며, 그 외에 황달, 음부 소양증, 대하, 습진, 옴 등에도 사용한다.

• 주요 함유 성분과 물질

알카로이드의 d-matrine,d-oxyma trine,d-sophoranol 등과 플라보노이드류인 xanthohumol, isoxanthohumol 등이 함유되어 있다.

• 채취시기와 사용부위

봄과 가을에 파내어 깨끗이 씻고 썰어서 햇볕에 말려 약으로 사용한다.

• 효과적인 용량과 용법

3~10g을 달여 복용한다.

• 사용상 주의사항

비장과 위가 좋지 않아 식사를 못하고 설사를 하는 환자는 쓰지 말아야 한다.

동의보감 한방 약차 만들기
열을 내리고 습을 말려주는 고삼차
준비할 재료 : 3~15g
만드는 방법 : 물 600ml, 끓기 시작하면 약불로 줄여 30분 정도 달인 후 1일 2~3잔 기호에 따라 꿀이나 설탕을 가미해서 마시면 된다.
• 고한(쓰고 차가움)의 성질이 강하므로 간신음허(간장과 신장의 음이 모두 허함)라도 열상이 없을 때는 사용해서는 안 된다.

동의보감 한가지 약초로 치료하는 단방
간과 담의 기운을 도와준다.
고삼(너삼) 달여서 먹는다[본초].

동의보감 민간요법
습진이 있을 때
구운백반과 너삼 각각 30g을 보드랍게 가루낸 데다 술(소주) 150ml를 붓고 고루 섞는다. 여기에 약천을 담가 적셔서 가려운 곳을 가볍게 비벼준다.

급성위염(체기)
너삼(고삼): 8~10g을 잘게 썰어 물에 달여서 하루 2~3번에 나누어 끼니 뒤에 먹는다. 또는 보드랍게 가루내어 한번에 1~2g씩 하루 4~5번 하루나 이틀 동안 먹는다. 이 약은 쓴맛 건위작용이 있으므로 입맛을 돋구고 소화를 돕는다.

만성대장염
황경피나무껍질(황백피), 너삼(고삼): 황경피나무껍질 80g, 너삼 40g을 보드랍게 가루내어 한번에 5g씩 하루 3번 끼니 뒤에 더운물에 타서 먹는다. 너삼은 이뇨작용과 쓴맛 건위작용을 하며, 황경피나무껍질은 대장균, 적리균 등 일련의 병원성 미생물에 대한 균억누름작용을 한다.

요도염
고삼 50g을 물로 달여서 하루에 2번 먹는다.

회충(회충증, 거위증)
너삼(고삼): 신선한 뿌리를 짓찧어 낸 즙을 100ml씩 하루 1~2번 빈속에 먹는다. 살충작용과 회충을 몰아내는 작용이 있다.

담을 삭이며 기침을 멈추게 하고 대변을 통하게 하는

과루인(하늘타리)

학명: Trichosanthes kirilowii
이명: 과루인, 하늘타리, 과루인, Platycodi radix

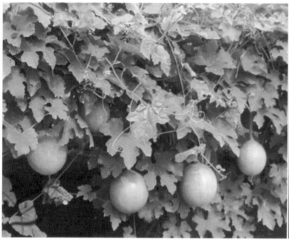
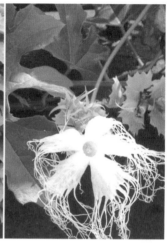

하늘타리의 열매

• 식물의 특성과 형태

잎은 어긋나고 손바닥처럼 5~7개로 갈라진다. 꽃은 암수 딴 그루로서 7~8월에 핀다.

시함탕 (고적출처: 중정통속상한론)

감기, 급 만성 기관지염, 폐렴, 늑막염 등 때

사용 약초: 시호3g, 반하9g, 황금4.5g, 과루인15g, 길경3g, 황련2.4g, 지실4.5g, 생강즙冲服)4적
주요치료: 열실결흉으로 명치 밑이 그득하고 단단하며 번갈증이 나면서 몹시 괴로운 데, 담결흉으로 명치 밑이 트적지근하고 가래가 성하면서 목에서 가래 끓는 소리가 나는 데 쓴다.
용법: 물로 달여 복용한다. 위의 약을 1첩으로 하여 물에 달여서 먹는다.
주의사항: 의사 처방 후 사용한다.

• 약초의 성미와 작용

맛은 달고 쓰며 성질은 차며 폐와 위와 대장에 작용한다.

• 약리효과와 효능

담을 삭이며 기침을 멈추게 하고 대변을 통하게 한다. 가래가 있으면서 기침이 나는데, 가슴이 답답하고 결리는데, 소갈, 황달, 변비 등에 사용한다.

• 주요 함유 성분과 물질

씨(과루인)에는 기름 25%(불포화지방산 67%, 포화지방산 30%), 잎에 Luteolin, 열매 껍질에 붉은색소는 Caroten과 Lycopene이 있다.

• 채취시기와 사용부위

가을에 열매가 누렇게 익을 때 따서 말려서 사용한다.

• 복용방법 하루 12~30g을 탕약으로 먹거나 즙을 내어 복용한다.

• 사용상 주의사항

소화기가 약하고 대변이 묽으며 묽은 가래에는 사용하지 말아야 한다.

• 임상응용 복용실례

거담, 진해, 변통 작용, 가슴이 답답하고 결리는데, 소갈, 황달, 변비 등에 사용한다.
황금, 지실, 우담남성과 배합하여 끈끈한 가래와 함께 기침이 나는 것을 다스린다.

동의보감 한방 약차 만들기
소염, 관상동맥확장, 거담에 좋은 괄루인(하늘타리씨차)
준비할 재료 : 과루인 6~18g
만드는 방법 : 씨를 볶아서 깍지를 버리고 기름기를 제거한 후 용기에 넣고 끓기 시작하면 약불로 줄여 30분 정도 달인 후 1일 2~3잔 마시면 된다.

동의보감 한가지 약초로 치료하는 단방
가슴이 아픈 것과 담이 많아서 기침하는 것을 치료한다.
하늘타리씨(과루인, 껍질째로 닦은 것)를 보드랍게 가루를 내어 밀가루풀로 반죽한 다음 벽오동씨 만하게 알약을 만든다. 한번에 50알씩 미음으로 먹는다[본초].

동의보감 민간요법
폐암일 때
하눌타리 뿌리(과루근) 10~15g을 잘게 썰어 물에 달여서 하루 3번에 나누어 먹는다. 또는 하눌타리씨도 쓸 수 있는데 이때는 6~12g을 물에 달여서 하루 3번에 나누어 먹는다.

당뇨병일 때
하눌타리 뿌리는 초겨울에, 칡뿌리는 초여름에 채취하여 햇볕에 말려서 곱게 가루를 만들어 반반씩 잘 섞어서 한번에 2g씩 하루에 3번 따뜻한 물에 타서 식전에 복용하면 된다.

흉통(가슴아픔)
하눌타리(과루인): 보드랍게 가루내어 한번에 4~6g씩 하루 2~3번 더운 술에 타서 끼니 사이에 먹는다. 또는 50~100g을 물 500ml에 달여 하루 2~3번에 나누어 술 반 잔에 타서 끼니 사이에 먹는다. 가래가 있으면서 기침을 하고 가슴이 아픈 데 쓴다.

가래(담, 담음)
하눌타리씨(과루인)
한번에 15~20g을 물에 달여서 꿀이나 설탕을 타서 하루 3번 먹는다. 하눌타리열매를 그대로 달여서 먹어도 좋다. 하눌타리열매와 씨에는 사포닌 성분이 있기 때문에 가래를 잘 삭인다. 마른기침을 할 때 쓴다.

소갈증으로 물이 몹시 당길 때 좋은 하늘타리 뿌리

하늘타리뿌리는 초겨울에, 칡뿌리는 초여름에 채취하여 햇볕에 말려서 곱게 가루를 만들어 반반씩 잘 섞어서 한번에 2g씩 하루에 3번 따뜻한 물에 타서 식전에 복용하면 된다.

당뇨로 인한 소갈증으로 물이 몹시 당길 때는

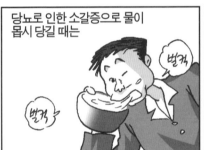

하늘타리뿌리를 초겨울에 채취한 것과 칡뿌리는 초여름에 채취한 것을 잘 말려서

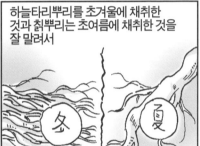

곱게 가루를 만들어

하늘타리뿌리 가루와 칡뿌리 가루를 반반씩 잘 섞어서

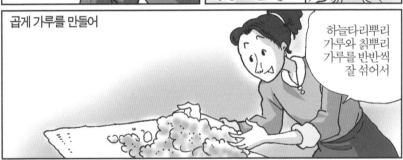

한 번에 2g씩 하루에 3번

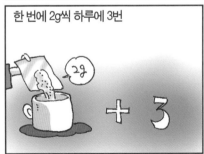

따뜻한 물에 타서 식전에 복용하면 소갈증이 없어진다.

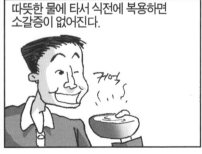

당뇨의 심한 갈증해소와 혈당을 낮춰 주는
하늘타리와 까치콩

제조방법은 하늘타리뿌리와 까치콩 각각 12g을 물에 달여서 3번을 나누어 복용한다. 하늘타리뿌리는 혈당량을 낮추고 까치콩은 갈증을 멈추는 작용을 한다.

하늘타리와 까치콩을 함께 사용하면

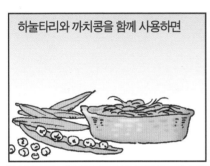

당뇨환자의 심한 갈증해소에 좋다.

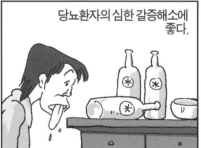

제조방법은 하늘타리뿌리와 까치콩 각각 12g을 물에 달여서

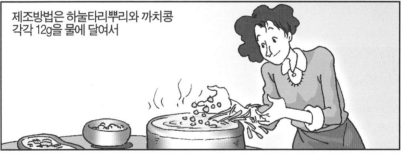

하루 3번 나누어 마시면 된다.

하늘타리뿌리는 혈당을 낮추는 작용을 해주고

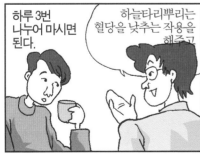

까치콩은 갈증을 멈추는 작용을 합니다.

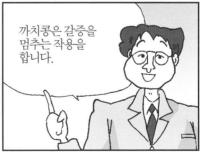

구토, 설사를 중지시키며 소화기능을 증강하는 효능이 있는

곽향(배초향)

학명: Agastache rugosa
이명: 곽향, 토곽향, 배초향, Agastachis herba

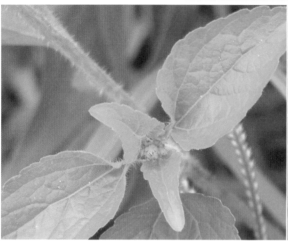
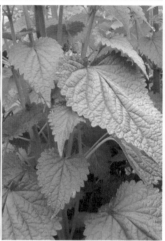

배초향, 광곽향의 전초를 말린 것

• 식물의 특성과 형태

높이 1m, 향이 강하고 짧고 부드러운 털이 많다. 잎은 마주나고, 꽃은 자주색 7~9월에 윤상화서, 꽃잎은 자색으로 5개로 갈라진다.

곽향정기산 (고적출처: 태평혜민화제국방)
곽란, 복통, 발열 오한, 두통에 사용

사용 약초: 곽향15g 백지5g 반하국10g 자소엽5g 후박10g 복령5g 길경10g 대복피5g 백출10g 자감초12g 대조(으깬다)개 진피10g 생강3편

주요증상: 토하고 설사하는 곽란, 복통, 발열 오한, 두통 가슴 답답함, 구역 구토, 장에서 소리가나며 설사, 식욕부진 등

용법: 약제에 적당량의 물을 부어 달여서, 아침, 저녁으로 식후30분에 복용한다.

주의사항: 의사 처방 후 사용한다. 약복용 시 기름지거나 찬 음식 생식은 금한다.

• 약초의 성미와 작용

맛은 맵고 성질은 약간 따듯하며 비장, 위, 폐에 작용한다.

• 약리효과와 효능

소화불량, 설사 등의 증상이 있는 감기에 좋다.

• 주요 함유 성분과 물질

정유를 약 1.5% 함유하고 주성분은 Methylchavicol이 80%이상을 차지하고 아울러 anethole, anisaldehyde 등을 함유하고 있다.

• 채취시기와 사용부위　여름, 가을에 꽃이 필 때 채취하여 그늘에서 말려서 사용한다. 오래

달이면 약성이 약해진다.

• 복용방법

하루 6~12g을 달임약, 알약, 가루약 형태로 복용한다.

• 사용상 주의사항

오래 달이면 약성이 경청하여 날아가므로 오래 달이지 말아야 하며, 위가 허하여 구토하는 사람, 열병으로 열이 있거나 음이 부족하여 열이 있는 사람에게는 쓰지 말아야 한다.

• 임상응용 복용실례

소화기계통의 기능을 향진시켜 소화불량, 설사, 감기에 좋다.

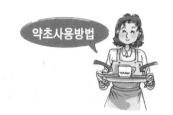

약초사용방법

동의보감 한방 약차 만들기
위장을 튼튼하게 해서 소화를 도와주는 곽향차(배향초차)
준비할 재료 : 곽향 4.5~9g
만드는 방법 : 물 600ml. 끓기 시작하면 약불로 줄여 30분 정도 달인 후 1일 2~3잔 기호에 따라 꿀이나 설탕을 가미해서 마시면 된다.

동의보감 한가지 약초로 치료하는 단방
비를 도와주고 따뜻하게 한다.
곽향을 달여서 먹거나 가루 내어 먹어도 다 좋다[본초].

동의보감 민간요법
더위를 먹었을 때
더위를 먹고 구토 설사하는 데는 곽향, 향유, 인진 각각 10g을 물로 달여서 하루에 2번 먹는다.

더위를 먹어 머리가 어지럽고 아프며 메스껍고 토하는 데
곽향 10g, 연교 10g, 반하(법제한 것) 10g, 진피 7.5g을 물로 달여서 하루에 2번 먹는다.

허한 것을 보하고 소모된 진액을 자양시키는

교이(이당)

곡류 등의 전분질 원료 또는 이 원료들에서 추출한 전분에 물을 넣고 끓인 뒤 엿기름가루나 당화재로 당화시켜 정제를 한 것이다.

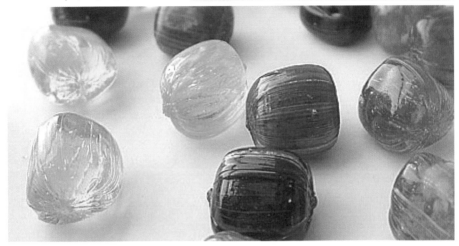

당화재로 당화시켜 정제를 한 것

• 식물의 특성과 형태

엿은 단단한 엿과 유동성이 있는 물엿으로 구분된다. 물엿은 당과를 만드는 당분의 원료로 사용된다. 엿기름과 곡식의 비율은 대체적으로 1 : 10이 알맞다.

• 약초의 성미와 작용

맛이 달고 끈적끈적하다.

• 약리효과와 효능

속을 완화시킴, 허한 것을 보하는 효능, 소모된 진액을 자양시키고, 음을 보하고 진액을 생겨나게 하는 효능이 있다.

• 채취시기와 사용부위

엿은 찹쌀이나 멥쌀 가루를 찜통에 쩌서 맥아(엿기름)를 혼합하여 쌀가루의 5 배 정도의 섭씨 40도 쯤 되는 물을 붓고 9 시간 정도 보온해 두었다가 물만 따로 분리하여 물의 양

증상별 한약 제조방법

소건중탕 (고적출처: 상한론)

허하고 피곤할시 가슴 두근거림에 사용

사용 약초: 교이30g 계지9g 작약18g 자감초6g 생강 9g 대조(으깬다)4개 교이30g

주요치료: 때때로 복부통증, 따뜻한 것을 복부에 대거나 세게 누르면 통증이 가라 앉는 증세, 혹은 허하고 피곤할시 가슴 두근거림, 답답함, 정신불안, 손발의 답답한 열, 입과 목이 건조함 등

용법: 약제에 적당량의 물을 부어 달여서, 아침, 점심, 저녁으로 식후30분에 복용한다.

주의사항: 의사 처방 후 사용한다. 구토 하는 자는 주의를 요함.

이 3분의 1로 줄어들 때까지 졸이면 엿이 된다.

- 주요 함유 성분과 물질 맥아
- 복용방법 3~8g
- 임상응용 복용실례

비가 상하는 내상 병증으로 늘 노곤해 하는 병, 대변을 보기 전에 복통하고, 대변을 보려고 할 때 참을 수 없는 상태, 폐의 진액 부족으로 생긴 기침, 피를 토하는 병, 갈증, 인후통, 변비에 사용된다.

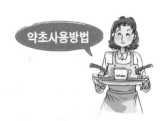

약초사용방법

동의보감 한방 약차 만들기
몸의 영양결핍이나 쇠약함을 보충하는 교이차
준비할 재료 : 교이 15~60g
만드는 방법 : 따뜻한 물에 녹여서 1일 2~3잔 마시면 된다. 1잔에 (15g이나 한 숟가락)이 좋다.

동의보감 한가지 약초로 치료하는 단방
비를 든든하게 한다.
이당(엿) 강엿을 써야 하는데 늘 먹는 것이 좋다(본초).

동의보감 민간요법
소아 급성 기관지염(어린이 급성 기관지염)일 때
엿(이당) 160g을 녹인 다음 마른생강가루 4g을 넣고 잘 섞어서 굳혔다가 숟가락으로 뜯어서 먹인다.
소아 만성 기관지염으로 기침이 나는 것을 막기 위하여 쓴다. 여러 날 먹어야 효과가 있다.

기관지염일 때
닭을 잡아 내장을 버리고 그 속에 엿 0.5kg과 배 2알을 넣고 실로 배를 꿰매어 푹 고아서 먹는다.

시력을 개선하고 눈이 아찔하고 눈물이 많은 증상에

구기자

학명: Lycium chinense, L, barbatum
이명: 구기자, 첨채자, 생약명: Lycii fructus

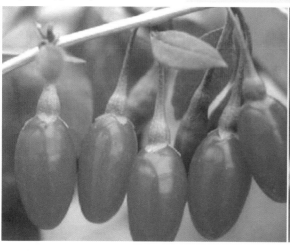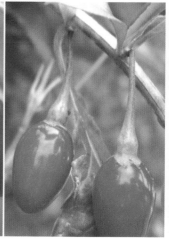

가지과 식물인 구기의 완숙한 과실

• 식물의 특성과 형태

낙엽관목으로 원줄기는 비스틈히 자람. 소지는 황회색이고 털이 없다. 열매는 길이
1.5~2.5cm로서 난상원형 또는 긴 타원형으로 8~10월에 익는다.

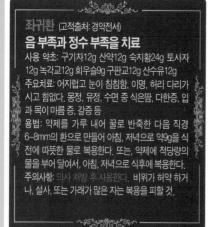

좌귀환 (고적출처: 경악전서)
음 부족과 정수 부족을 치료
사용 약초: 구기자12g 산약12g 숙지황24g 토사자
12g 녹각교12g 회우슬9g 구판교12g 산수유12g
주요치료: 어지럽고 눈이 침침함, 이명, 허리 다리가
시고 힘없다. 몽정, 유정, 수면 중 식은땀, 다한증, 입
과 목이 마름 증, 갈증 등
용법: 약제를 가루 내어 꿀로 반죽한 다음 직경
6~8mm의 환으로 만들어 아침, 저녁으로 약9g을 식
전에 따뜻한 물로 복용한다. 또는, 약제에 적당량의
물을 부어 달여서, 아침, 저녁으로 식후에 복용한다.
주의사항: 의사 처방 후 사용한다. 비위가 허약 하거
나, 설사, 또는 가래가 많은 자는 복용을 피할 것.

• 약초의 성미와 작용

달며 성질은 차며 간과 신장에 작용한다.

• 약리효과와 효능

시력을 개선하고 눈이 아찔하고 눈물이 많은
증상과 요통, 슬관절통, 유정 등을 다스린다.

• 주요 함유 성분과 물질

과실에는 비타민 B1, B2, 비타민C, 카로틴 등
을 함유하고 있다.

• 채취시기와 사용부위

여름부터 가을사이에 채취하여 사용한다.

• 복용방법 6~12g을 복용한다.

Tips 산나물 만들어 먹는방법

연한 순을 나물 또는 나물밥으로 해먹는다. 쓰거나 떫은맛이 없으므로 가볍게 데쳐 찬물에 한 번 헹구면 바로 조리할 수 있다. 나물밥은 연한 순을 잘게 썰어 쌀과 섞어서 밥을 지으면 된다.

• 사용상 주의사항

감기로 열이 있는 이와 소화기가 약해 설사하는 이는 피해야 된다.

• 임상응용 복용실례

정력강화, 거풍강골, 장수(장복시), 불감증, 불임, 유정, 몽정, 대하증, 시력감퇴, 소변출혈 등에 효과적이다.

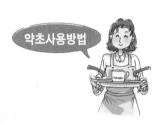

약초사용방법

동의보감 한방 약차 만들기

피로회복과 혈액순환에 좋은 구기자차

준비할 재료 : 구기자(또는 구기자 잎) 15g, 물 600㎖, 꿀 약간. 봄에 어린잎을 따서 물로 깨끗이 씻은 후 물기를 제거한다. 잘게 썰어서 햇빛에 말린다. 약한 불로 살짝 볶아서 습기가 차지 않게 보관한다.

만드는 방법 : 재료를 차관에 넣고 물을 부어 끓인다. 물이 끓으면 불을 줄인 후 은근하게 오래 달인다. 건더기를 채로 걸러낸다. 찻잔에 달인 물을 붓고 꿀을 타서 마신다.

동의보감 한방 약죽 만들기

눈의 노화방지와 현기증에 효과적인 구기자죽

준비할 재료 : 구기자열매 5개, 백미 1컵, 소주 1컵, 잘게 썬 파 1/2개

만드는 방법 : 백미를 미리 물에 불려둔다. 구기자열매를 술에 불려둔다. 백미를 질그릇냄비에 넣고 물 10컵을 부어 강한 불로 끓인다. 한소끔 끓은 다음 약한 불로 줄이고 구기자열매를 넣어 퍼질 때까지 쑤면 완성된다. 소금으로 간을 맞추고 먹을 때 잘게 썬 파를 넣으면 된다.

동의보감 한방 약술 만들기

자양강장, 허약체질, 체력회복, 허리와 무릎통증에 구기자술

준비할 재료 : 구기자 100g, 소주 1ℓ, 설탕 70g, 미림 30㎖, 벌꿀 20㎖

만드는 방법 : 선홍색의 구기자를 고른다. 구기자를 주둥이가 넓은 용기에 넣는다. 소주를 붓고 밀봉하여 통풍이 잘 되는 서늘한 곳에 둔다. 5일 동안 매일 1회 정도 용기를 흔들어 준다. 2주가 지나서 마개를 열고 술을 천으로 거른다. 술을 용기에 다시 붓고 설탕, 미림, 벌꿀을 넣는다. 다시 구기자 찌꺼기 1/4을 다시 넣고 밀봉해 서늘한 곳에 둔다. 한 달 후에 윗부분의 맑은 술만 따라낸다. 완성된 술은 적갈색을 띤다.

동의보감 한가지 약초로 치료하는 단방

5로 7상과 여러 가지로 쇠약해진 것을 치료한다.

구기자뿌리껍질(지골피)과 잎, 씨 등도 다 효과가 같다. 다 허로를 치료한다. 씨와 껍질은 술을 만들어 먹거나 알약을 만들어 먹는다. 잎은 국을 끓여 양념을 두고 늘 먹는다[본초].

동의보감 민간요법

유정(정액이 무의식적으로 나오는 증)일 때

육종용, 양고기 먼저 육종용 40g을 물에 달여 풀어지게 한 다음 잘 갈고 여기에 양고기 100g과 쌀 200g을 넣고 죽을 쑤어 양념을 쳐서 하루 3번에 갈라 빈속에 먹는다.

두통, 어지럼증, 고혈압 증상에

국화

학명: Chrysanthemum indicum, C. morifolium
이명: 진국, 금정, 절화, Chrysanthemi indici flos

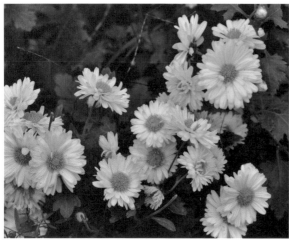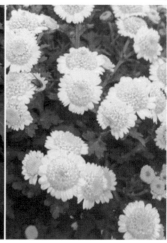

국화의 꽃

• 식물의 특성과 형태

감국은 높이는 1~1.5m, 줄기는 곧고 잎은 어긋난다. 꽃은 9~10월에 노란색으로 핀다.

• 약초의 성미와 작용

상국음 (고적출처: 온병조변)
기침, 발열, 갈증, 입 마름에 사용

사용 약초: 국화3g 행인6g 길경6g 박하(나중에 넣어 약5~10분만 끓인다)2.5g 상엽7.5g 연교5g 노근6g 감초2.5g
주요치료: 기침, 발열, 갈증, 입 마름, 코 막힘, 두통 등 증상이 나타날시.
용법: 약제에 적당량의 물을 부어 달여, 아침, 저녁으로 식후에 복용한다.
주의사항: 의사 처방 후 사용한다. 추위를 타는 풍한성 감기엔 쓸 수 없다. 고기류와 너무 기름진 음식을 피한다.

달면서 쓰고 약간 차며 폐와 간에 작용한다.

• 약리효과와 효능

열을 내려주므로 두통, 어지럼증, 고혈압, 눈이 빨개지면서 아픈 것에 좋다.

• 주요 함유 성분과 물질

Adenine, stachydrine, choline, 정유

• 채취시기와 사용부위

약이 되는 국화는 서리 내리기 전 9~10월 산기슭이나 들판에서 자라는 노란 색의 둥근 꽃 이삭의 들국화(산국)나 감국화를 이용한다.

• 효과적인 용량과 용법

Tips 산나물 만들어 먹는방법

가을에 뿌리를 채취하여 끓는 물에 살짝 데쳐서 양념무침을 하고
튀김이나 김치로 만든다. 봄에 어린 잎을 쌈채로 이용하기도 한다.

• 사용상 주의사항

두통에는 황국화를 쓰고, 눈이 충혈 되거나
캄캄할 때는 백국화를 쓰며 뾰두라지가 붓고
아플 때 들국화를 사용하여야 한다. 기운이 없고 소화기가 약하며 설사하는 이는 피해야
한다.

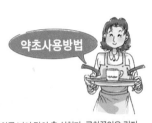

약초사용방법

동의보감 한방 약차 만들기
두통과 해열에 좋은 국화차
준비할 재료 : 황국 4큰 스푼, 물 5컵, 설탕 약간
만드는 방법 : 국화꽃잎에 적당량의 소금을 넣는다. 뜨거운 물로 국화를 데친다. 주머니에 데친 국화를 넣어 달인 후 식힌다. 국화꽃잎은 건져
내고 달인 물에 설탕을 넣어서 마시면 좋다.

동의보감 한방 약술 만들기
수를 보하며 오래 살게 하는 국화주
만드는 방법 : 단국화, 생지황, 지골피 각각 5되에 물 10말을 두고 5말이 되게 달인 것과 찹쌀 5말로 지은 밥과 보드랍게 가루 내어 만든 누룩
을 함께 버무려 항아리에 넣는다. 술이 익은 다음 청주만을 떠서 태워 먹으면 뼈와 힘줄이 든든해지고 골수를 보하며 오래 살게 된다. 흰 국화
가 더 좋다[입문].

동의보감 한가지 약초로 치료하는 단방
몸이 가뿐해지고 늙지 않으며 오래 산다.
감국화(단국화)의 싹, 잎, 꽃, 뿌리를 다 먹는다. 그늘에 말린 다음 가루 내어 술에 타 먹거나 꿀로 반죽하여 알약을 만들어 두고 오랫동안 먹기
도 한다[본초].

동의보감 민간요법
중풍(뇌졸증, 뇌출혈)
가을국화 16~20g을 물에 달여 2번에 나누어 끼니 사이에 먹는다. 모든 풍증과 풍병으로 오는 두통과 어지럼증에도 쓴다.

풍증과 풍병으로 인해 나타나는 두통과 어지럼증에 효과가 좋은 국화

먹는 방법은 가을국화 16~20g을 물에 달여 2번에 나누어 끼니사이에 복용하면 된다. 모든 풍증과 풍병으로 나타나는 두통과 어지럼증에도 사용한다.

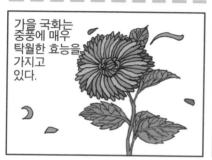

가을 국화는 중풍에 매우 탁월한 효능을 가지고 있다.

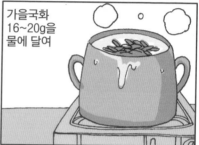

가을국화 16~20g을 물에 달여

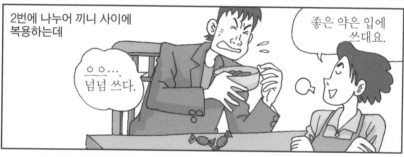

2번에 나누어 끼니 사이에 복용하는데

으으... 넘넘 쓰다.

좋은 약은 입에 쓰대요.

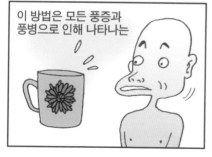

이 방법은 모든 풍증과 풍병으로 인해 나타나는

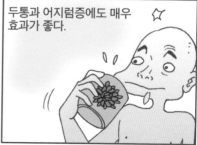

두통과 어지럼증에도 매우 효과가 좋다.

중풍으로 인해 신체가 뻣뻣해졌을 때 효과가 좋은 굴나무 껍질

중풍으로 몸이 뻣뻣해졌을 때는 잘게 썬 굴나무껍질 1.8g 가량을 술 3.6ℓ 에 섞어 하룻밤 놓아두었다가 이튿날 덥혀서 수시로 복용하면 된다. 한번 먹어 낫지 않으면 여러 번 마신다.

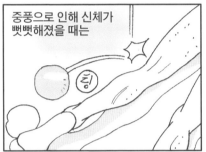

중풍으로 인해 신체가 뻣뻣해졌을 때는

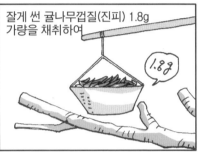

잘게 썬 굴나무껍질(진피) 1.8g 가량을 채취하여

1.8g

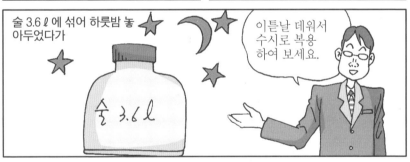

술 3.6ℓ 에 섞어 하룻밤 놓아두었다가

술 3.6ℓ

이튿날 데워서 수시로 복용하여 보세요.

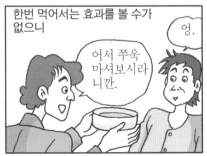

한번 먹어서는 효과를 볼 수가 없으니

엉.

어서 쭈욱 마셔보시라니깐.

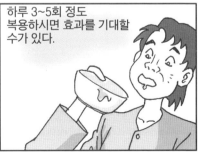

하루 3~5회 정도 복용하시면 효과를 기대할 수가 있다.

진피는 보약이나 사약을 가리지 않고 광범위하게 쓰이는 약재

귤홍

학명: Citrus unshiu
이명: 진피, 귤피, 광진피, 귤껍질, Citri pericarpium

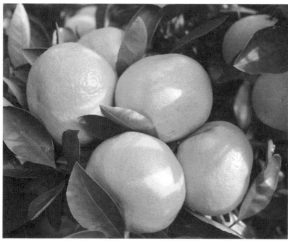
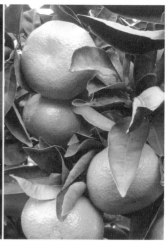

익은 귤 말린것

• 식물의 특성과 형태 높이 5m, 꽃은 6월에 흰색, 열매는 장과로서 편구형으로 지름은 3~4cm이고, 10월에 등황색으로 익는다.

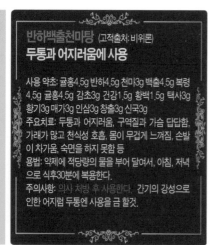
• 약초의 성미와 작용 맛은 맵고 쓰며 성질은 따스하다. 비장과 폐에 작용한다.

• 약리효과와 효능

가래가 나오고 기침이 있는 경우에도 좋다. 진피는 보약이나 사약을 가리지 않고 광범위하게 쓰이는 약재이다.

• 주요 함유 성분과 물질

d~limonine, hesperidin, 비타민 C, 플라보노이드 등이 함유되어 있다.

• 채취시기와 사용부위

가을에 완숙과실을 채취하여 과피를 벗겨서 햇볕에 말린다.

• 복용방법 오래된 것일수록 좋으며 4~12g을 복용한다.

• 사용상 주의사항

몸 기운이 없는 사람이나 진액이 부족하여 마른기침을 하는 사람은 복용을 피해야 한다.

• 임상응용 복용실례

위액분비촉진, 소화 작용이 있고, 속이 거북하고 식욕이 부진한데, 구토, 기침, 가래에 좋다. 후박, 목향 등과 배합하여 배가 더부룩하고 부풀며 미식거리고 식욕없는 증상 등을 다스린다.

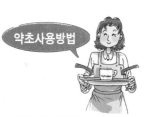

약초사용방법

★**동의보감 한방 약차 만들기**
피로회복과 스트레스해소에 좋은 귤차
준비할 재료 : 귤 10개, 설탕 1컵, 물 1컵에 먼저 냄비에 설탕과 물을 넣고 절반으로 졸아들 때까지 달여서 설탕시럽으로 만든다. 귤은 흐르는 물에 깨끗이 씻은 후 물기를 닦아낸다. 껍질을 벗겨 껍질과 알맹이를 얇게 썬다. 잘게 썬 귤은 용기에 빡빡하게 눌러 담아서 설탕시럽을 넣어 귤 청을 만든다. 냉장고에 20일 정도 보관한 후 사용한다.
만드는 방법 : 귤 청 2작은 술을 찻잔에 담는다. 끓는 물을 찻잔에 부어 잘 섞어 마신다.

★**동의보감 한방 약술 만들기**
피로회복, 식욕증진, 불면증 등에 좋은 귤술
준비할 재료 : 귤 10개, 소주 1 ℓ
만드는 방법 : 귤 10개를 깨끗이 씻어 물기를 제거한다. 귤 5개를 껍질째 둥글게 4쪽으로 썬다. 나머지 귤 5개는 껍질을 벗겨 둥글게 두 쪽으로 썬다. 모두를 주둥이가 넓은 용기에 넣고 소주를 붓고 밀봉한다. 한 달 후 향과 쓴맛이 강하면 껍질째 넣은 귤을 건져 즙을 짜고 버린다. 다시 밀봉하여 2개월 동안 서늘한 곳에 두면 완성된다. 장기보존을 원하면 찌꺼기를 체에 걸러내고 병에 옮겨 보관하면 된다.

★**동의보감 한가지 약초로 치료하는 단방**
기침이 나고 기가 치밀어 오르는 것을 치료한다.
귤홍 160g과 감초(닦은 것) 40g을 가루 내어 한번에 8g씩 끓는 물에 타서 하루 세 번 먹는다.

★**동의보감 민간요법**
고혈압일 때
쑥갓 5줄기, 귤 3개, 레몬즙 1큰 술, 물 1컵을 준비한다. 그 다음 쑥갓은 줄기를 제거한 잎만 골라서, 반으로 자른 귤과 함께 즙을 짜는 기구에 넣어서 즙을 내면 된다.

감기로 인한 기침, 가래, 코막힘, 천식, 두통 등에 사용하는

길경(산도라지)

학명: Platycodon grandiflorum
이명: 길경, 고경, 고길경, 길경채, Platycodi radix

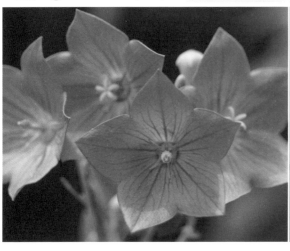 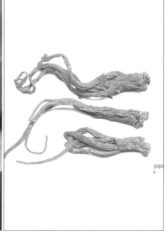

초롱꽃과 식물인 길경 (도라지)의 근

• 식물의 특성과 형태

높이 40~100cm, 꽃은 보라색, 흰색, 7~8월에 핌, 원줄기 끝에 핌, 꽃받침은 5개, 꽃통은 끝이 퍼진 종모양이다.

• 약초의 성미와 작용

맛은 맵고 쓰며 성질은 평하다. 폐에 작용한다.

• 약리효과와 효능

기침을 멈추고 담을 없애는 작용을 한다. 감기로 인한 기침, 가래, 코막힘, 천식, 기관지염증, 흉막염, 인후통, 두통 등에 사용한다.

• 주요 함유 성분과 물질

Polygalacin D1, -D2, Betulin, Inulin, Platyconin, Polygalacic acid methyl ester, 사포닌 등이 함유되어 있다.

은교산 (고적출처: 온병조변)

두통, 갈증, 기침, 인후 통에 사용

사용 약초: 길경6g 연교15g 형개혜4g 감초5g 길경6g 담두시5g 금은화15g 박하(나중에 넣어 약5~10분만 끓인다)6g 우방자6g 노근4g 담죽엽4 g

주요치료: 온병이 시작 될 때, 몸에 열이 날 때, 풍한을 싫어할 때, 땀이 잘 나지 않을 때, 두통, 갈증, 기침, 인후통, 혀끝이 붉은 증상.

용법: 약제에 적당량의 물을 부어 달여, 아침, 저녁으로 식후에 복용한다.

주의사항: 의사 처방 후 사용한다. 추위를 타는 풍한성 감기엔 쓸 수 없다. 복용시 맵거나, 기름진 음식, 차가운 생식, 신음식은 피한다.

• 채취시기와 사용부위

도라지의 겉껍질에 사포닌이 많이 있으므로 벗겨내지 말고 씻어 달여야 한다.

• 복용방법 하루 6~12g을 탕약, 알약, 가루약 형태로 만들어 복용한다.

• 사용상 주의사항

진액이 부족하면서 만성으로 기침이 있는 이와 기침에 피가 나오는 사람은 피해야 한다.

• 임상응용 복용실례

감기로 인한 기침, 가래, 코막힘, 천식, 기관지염증, 흉막염, 인후통, 두통 등에 사용한다.
상엽, 국화, 행인 등을 배합하여 가래가 끈끈하고 기침이 나는 것을 다스린다.

약초사용방법

★동의보감 한방 약차 만들기
기침과 가래 및 편도선에 좋은 길경감초차
준비할 재료 : 말린 도라지 10g, 감초 10g, 물 600㎖
만드는 방법 : 도라지와 감초를 깨끗이 씻는다. 차관에 도라지와 감초를 넣고 물을 부어 달인다. 끓기 시작하면 약한 불로 10분정도 더 달인다.
건더기를 건져내고 달인 물에 꿀을 타서 마시면 된다.
잠깐! 길경은 돼지고기와 맞지 않기 때문에 함께 먹지 말아야 하고, 감초 역시 돼지고기와 배추, 해조류를 함께 먹어서는 안 된다.

★동의보감 한방 약죽 만들기
항암작용에 효과적인 도라지죽
준비할 재료 : 도라지 30g, 잣 10g, 쌀 1/2컵
만드는 방법 : 백미를 물에 넣어 충분하게 불린 다음 물기를 제거한다. 도라지는 껍질을 벗긴 다음 곱게 다져둔다. 잣은 손질하여 1과 믹서에 넣어 물을 약간 붓고 곱게 간다. 질그릇냄비에 넣고 약한 불로 죽을 쑨다. 쌀알이 퍼지면 불을 끄고 내리면 완성된다.

★동의보감 한방 약술 만들기
기침과 가래를 삭이는 도라지술
준비할 재료 : 도라지뿌리 600g, 소주 2ℓ
만드는 방법 : 뜨물에 도라지를 씻은 다음 물기를 제거한다. 1을 3cm의 길이로 자른다. 자른 도라지를 용기에 넣어 소주를 붓고 밀봉해 서늘한 곳에 둔다. 6개월을 숙성하면 완성 된다.
음양하는 방법: 식전에 마시면 식욕을 북돋워준다. 쌉쌀한 맛을 제거하기 위해 꿀이나 설탕 등을 가미해도 된다.

★동의보감 한가지 약초로 치료하는 단방
폐기를 고르게 하는데 폐열로 숨이 몹시 찬 것을 치료한다.
길경(도라지) 가루 내어 먹거나 달여서 먹어도 다 좋다[본초].

★동의보감 민간요법
기관지염일 때
도라지 20g, 율무쌀 30g을 물에 달여 설탕가루를 적당히 넣어서 하루 3번에 나누어 끼니 뒤에 먹는다.

열을 없애고 진액을 만드는 작용을 하는

노근(갈대뿌리)

학명: Phragmites communis
이명: 노모근, 노고근, 노근, Phragmitis rhizoma

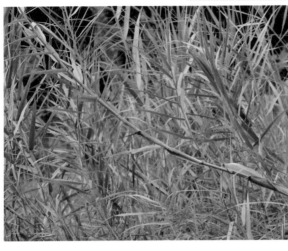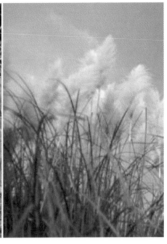

갈대 뿌리를 건조한 것

• 식물의 특성과 형태

다년생 높은 초본 식물이며 높이는 1~3m이다. 지하의 줄기는 굵고 옆으로 자란다. 줄기는 직립하고 속이 비어 있다. 개화기와 결실기는 7~10월이다. 강가에서 자란다.

• 약초의 성미와 작용

맛은 달고 차가운 성질이 있다. 폐경과 위경에 속한다.

• 약리효과와 효능

열을 내려주고 체액의 분비를 촉진시키고 답답한 것을 없애고 구토를 그치게 한다. 그리고 이뇨 효과도 있다. 주로 열병 갈증, 위에 열이 나서 토할 때, 폐에 열이 나서 기침할 때, 폐렴으로 고름을 토할 때, 임증 등을 치료한다.

상국음 (고적출처: 온병조변)

코 막힘, 두통 등 증상에 사용

사용 약초:
행인6g 국화3g 길경6g 박하(나중에 넣어 약5~10분만 끓인다)2.5g 상엽7.5g 연교5g 노근6g 감초2.5g

주요치료:
기침, 발열, 갈증 감, 입 마름, 코 막힘, 두통 등 증상이 나타날시.

용법: 약제에 적당량의 물을 부어 달여, 아침, 저녁으로 식후에 복용한다.

주의사항:
의사 처방 후 사용한다. 추위를 타는 풍한성 감기엔 쓸 수 없다. 고기류와 너무 기름진 음식을 피한다.

• 주요 함유 성분과 물질

Coixol, 단백질 5%, 지방 1%, 탄수화물 51% 및 Asparagine, Tricin, Vit. B1, B2 등이 함유되어 있다.

• 채취시기와 사용부위

사계절 모두 캘 수 있다. 채취 후에 싹과 잔뿌리 그리고 잎을 제거하여 신선할 때 사용하거나 햇볕에 말린다.

• 복용방법

20~40g을 복용한다.

말린 약제 15~30g에 물 800ml를 넣고 약한 불에서 반으로 줄 때까지 달여 하루 2~3회로 나누어 마신다. 생것은 2배를 사용한다. 즙을 내어 마실 수도 있다.

• 사용상 주의사항

소화기가 약한 사람은 피해야 한다.

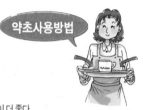

약초사용방법

🌸 **동의보감** 한방 약차 만들기
방광염, 관절염에도 효과가 있는 노근차
준비할 재료 : 갈대 뿌리(노근) 6~12g
만드는 방법 : 갈대 뿌리(노근) 6~12g을 물 600ml에 넣고 강한 불에 끓여서 우려낸 물을 마신다.
봄이나 가을에 뿌리줄기를 캐어 수염뿌리는 제거하고 햇볕에 말린다. 하지만 말리지 않은 신선한 것이 더 좋다.

🌸 **동의보감** 한가지 약초로 치료하는 단방
헛구역과 딸꾹질, 5열로 안타깝게 답답해하는 것을 치료한다.
노근(갈대뿌리) 200g을 물에 달여 2홉 반을 단번에 먹는데 7홉 반을 먹지 않아 곧 낫는다[본초].

🌸 **동의보감** 민간요법
당뇨병일 때
생 갈뿌리 120g, 지모 20g을 물에 넣어 달여서 하루 2~3번에 나누어 끼니 뒤에 복용하면 된다. 소갈로 심하게 목이 마르거나 배고프고 번열이 나는 데 쓰면 좋다. 지모는 혈당을 낮추는 작용을 한다.

구토(게우기)
갈뿌리(노근) 30g을 물 200ml에 달여 하루 2~3번에 나누어 먹는다. 3살 아래 어린이가 갈증이 있으면서 게울 때 쓰면 좋다.

더위를 먹었을 때
갈뿌리(노근), 녹두, 입쌀: 깨끗하게 씻은 갈뿌리 20g을 잘게 썰어서 물 200ml를 넣고 세지 않은 불에 한 시간쯤 달여서 찌꺼기는 버리고, 그 물에 녹두 50g, 입쌀 50g을 씻어 넣고 죽을 쑤어 한번에 먹는다. 하루에 세 번씩 2~3일간 먹으면 잘 낫는다.

간경변증
갈뿌리(노근) 30g을 물에 달여 하루 3번에 나누어 끼니 뒤에 먹는다. 이 약은 뚜렷한 이뇨작용이 있으므로 뱃물을 오줌으로 내보내는 작용을 한다.

정과 혈을 보하고 근골을 강하게 하는

녹용

학명: Cervus albirostris
이명: 반룡주, 흰입술사슴, Cervi pantotrichum

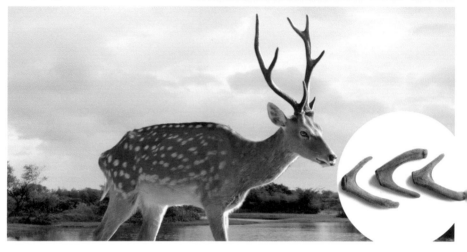

사슴과 동물인 매화록(대륙사슴)의 용. 마록(백두산사슴)의 용

• 식물의 특성과 형태

자라기 시작하여 한 달 이내의 뿔로 부드럽고 혈액이 많다. 대개는 약 60~70cm 정도에서 잘라서 약용한다.

• 약초의 성미와 작용

달고 짜며 성질은 따스하며 간과 신장에 작용한다.

• 약리효과와 효능

정과 혈을 보하고 근골을 강하게 한다. 유정, 대하, 마르는 증상, 정신이 권태롭고 피로한 것, 어지럼증, 귀에서 소리나는 증상, 요통, 슬관절통을 다스린다.

• 주요 함유 성분과 물질

교질, 프로틴, 칼슘, 마그네슘 등을 함유하고 있다.

증상별 한약 제조방법

녹용대보탕 (고적출처: 잡병원류서촉)

발기부전, 노화방지와 신경쇠약

사용 약초:
녹용8~16g, 맥문동6g, 의이인 6g, 산약4g, 천문동 4g, 오미자4g, 행인, 마황4g.
주요처료: 태음인이 몸이 허약하여 추위를 타고 손발이 찬 데, 태음인의 표한증 등에 쓴다.
용법: 위의 약을 1첩으로 하여 물에 달여서 식간에 먹는다.
주의사항: 의사 처방 후 사용한다.

- 채취시기와 사용부위

불로 잔털을 제거한 후 황주나 소주에 담가서 24시간 두었다가 건조하여 사용하거나 불에 약간 구워 사용한다.

- 복용방법

아직 골화되지 않은 것을 사용하며 2~4g을 복용한다.

- 사용상 주의사항

진액이 부족하면서 열이 있는 사람이나 소화기 기능이 항진되어 있는 사람, 진액이 부족하면서 출혈증상이 있는 사람은 피해야 한다.

- 임상응용 복용실례

양기부족, 정과 혈이 허한데 매우 뛰어난 치료효과가 있다. 우슬, 두충, 지황, 보골지, 파극천 등을 배합하여 요통과 유정을 다스린다.

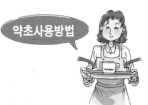

약초사용방법

동의보감 한방 약차 만들기
성기능장애에 효과적인 녹용 만드는 방법
6월 중순부터 8월 상순 사이에 뿔을 자른다. 뿔 자르기는 이른 아침 5~8시 사이에 하되 비가 오거나 무더운 날씨에는 금한다. 자른 녹용을 거꾸로 세워 피가 흐르지 않도록 하면서 90℃의 물로 데쳐낸다. 데쳐낸 후 거꾸로 세워서 말려야 한다.(60~70℃의 건조실에서 말리기도 한다)
복용은 1회에 50g씩 하루 한 번 저녁을 먹지 않고 5~6일 동안 모두 먹는다. 또 한 번에 4~6g씩 하루 3회 끼니 사이에 먹되 17~20일 동안 먹으면 된다.

동의보감 한방 약술 만들기
발기부전, 노화방지와 신경쇠약 등에 효과적인 녹용술
준비할 재료 : 녹용 20g, 소주 1ℓ, 설탕 100g
만드는 방법 : 얇게 썬 녹용을 주둥이가 넓은 용기에 넣는다. 소주를 붓고 밀봉하여 통풍이 잘되는 서늘한 곳에 둔다. 이틀정도 매일 1회씩 용기를 흔들어준다. 10일 후 설탕을 넣고 밀봉한 다음 서늘한 곳에 둔다. 2개월 이상 지난 다음 녹용찌꺼기를 걸러내면 완성된다.
음용하는 방법: 저녁 식전에 1회 20㎖씩 하루에 2회 마신다.

동의보감 한가지 약초로 치료하는 단방
몽설을 치료하고 정액이 절로 나오는 것을 멈춘다.
녹용을 구워 솜털을 훔쳐 버리고 가루 내어 그대로 먹거나 알약을 만들어 먹어도 다 좋다[본초].

동의보감 민간요법
음위증(발기불능)일 때
잘게 썬 녹용 20g과 마가루 40g을 약천에 싸서 술 200ml에 7~10일 동안 담가 우려낸 술을 한번에 10~15ml씩 하루 2~3번 끼니 전에 먹는다.
술을 다 먹은 다음 술에 담갔던 약을 약한 불에 말려 보드랍게 가루 내어 한번에 5~6g씩 하루 2~3번 끼니 뒤에 먹는다.

혈액과 진액을 보충하는 효과가 있는

당귀

학명: Angelica sinensis(OLIV.)DIELS
이명: 건귀, 산점, 백점

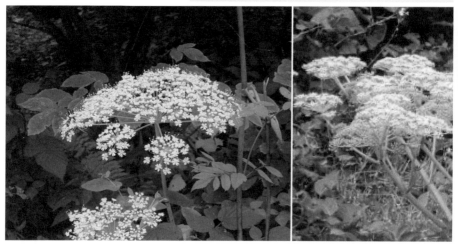

산형과 식물인 조선당귀(참당귀)의 근

• 식물의 특성과 형태

당귀는 굵고 짧은 주근의 길이 3~7×2~5cm, 가지뿌리의 길이는 15~20cm이다. 바깥면은 엷은 황갈색~흑갈색으로 주근 및 가지뿌리에는 세로주름이 많다.

• 약초의 성미와 작용

맛은 달고 매우며 성질은 따뜻하다.

• 약리효과와 효능

혈액순환 장애로 인한 마비증상과 어혈을 풀어주며 생리통, 생리불순 등에 사용하며, 혈액과 진액을 보충하는 효과가 있어 노인과 허약자의 변비에 사용한다.

• 주요 함유 성분과 물질

당귀는 decursinol, decursin, 중국당귀는 ligustillde, butylidenephthalide 등이 함유되어 있다.

진구별갑산 (고적출처:위생보감)
수면중 식은 땀나는 증상에 사용

사용 약초:
진구5g 시호9g 당귀5g 오매2g 별갑9g 지모5g 청호 3g 지골피9g
주요치료:
뼈속에 찌는 듯한 열기로 수면중 식은 땀나는 증상, 오후에 몸에 열이 나고, 피곤하며, 기침 나는 증상.
용법:
약제에 적당량의 물을 부어 달여, 아침, 저녁으로 식후에 복용한다.
주의사항: 의사 처방 후 사용한다.

❋ Tips 산나물 만들어 먹는방법

봄에 어린 순을 채취하여 나물로 먹는다. 쓴맛이 없으므로 끓는 물
에 살짝 데친 후 찬물에 행구고 요리한다.

• 채취시기와 사용부위

가을에 줄기가 나오지 않은 당귀의 뿌리를
캐서 씻어 햇볕에 말려서 사용한다.

• 복용방법 하루 6~12g을 탕약, 알약, 가루약, 약술, 약엿 형태로 복용한다.

• 사용상 주의사항 설사하는 사람에게는 좋지 않다.

• 임상응용 복용실례

부인냉증, 혈색불량, 산전·산후회복, 월경불순, 자궁발육부진, 혈액불순 마비증상, 생
리통, 생리불순, 변비 등에 사용한다. 천궁, 작약 등을 배합하여 혈이 부족한 것을 다스린
다.

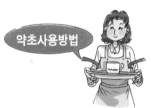

약초사용방법

❋ 동의보감 한방 약차 만들기

냉증과 생리불순 및 불임에 좋은 당귀차

준비할 재료 : 당귀 10g, 물 300~500㎖

만드는 방법 : 증상이 심하면 물의 양을 줄여서 끓인다. 말린 당귀를 물에 씻어 물기를 제거한 후 차관에 넣어 물을 붓고 끓인다. 끓기 시작하
면 불을 약하게 줄여 오랫동안 달인다. 건더기는 체로 걸러내고 우려진 물에 꿀이나 설탕을 탄다.
잠깐! 설사증세가 있으면 먹지 말아야 한다.

❋ 동의보감 한방 약죽 만들기

기미제거와 예방에 좋은 율무 당귀죽

준비할 재료 : 백미 50g, 당귀 10g, 대추 20g

만드는 방법 : 백미를 물에 충분하게 불려놓는다. 질그릇냄비에 당귀와 대추를 넣고 물을 부어 강한 불로 끓인다. 한소끔 끓은 다음 약한 불로
10분간 더 끓인다. 완성되면 건더기는 건져내고 달인 물을 받아놓는다. 백미와 끓은 물의 약재의 물을 넣어 은은한 불로 죽을 쑤면 완성된다.

❋ 동의보감 한방 약술 만들기

부인병, 식욕증진에 뛰어난 당귀술

준비할 재료 : 당귀 100g, 소주 1ℓ, 설탕 100g, 미림 25㎖

만드는 방법 : 잘게 썬 당귀를 주둥이가 넓은 용기에 넣는다. 소주를 붓고 밀봉해 서늘한 곳에 둔다. 5일 동안은 1일 1회 정도 용기를 흔들어준
다. 10일 후 천으로 찌꺼기를 걸러낸다. 설탕, 미림을 넣고 생약찌꺼기 1/10을 넣는다. 밀봉하여 서늘한 곳에 둔다. 한 달 후에 찌꺼기를 걸러
내면 완성된다.

❋ 동의보감 한가지 약초로 치료하는 단방

허로로 추웠다 열이 났다 하는 것을 치료한다. 혈을 보하면서 고르게 하고 잘 돌아가게 한다.
당귀를 썰어서 달여 먹거나 알약을 만들어 먹거나 가루를 내어 먹어도 다 좋다[본초].

❋ 동의보감 민간요법

탈모증일 때

측백잎, 당귀를 2:1 비로 섞어 보드랍게 가루 내어 쌀풀이나 밀가루풀로 반죽하여 한 알의 질량이 0.5g 되게 알약을 만든다. 한번에 6~8알씩
하루 두 번 술에 타서 먹는다.

자양강장의 효능과 독성을 완화하는 작용을 하는

대조(대추)

학명: Zizyphus jujuba var. inermis
이명: 건조, 홍조, 양조, 대추

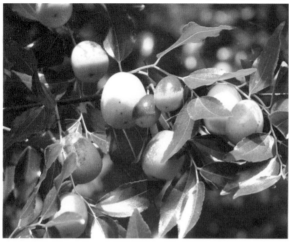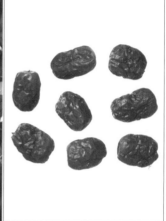

서리과(갈매나무과)식물인 대추의 성숙한 과실

증상별 한약 제조방법

• 식물의 특성과 형태

경산, 보은에서 많이 재배, 잎은 호생하고 난형이며 길이 2~6cm, 나비 1~2.5cm이다. 열매의 표면은 적갈색이며 타원형이다.

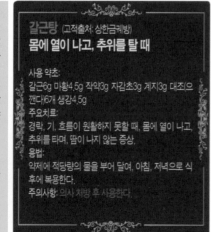

갈근탕 (고적출처: 상한금궤방)

몸에 열이 나고, 추위를 탈 때

사용 약초:
갈근6g 마황4.5g 작약3g 자감초3g 계지3g 대조(으깬다)6개 생강4.5g

주요처료:
경락, 기, 흐름이 원활하지 못할 때, 몸에 열이 나고, 추위를 타며, 땀이 나지 않는 증상.

용법:
약제에 적당량의 물을 부어 달여, 아침, 저녁으로 식후에 복용한다.

주의사항: 의사 처방 후 사용한다.

• 약초의 성미와 작용

맛은 달고 성질은 평하며 비장과 위장에 작용한다.

• 약리효과와 효능

기운을 보충하고 진액을 생성케 한다. 독을 제거하는 효과가 있어, 오랫동안 복용하면 피부색이 좋아지고 몸도 가벼워져 장수한다고도 한다.

• 주요 함유 성분과 물질

비타민 B, C, K, P, 글루코스 외 9종의 탄수화물, 글루타민산 외 8종의 단백질 리피드외 2종 지방산, 아돌핀외 28종의 알카로이드, 사포제닌 외 12종이 기타성분을 포함하고 있다.

• 채취시기와 사용부위 가을에 성숙한 과실을 따서 햇볕에 말려서 사용, 최근에는 생용으로도 사용한다.

• 복용방법 하루 6~12g을 탕약, 알약 형태로 복용한다.

• 사용상 주의사항 감초와 같이 대추는 많이 복용하면 위장 내에 습하고 탁한 기운이 가로막아 배가 부르고 몸이 부을 수 있으므로 잘 체하는 사람이나 먹고 나면 잘 붓는 사람은 복용하는 것에 주의하여야 한다.

• 임상응용 복용실례

해독효과, 강한 약재 중화 등에 사용한다. 소맥, 감초, 대조 등을 물에 달여 하루에 3번씩 먹으면 가슴이 뛰고, 예민해진 상태를 완화시킬 수 있다.

동의보감 한방 약차 만들기
변비와 자양강장에 좋은 대추차
준비할 재료 : 대추 20개, 꿀 약간
만드는 방법 : 대추를 깨끗이 씻어 찜통에 찐 후 말린다. 말린 대추를 찻주전자에 4컵의 물을 붓고 넣는다. 은근한 불에서 양이 반으로 줄 때까지 달인다. 따뜻한 찻잔에 부어 마시면 된다.(꿀을 조금 타서 마시면 피로회복에 좋다)

동의보감 한방 약죽 만들기
긴장완화에 효과적인 산조인죽
준비할 재료 : 산조인 20g, 백미 50g
만드는 방법 :
산조인을 깨끗이 씻는다. 질그릇냄비에 넣은 다음 물에 붓고 삶는다. 완성되면 찌꺼기를 천에 싼 다음 산조인 즙을 짠다. 백미를 넣어 죽을 쑨다.절반이 되도록 졸인 다음 물을 붓고 5분가량 더 쑤면 완성된다.

동의보감 한방 약술 만들기
강장강정, 신경질, 초조감해소, 불면증 등에 효과가 있는 대추술
준비할 재료 : 대조(대추) 150g, 소주 1ℓ, 설탕 100g
만드는 방법 : 건조시킨 대추를 잘게 썰어 용기에 담는다. 소주를 붓고 밀봉하여 서늘한 곳에 보관한다. 5일 동안은 1일 1회 정도 용기를 흔들어준다. 7일이 지나면 찌꺼기를 천으로 걸러내고 설탕을 넣는다. 생약찌꺼기 1/10을 넣고 밀봉해 서늘한 곳에 둔다. 한 달이 지나면 맑은 술을 따라낸다. 남은 찌꺼기를 걸러내고 6과 합치면 완성된다.

동의보감 한가지 약초로 치료하는 단방
5장을 보한다.
대조(대추) 달여서 물을 마시면 좋다[본초].

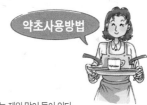

약초사용방법

동의보감 민간요법
비타민C가 부족할 때
6~10g을 물 200㎖에 달여 하루 3번에 나누어 먹는다. 비타민 C 함량이 331mg%로 과실 가운데서는 제일 많이 들어 있다.

어혈과 노폐물을 제거시키고 열을 식혀주는

대황(장협대황)

학명: Rheum officinale, R. palmatum var. palmatum
이명: 대황, 황근, 약용대황, 장군풀

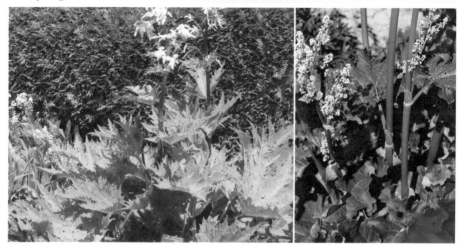

장군풀의 뿌리줄기

양격산 (고적출처: 태평혜민화제국방)
가슴이 답답하고 열이 날 때

사용 약초: 연교18g 황금5g 대황9g 산치자5g 망초
9g 감초9g 박하(나중에 넣어 약5~10분만 끓인다)5g
주요치료:
열이 나고 답답하여 손을 움직이며 갈증 나는 증상,
안면홍조, 가슴이 답답하고 열이 나고, 대변이 원활
하지 못한 증상.
용법: 약제에 적당량의 물을 부어 달여, 아침, 저녁으
로 식후에 복용한다.
주의사항: 의사 처방 후 사용한다. 비장 위장이 냉한
경우와 만성설사 자나 임신부는 복용을 삼간다.

• 식물의 특성과 형태

노란색의 굵은 뿌리줄기가 있고, 높이 1m, 꽃은 7~8월에 피며 가지와 원줄기 끝에 원추화서, 황백색 꽃이 달린다.

• 약초의 성미와 작용

쓰고 성질은 차며 독은 없고, 비장, 위, 대장, 간, 심포에 작용한다.

• 약리효과와 효능

장관 내에 쌓인 것을 배변시켜 어혈과 노폐물을 제거시키고 열을 식혀주며, 월경이상, 퇴행성관절염, 열병, 열이 있으면서 헛소리하는 증상, 각기, 종창, 화상 등에 사용한다.

• 주요 함유 성분과 물질

Emodin, Chrysophanol, Rhein, Aloe-emodin, Gludogallin, Sennoside A, B, C, D, E, F 등이 함유되어 있다.

• 채취시기와 사용부위

가을에 3년 이상 된 뿌리줄기를 채취하여 껍질, 노두와 잔뿌리를 제거하여 풍건, 홍건, 햇볕에 말린다. 법제로 생용 혹은 술로 볶거나 술에 쪄서 사용한다.

• 효과적인 용량과 용법

4~16g을 복용하나 배변이 목적이면 오래도록 달이지 않도록 해야 한다.

• 사용상 주의사항

오래 달여서는 안 되고 성질이 강하여 정기를 손상하기 때문에 임산부와 부인의 월경, 해산기, 포유기(수유하는 기간)에는 쓰지 못한다.

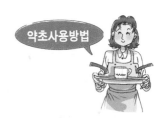
약초사용방법

동의보감 한가지 약초로 치료하는 단방
대소장을 잘 통하게 한다.
대황을 달여서 먹거나 알약을 만들어 먹어도 다 좋다[본초].

동의보감 민간요법
구내염으로 잇몸, 혀, 입안점막 등의 염증이 있을 때
대황 잘게 썬 것 40g에 물 300㎖를 넣고 150㎖되게 달여 하루에 4~5번씩 입 안을 가셔내거나 약솜에 적셔 입 안을 자주 닦아준다. 이 약은 황금색 포도알균에 감염된 입안염을 비롯한 입술에 생긴 궤양을 낫게 한다.

담석증
우담, 대황·우담즙 100g에 대황가루 7g을 섞어 반죽하여 0.5g 되게 알약을 만들어 한번에 3~4알씩 하루 3~4번 먹는다.
우담즙은 이담작용을 하고, 대황은 설사작용을 한다.

눈다래끼
물푸레나무껍질 12g, 대황 8g을 물에 달여 하루 2~3번에 나누어 끼니 사이에 먹는다. 눈다래끼를 일으키는 병균들인 포도알균, 사슬알균 등 화농균을 죽이는 작용이 있다.

혈의 움직임을 활발 하며 어혈을 없애므로 생리불순, 생리통에 주로 쓰이는

도인(복숭아씨)

학명: Prunus persica, P. davidiana
이명: 도인, 핵도인, 복숭아나무, 산복사, Persicae semen

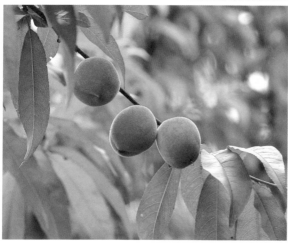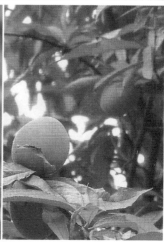

복숭아나무의 익은 열매의 씨를 말린 것

증상별 한약 제조방법

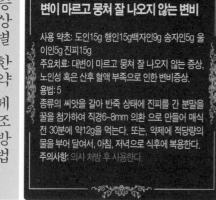

오인환 (고적출처: 세의득효방)
변이 마르고 뭉쳐 잘 나오지 않는 변비

사용 약초: 도인15g 행인15g백자인9g 송자인5g 울이인5g 진피15g

주요치료: 대변이 마르고 뭉쳐 잘 나오지 않는 증상, 노인성 혹은 산후 혈액 부족으로 인한 변비증상.

용법: 5
종류의 씨앗을 갈아 반죽 상태에 진피를 간 분말을 꿀을 첨가하여 직경6~8mm 의환 으로 만들어 매식 전 30분에 약12g을 먹는다. 또는, 약제에 적당량의 물을 부어 달여서, 아침, 저녁으로 식후에 복용한다.

주의사항: 의사 처방 후 사용한다.

• 식물의 특성과 형태

높이 6m, 꽃은 4~5월에 연한 붉은색으로 잎보다 먼저 개화, 꽃잎은 5개, 수술은 많고 자방은 털이 밀생한다.

• 약초의 성미와 작용

쓰고 달며 성질은 평하고 독은 없으며, 심과 간과 대장에 작용한다.

• 약리효과와 효능

혈의 움직임을 활발히 하며 어혈을 없애므로 생리불순, 생리통에 주로 쓰이다. 피부가 가렵고 건조하거나 기미나 주근깨 등에 바르고 변비, 설사에도 좋다.

• 주요 함유 성분과 물질

사과산, 구연산, 비타민 A, B1, B2, B6, C, E, 나이아신, Emulsin, Amygdalin 등이 함유되어 있다.

- 채취시기와 사용부위

익은 열매를 채취하여 과육과 핵각을 제거하고 종인을 모아 햇볕에 말려서 사용한다.

- 복용방법 하루 6~10g을 탕약, 알약, 가루약 형태로 복용한다.
- 사용상 주의사항 임신부에게는 쓰지 않는다.
- 임상응용 복용실례

어혈제거로 생리불순과 생리통, 외용제로 피부 가려움과 건조한 데, 기미, 주근깨에 사용하고 , 변비, 설사에도 좋다. 도인 유향 몰약 등과 배합하여 외상으로 멍이 든 것을 다스린다.

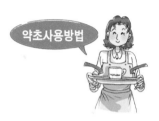

약초사용방법

동의보감 한방 약차 만들기
혈압강하, 월경통, 월경불순에 도인차(복숭아씨차)
준비할 재료: 도인 3-9g
만드는 방법: 물 600㎖. 용기에 넣고 끓기 시작하면 약불로 줄여 30분 정도 달인 후 1일 2~3잔 마시면 된다.(끓는 물에 살짝 데쳐서 속껍질을 제거하고 사용한다)
- 독소가 있으므로 임산부는 복용을 금한다. 혈조허재(열이 성해서 음액이 마르고 허약한 사람)는 신중히 복용한다.

동의보감 한가지 약초로 치료하는 단방
가슴앓이를 낫게 한다.
복숭아씨(도인, 꺼풀과 끝을 버린 것) 7개를 잘 갈아서 1홉의 물에 탄 다음 단번에 마시면 좋다. 30년이나 된 가슴앓이도 치료한다[본초].

동의보감 민간요법
갱년기장애
복숭아씨(도인), 잣(해송자), 이스라치씨(욱리인): 각각 4g을 짓쪄서 즙을 짠다. 여기에 쌀가루를 조금 넣고 죽을 쑤어 먹는다. 잣에는 좋은 기름이 많아 영양상태를 좋게 하며 동맥경화를 미리 막고, 복숭아씨, 이스라치씨들에는 아미그달린이라는 성분이 있어 기침도 멈추고 변비도 풀며 어혈도 풀어주는 작용을 한다.

머리를 다쳐 혼미하고 건망증이 심할 때
향부자 15g과 복숭아씨 7g을 달여 1일 2번 나눠 끼니사이에 복용하면 된다.

월경곤란증(월경통)
익모초 80g과 복숭아씨 30g에 물 1ℓ 를 붓고 1/2의 양으로 진하게 달여 1회 15㎖ 씩 1일 3번 나눠 끼니 뒤에 복용하면 된다.

중풍으로 반신불수가 된 환자에게 효과가 매우 큰 도인

중풍으로 반신불수가 된 데는 적당한 양의 도인(뽀족한 부분을 떼어버린다)을 술에 며칠간 담가두었다가 말린 다음 쌀 물로 오동씨 크기의 환으로 만들어 한번에 20알씩 하루에 2번 황주와 함께 복용한다.

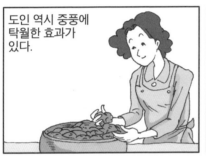

도인 역시 중풍에 탁월한 효과가 있다.

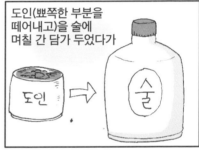

도인(뽀족한 부분을 떼어내고)을 술에 며칠 간 담가 두었다가

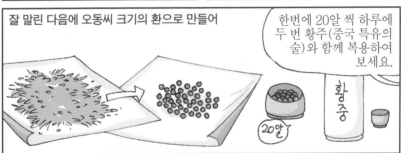

잘 말린 다음에 오동씨 크기의 환으로 만들어

한번에 20알 씩 하루에 두 번 황주(중국 특유의 술)와 함께 복용하여 보세요.

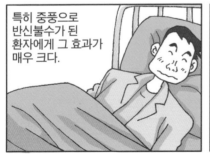

특히 중풍으로 반신불수가 된 환자에게 그 효과가 매우 크다.

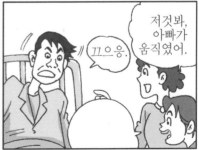

끄으응.

저것봐, 아빠가 움직였어.

중풍으로 인하여 정신이 혼미한 환자에게 좋은 독활

중풍으로 정신이 혼미할 때는 독활 30g을 술로 달여서 하루에 2번 나누어 복용하면 된다.

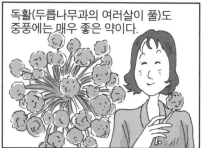

독활(두릅나무과의 여러살이 풀)도 중풍에는 매우 좋은 약이다.

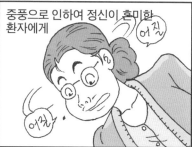

중풍으로 인하여 정신이 혼미한 환자에게

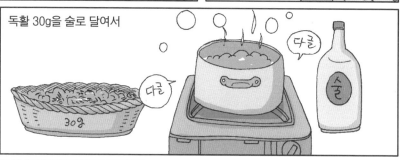

독활 30g을 술로 달여서

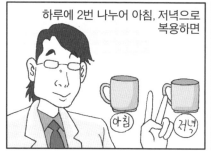

하루에 2번 나누어 아침, 저녁으로 복용하면

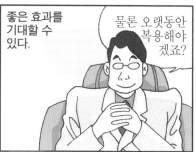

좋은 효과를 기대할 수 있다.

물론 오랫동안 복용해야겠죠?

허리나 대퇴부 등의 근골이 저리고 아픈 데에 효과가 있는

독활(땅두릅)

학명: Heracleum moellendorffii
이명: 독활, 강활, 멧두릅, Angelicae pubescentis radix

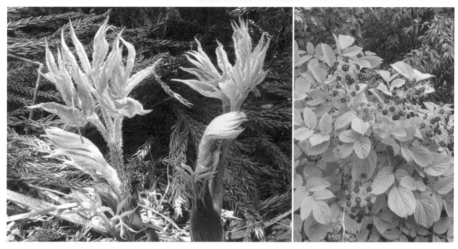

독활(땃두릅의 뿌리)

• 식물의 특성과 형태

높이 1.5m, 잎은 어긋나고 2회 깃꼴겹잎, 꽃은 7~8월에 가지와 원줄기 끝 또는 윗부분의 잎겨드랑이에 핀다.

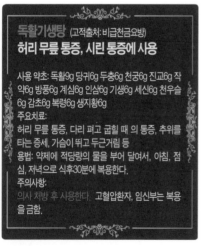

독활기생탕 (고적출처: 비급천금요방)
허리 무릎 통증, 시린 통증에 사용

사용 약초: 독활9g 당귀6g 두충6g 천궁6g 진교6g 작약6g 방풍6g 계심6g 인삼6g 기생6g 세신6g 천우슬6g 감초6g 복령6g 생지황6g

주요치료:
허리 무릎 통증, 다리 펴고 굽힐 때의 통증, 추위를 타는 증세, 가슴이 뛰고 두근거림 등

용법: 약제에 적당량의 물을 부어 달여서, 아침, 점심, 저녁으로 식후30분에 복용한다.

주의사항:
의사 처방 후 사용한다. 고혈압환자, 임신부는 복용을 금함.

• 약초의 성미와 작용

맵고 쓰며 약간 따뜻하며 신장과 방광에 작용한다.

• 약리효과와 효능

인체의 허리 아래쪽에 작용하여 허리나 대퇴부 등의 근골이 저리고 아픈 데에 효과가 있다. 류머티즘, 관절통 등 각종 신경통에 통증과 경련을 진정시키는 빠질 수 없는 약초이다.

• 주요 함유 성분과 물질

정유에는 Limonene, Sabinene, Myrcene, Humulene, 뿌리에는 1-Kaur-16-en-19-oic acid가 함유되어 있다.

이른 봄에 어린순을 나물로 해서 먹거나 국거리로 한다. 또한 어린 줄기의 껍질을 벗겨 생으로 된장이나 고추장을 찍어 먹는다. 맛과 씹히는 느낌이 좋다. 튀김으로 해서 먹는 방법도 있다.

• 채취시기와 사용부위

봄과 가을에 채취하여 절편한 후 그늘에서 말려 사용한다.

• 복용방법 3~9g을 끓여 복용한다.

• 사용상 주의사항   기나 혈이 부족한 이의 각기증에는 조심해서 써야 한다.

• 임상응용 복용실례

강활, 방풍, 백지, 천궁 등과 배합하여 오한이 들면서 열나고 두통이 있고 몸이 아프면서 무거운 증상을 다스린다.

약초사용방법

동의보감 한방 약차 만들기
가슴이 답답하고 머리가 아프며 어지러움에 독활차(땅두릅차)
준비할 재료 : 독활 3~9g,
만드는 방법 : 물 700ml에 준비한 독활을 넣고 끓기 시작하면 약불로 줄여 30분 정도 달인 후 1일 2~3잔 마시면 된다.
• 어지러움증이 있는 두통에는 사용을 금한다.
• 음허혈조재(음기가 허하고 혈이 말라 있는 사람)은 섭취글 금한다.

혈액순환을 좋게하고 정신을 안정시키는 두릅나무 차
준비할 재료 : 두릅나무 껍질 100g
만드는 방법 : 두릅나무 껍질 100g을 물 600ml에 넣고 끓인 후 하루 3번 나누어 마신다.

동의보감 한가지 약초로 치료하는 단방
힘줄과 뼈가 가느라드는 것을 치료한다.
독활(땅두릅) 물에 달여 먹는다[본초].

동의보감 민간요법
뇌졸중, 뇌출혈로 일어난 중풍일 때
중풍으로 정신이 혼미한 데는 독활 30g을 술로 달여서 하루에 2번 나누어 먹는다.

감기로 열이 나고 도통이 왔을 때
독활 10g과 세신 3g을 물 200ml으로 달여 1일 3번 나눠 복용하면 좋다.

소종 효능이 있고, 오줌을 잘 나오게 하는

동규자(박)

학명: Benincasa hispide
이명: 동과자, 과자, 동과인, 동아, Benincasae semen

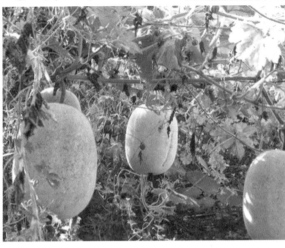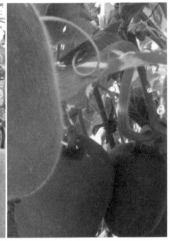

박의 열매 껍질

• 식물의 특성과 형태

줄기는 굵고 네모지며 황갈색의 날카로운 털로 덮여 있음, 덩굴손은 2~3개로 갈라진다.

• 약초의 성미와 작용

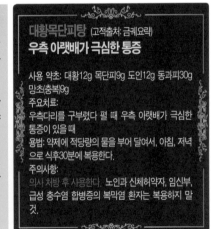

대황목단피탕 (고적출처·금궤요략)
우측 아랫배가 극심한 통증

사용 약초: 대황12g 목단피9g 도인12g 동과피30g
망초(충복)9g
주요치료:
우측다리를 구부렸다 펼 때 우측 아랫배가 극심한
통증이 있을 때
용법: 약제에 적당량의 물을 부어 달여서, 아침, 저녁
으로 식후30분에 복용한다.
주의사항:
의사 처방 후 사용한다. 노인과 신체허약자, 임신부,
급성 충수염 합병증의 복막염 환자는 복용하지 말
것.

맛은 달고 성질은 차며 간에 작용한다.

• 약리효과와 효능

열을 내리고 기침을 멈추고 담을 삭이며 고름을 빨아내고 오줌을 잘 누게 하며, 폐나 장에 종양이 생긴 것, 소변이 잘 안 나오거나 뿌옇게 나오는 증상 외에 각기, 붓는 데 등에 사용한다.

• 주요 함유 성분과 물질

사포닌, 지방, 요소, citrulline 등이 함유되어 있다.

• 채취시기와 사용부위

가을철에 익은 과실을 채취하여 종자 모아 햇볕에 말리고 볶아서 사용한다.

동과피는 이뇨작용, 부종과 구갈에 사용, Resin이 많고, 가을에 과피를 건조하여 약용한다.

• 복용방법

하루 8~16g을 탕약, 가루약 형태로 복용한다.

• 사용상 주의사항

가래가 묽고 투명할 때는 피해야 한다.

• 임상응용 복용실례

절패모, 비파엽, 지각, 전호 등과 배합하여 기침하면서 누런 가래를 뱉는 것을 다스린다.

약초사용방법

🌸**동의보감** 한방 약차 만들기
열을 내리고 기침을 멈추게 하는 동규자차
준비할 재료 : 동규자 2~8g(1일 섭취량)
만드는 방법 : 달여서 음용하거나 분말로 해서 뜨거운 물에 타서 마신다.

🌸**동의보감** 한방 약차 만들기
이뇨작용과 붓는데 좋은 동규엽차
준비할 재료 : 동규자 5~15g
만드는 방법 : 물 600ml에 준비한 독활을 넣고 끓기 시작하면 약불로 줄여 30분 정도 달인 후 1일 2~3잔 마시면 된다.

🌸**동의보감** 한방 약죽 만들기
부종을 제거해주는 동과자 죽
준비할 재료 : 동과자 15g, 백미 15g
만드는 방법 : 백미를 물에 넣어 충분하게 불려둔다. 동과자를 냄비에 넣고 끓인 후 동과자즙을 만든다. 질그릇냄비에 불린 백미와 달인 동과자즙을 넣어서 은은한 불로 죽을 쑤면 완성된다. 불을 끄고 내린 다음 식혀서 먹으면 된다.

🌸**동의보감** 한가지 약초로 치료하는 단방
난산을 치료한다.
동과자(돌아욱씨) 1홉을 잘 짓찧어 물에 달여 먹으면 곧 태아가 나온다. 또는 죽은 태아가 나오지 않을 때에는 돌아욱씨를 짓찧어 가루 낸 다음 술에 타 먹는다[본초].

🌸**동의보감** 민간요법
주근깨가 생겼을 때
그늘에서 말린 복숭아꽃과 말린 동아씨를 같은 양 섞어서 갈아 채로 쳐서 꿀에 개어 자기 전에 바르는데 찐득찐득하기 때문에 그 위에 분가루를 뿌리고 자며 아침에 씻어 버린다.

두충의 주치는 성기능쇠퇴와 양위, 조루, 불감증에 사용하는

두충

학명: Eucommia ulmoides
이명: 목면, 사선, 사선목, Eucommiae cortex

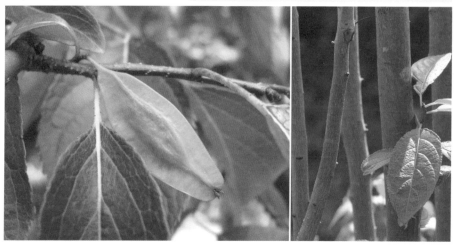

두충과 식물인 두충(두중)의 수피

증상별 한약 제조방법

• 식물의 특성과 형태

높이 20m, 줄기 껍질, 잎, 열매를 자르면 고무같은 실이 나옴, 꽃은 암수 딴그루로서 새 가지의 밑부분 포편의 겨드랑이에 달리고 꽃덮개는 없다.

• 약초의 성미와 작용

맛은 맵고 달며 성질은 따뜻하다. 간, 신장에 작용한다.

• 약리효과와 효능

간과 신을 보하고 힘줄과 뼈를 튼튼하게 하며 태아를 안정시킨다. 강장 효과가 있어 몸을 튼튼하게 하고 신장과 간 기능을 촉진시킨다.

• 주요 함유 성분과 물질

두중교(gutta-percha) 6-10%, 수지, Alcaloid, 유기산, 비타민 C등이 함유되어 있다.

우귀환 (고적출처: 경악전서)

발기부전에 사용

사용 약초: 숙지황24g 산수유9g 산약12g 토사자12g 두충12g 구기자9g 포부자6g 당귀9g 녹각교12g 육계 6g

주요치료: 신양부족의 현상, 발기부전, 정액이 저절로 흘러내림, 허리 무릎이 시고 약함, 수면중 소변이 저절로 흐름등

용법: 약제를 가루 내어 꿀로 반죽한 다음 직경6~8mm 의 환으로 만들어 아침, 저녁으로 약6~9g을 식전에 따뜻한 물로 복용한다. 또는, 약제에 적당량의 물을 부어 달여서, 아침, 저녁으로 식후에 복용한다.

주의사항: 의사 처방 후 사용한다.

• 채취시기와 사용부위 봄부터 여름사이, 4~5월에 줄기껍질을 벗겨 겉껍질을 긁어버리고 햇볕에 말리어 사용한다.

• 복용방법
하루 8~12g을 탕약, 알약, 가루약, 약술 형태로 복용한다.

• 사용상 주의사항
현삼과는 배합금기이며, 정력이 약한 사람이 열이 왕성한 증상에는 쓰지 않는다.

• 임상응용 복용실례
정기쇠퇴로 인한 요통, 무릎이 차고 시린 증상, 몽정, 조루, 소변불리에 좋다. 두충 15~40g을 물 250ml로 200ml 정도 되게 달여 하루 세 번 복용하면 고혈압치료에 효과적이다. 속당, 산수유, 두충 등과 함께 복용하면 허리와 등이 시고 아픈 것에 효과적이다.

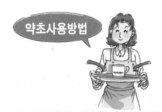

약초사용방법

❋동의보감 한방 약차 만들기
다리통증, 생식기능증진에 효과적인 두충차
준비할 재료 : 두충 20g(두충 잎은 50g), 물 500ml
만드는 방법 : 두충(또는 두충 잎)을 깨끗이 씻어 물기를 제거한다. 차관에 재료를 넣고 약한 불로 은근히 달인다. 체로 건더기를 건져내고 달인 물은 식혀서 냉장고에 보관한다. 복용할 때 꿀을 약간 타서 마시면 된다.

❋동의보감 한방 약술 만들기
다리에 힘이 없거나, 요통, 혈압강하증진 등에 좋은 두충술
준비할 재료 : 두충 100g, 소주 1ℓ, 설탕 100g
만드는 방법 : 잘게 썬 두충을 용기에 넣는다. 소주를 붓고 밀봉해 서늘한 곳에 둔다. 5일 동안 1일 1회 용기를 흔들어 침전을 막는다. 10일 후 찌꺼기를 거른 후 설탕을 넣는다. 생약찌꺼기 1/10을 넣고 서늘한 곳에 둔다. 한 달 후에 찌꺼기를 천으로 걸러내면 완성된다,

❋동의보감 한가지 약초로 치료하는 단방
신로로 허리와 다리가 차고 아픈 것도 낫게 한다.
두충을 달여서 먹거나 알약을 만들어 먹는데 닦아서 써야 한다.

❋동의보감 민간요법
비타민B1 부족한 각기병일 때
두충 120g을 닦아서 가루 내어 물에 달여서 찌꺼기를 짜버린다. 여기에 생지황즙 2홉에 술 2홉을 넣고 달여서 빈속에 하루 2~3번에 나누어 먹는다.

양이 허하여 나타나는 자한증이나 음이 허하여 나타나는 도한증에 좋은

마황

학명: Ephedra sinica, E. equisetina
이명: 초마황, 목적마황, 비염, Ephedrae herba

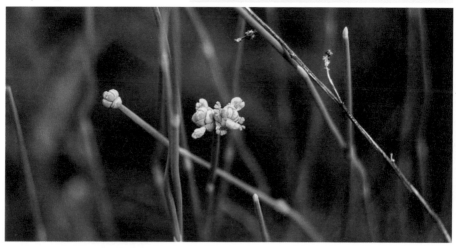

마황과의 다년생 관목양 초본식물

• 식물의 특성과 형태

줄기는 가늘고 길며 원주형으로 약간 가늘고 편평하며 밑에서부터 많은 가지로 갈라지며 꽃은 비늘이 모여 작은 공 모양의 꽃차례를 이룬다. 잎은 퇴화하여 비늘만 남아있고 녹색 줄기가 잎의 역할을 한다.

정천탕 (고적출처: 섭생중묘방)
가래가 많을 때

사용 약초: 관동화9g 황금6g 반하9g 백과9g 마황9g 상백피6g 행인9g 자소자6g 감초3g
주요치료: 가래가 많고 호흡을 급하게 자주 할 때, 가래는 황색이고 진하게 뭉쳐있는 천식 기침, 오한발열 등
용법: 약제에 적당량의 물을 부어 달여서, 아침, 저녁으로 식후에 복용한다.
주의사항:
의사 처방 후 사용한다. 땀이 없는 천식기침이나, 안에 담열 이 없는 경우, 오래된 천식, 기가 허하고 맥이 약한 자는 복용을 하지 말 것.

• 약초의 성미와 작용

맛이 달고 성질은 평하며 심장과 폐에 작용한다.

• 약리효과와 효능

양이 허하여 나타나는 자한증이나 음이 허하여 나타나는 도한증 모두 응용이 가능하며, 이 외에도 땀이 너무 과도하게 나와 다른 병증을 유발할 때는 원인을 살펴 본 약을 응용하면 좋은 효과를 거둘 수 있다.

• 주요 함유 성분과 물질

강압작용이 약한 maokonine과 강압작용이 현저한 ephedradine A,B,C를 동시에 함유하고 있다.

- 채취시기와 사용부위

가을에 채취하여 햇볕에 말려 사용하거나 꿀에 볶아서 사용한다.

- 효과적인 용량과 용법

한 번에 12~20g을 복용한다.

- 효과적인 복용방법

추분전후에 녹색의 가는 가지를 베어, 그늘에 말린 후 썰어 쓰거나 볶거나 찧어서 사용하며, 1회에 3-10g을 달여서 복용한다. 생것을 쓰면 발한력이 강하고 꿀로 볶거나 찧어서 쓰면 발한력이 약해진다.

- 사용상 주의사항

체력이 약하고, 땀이 많고, 고혈압 환자는 조심해서 써야 한다.

감기환자는 땀을 내야 하는데, 땀이 나오지 못하게 하므로 사용해서는 안 된다.

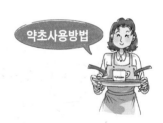

약초사용방법

동의보감 한가지 약초로 치료하는 단방
풍한으로 머리가 아픈 것을 치료한다.
마황마디를 버리고 달여 먹는다[본초].

동의보감 민간요법
기관지 천식일 때
마황, 감초를 각각 4g씩 물에 달여 하루 2번에 나누어 식후에 먹는다.

기관지천식으로 가래가 끓고 가슴이 답답하면서 호흡이 곤란할 때
볶은 은행 15개, 마황 7g, 구운 감초 7g을 물 500㎖에 넣고 1/3로 달여 1일 한번 잠자기 전에 복용하면 된다.

장기적인 기침으로 호흡이 곤란할 때
백부 6g, 마황 10g과 살구씨 12g을 물에 달여 1일 3번 나눠 복용하면 효과가 있다.

가래와 기침이 있을 때
마황 2g, 살구씨 3g, 감초 2g을 달여 1일 3번 나눠 끼니 뒤에 복용하면 효과가 있다.

가래, 숨 가쁨, 기침이 날 때
마황 5g과 도라지 10g을 달여 설탕을 가미해 1일 2번 나눠 끼니 뒤에 복용하면 된다.

저림증과 근육이 떨리는 증상에도 사용하면 좋은 약초

만형자

학명: Vitex rotundifolia
이명: 만형자, 만형실, 만형자나무, Viticis fructus

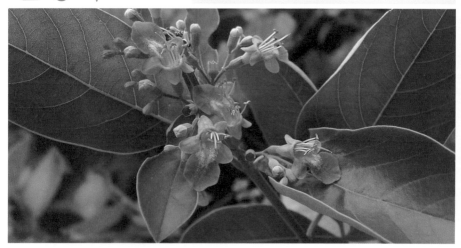

순비기나무의 열매

• 식물의 특성과 형태

높이 30~50cm, 꽃은 7~9월에 가지 끝에서 나오는 원추화서로 피고, 꽃받침잎은 술잔 모양이며, 꽃통은 벽자색이다.

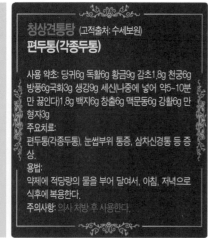

청상견통탕 (고적출처: 수세보원)
편두통(각종두통)

사용 약초: 당귀6g 독활6g 황금9g 감초1.8g 천궁6g 방풍6g 국화3g 생강9g 세신(나중에 넣어 약5~10분만 끓인다)1.8g 백지6g 창출6g 맥문동6g 강활6g 만형자3g

주요치료:
편두통(각종두통), 눈썹부위 통증, 삼차신경통 등 증상.

용법:
약제에 적당량의 물을 부어 달여서, 아침, 저녁으로 식후에 복용한다.

주의사항: 의사 처방 후 사용한다.

• 약초의 성미와 작용

쓰고 매운 맛이면서 성질은 약간 차며 독은 없다. 방광과 간과 대장에 작용한다.

• 약리효과와 효능

감기로 인한 두통, 어지럼증, 눈이 빨개지고 아픈 증상에 좋다. 습으로 인한 저림증과 근육이 떨리는 증상에도 사용하면 좋은 효과가 있다.

• 주요 함유 성분과 물질

열매와 잎에 정유가 있으며 Camphene, Pinene, 미량의 Alkaloid, Vit. C, Vitexicarpin (Casticin)이 있다.

- 채취시기와 사용부위

가을에 과실이 성숙하면 채취하여 햇볕에 말려서 사용하거나 황색이 될 때까지 볶아서 사용한다.

- 효과적인 용량과 용법

그대로 술에 불려 찌거나 볶아서 하루 6~9g을 탕약, 알약, 가루약 형태로 복용한다.

- 사용상 주의사항

빈혈로 머리 아픈 사람과 소화기가 약한 사람은 피해야 한다.

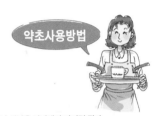

약초사용방법

동의보감 한방 약차 만들기
머리와 눈을 밝게 해주는 만형자차(순비기나무열매)

준비할 재료 : 만형자 3~9g
만드는 방법 : 물 600ml, 끓기 시작하면 약불로 줄여 30분 정도 달인 후 1일 2~3잔 기호에 따라 꿀이나 설탕을 가미해서 마시면 된다.

동의보감 본초학 처방
풍열 감기로 열이 있고 두통 특히 전두통이 심한 경우

방풍, 백지, 시호를 가하여 쓰면 해열지통의 효과를 얻을 수 있다. 만형자는 혈압을 내리는 작용을 보조하므로 고혈압으로 인한 두통에는 국화, 조구등을 가하여 쓰면 강압지통의 효과를 얻을 수 있다. 이때는 천마를 넣어 써도 좋다.

동맥경화로 인한 고혈압

현훈, 두통, 안홍, 열감 등을 보이는데, 이 경우에는 뇌졸중을 예방하기 위해 만형자 5전에 결명자, 목단, 죽여를 함께 달여 복용하면 좋다. 뇌일혈에 의한 갑작스런 중풍 후에는 만형자에 백미, 백작을 가하여 쓰면 혈압을 안정시키고 재발을 방지하는 효과가 있다.

동의보감 한가지 약초로 치료하는 단방
풍으로 머리가 아프고 속골에서 소리가 나는 것 같은 것을 치료한다.
만형자(순비기열매) 달여 먹는다[본초].

동의보감 민간요법
두통(머리아픔)이 왔을 때
순비기나무열매(만형자) 12g을 물 200ml에 달여 하루 3번에 나누어 먹거나 또는 가루 내어 한번에 4g씩 하루 3번 먹기도 한다.

감기로 나타나는 두통엔
순비기나무 열매 12g을 물 200㎖로 달여 1일 3번 나눠 복용하거나, 만형자 12g을 가루로 만들어 1회에 4g씩 1일 3번 나눠 복용하면 좋다.

딴딴한 것을 무르게 하며 열을 내리는 효과가 있는

망초

학명: Mirabilite
이명: 박초, 분소, 망소, 마아초, 피초, Natrii sulfas

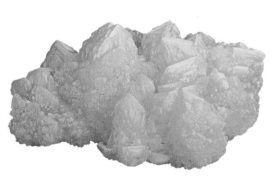

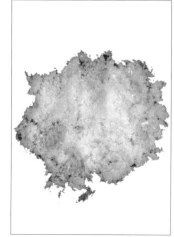

- 식물의 특성과 형태

불규칙한 무색투명하거나 백색의 반투명한 덩어리, 단면은 유리모양의 광택, 망초라고
도 부른다. (황산나트륨 박초를 두 번 달여서 만든 약재)

- 약초의 성미와 작용

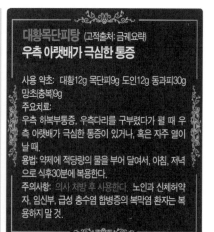
맛이 짜고 쓰며 성질이 차고, 독은 없으며 위
와 대장에 작용한다.

- 약리효과와 효능

복용 후 쉽게 흡수되지 않고 장관을 자극하
여 연동운동을 증강시켜 딴딴한 것을 무르게
하며 열을 내리는 효과가 있다.

- 주요 함유 성분과 물질

Na_2SO_4(초산나트륨)이 96~98%로 대부분을 차지
하며, 미량의 염화나트륨 염화마그네슘 초산마그
네슘 초산칼슘 등이 함유되어 있다.

- 채취시기와 사용부위

천연산의 망초를 뜨거운 물에 용해하고 상층액만 걸러내어 건조시키고, 복용시에는 분

말로 만들어 사용한다.

• 복용방법

9~15g을 내복하거나 외용하기도 한다.

• 사용상 주의사항

소화기가 약한 사람이나 임산부는 이 약의 사하는 기운을 이기지 못하므로 피해야 한다.

• 임상응용 복용실례

장의 연동운동 증가, 해열, 배변촉진 등의 효능이 있으며 외용제로 눈이 충혈되고 아픈데, 인후통 등의 치료에 사용한다.

외용하여 눈이 붉어지고 아플 때나 인후통, 봉사와 함께 사용한다.

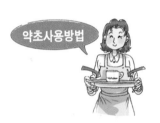

약초사용방법

동의보감 한가지 약초로 치료하는 단방

적취를 삭이고 대소변이 잘 나가게 한다.
망초를 한번에 4-8g씩 따뜻한 물에 타서 먹거나 알약이나 가루약에 섞어 먹는다[본초].

동의보감 민간요법

오줌이 나오지 않는 소변불통일 때
노두를 떼어 버린 망초뿌리 한 줌에 물을 적당히 넣고 약한 불에서 30분~1시간 정도 달여서 찌꺼기는 짜 버리고 하루 두 번에 나누어 끼니 전에 먹는다.

장불통증
장의 활동을 위해 잘게 썬 무 100g과 망초 50g을 물 200㎖를 붓고 50㎖의 양으로 끈적끈적하게 달여 1일 2번 나눠 끼니사이에 복용하면 된다.

인체에 진액을 만들어주는 용도로 사용되는 유명한 약재

맥문동

학명: Liriope platyphylla, L. spicata
이명: 문동, 맥동, 오구, 양구, 우구, Liriopis tuber

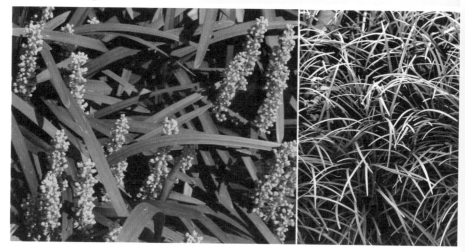

백합과 식물인 연계초(소엽맥문동)의 괴근

• 식물의 특성과 형태

뿌리줄기는 굵고 딱딱하며 뿌리는 가늘지만 강하고, 수염뿌리 끝이 땅콩처럼 굵어지는
것이 있다. 꽃은 5~6월에 핀다.

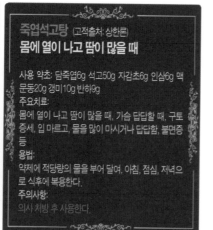

죽엽석고탕 (고적출처: 상한론)
몸에 열이 나고 땀이 많을 때

사용 약초: 담죽엽6g 석고50g 자감초6g 인삼6g 맥
문동20g 갱미10g 반하9g
주요치료:
몸에 열이 나고 땀이 많을 때, 가슴 답답할 때, 구토
증세, 입 마르고, 물을 많이 마시거나 답답함, 불면증
등
용법:
약제에 적당량의 물을 부어 달여, 아침, 점심, 저녁으
로 식후에 복용한다.
주의사항:
의사 처방 후 사용한다.

• 약초의 성미와 작용

맛은 달고 약간 쓰며 성질은 약간 차다. 폐와
위와 심장에 작용한다.

• 약리효과와 효능

맥문동은 인체에 진액을 만들어주는 용도로
사용되는 유명한 약재이다. 특히 폐의 진액을
보충해지므로 호흡기 질환을 오래 앓아서 생
긴 마른기침을 다스린다.

• 주요 함유 성분과 물질

Ophiopogonin A, B, C, D, B´, C´, D´, 다종의
Steroid saponin, Monosaccharide와 점액질, 스테로이드, 사포닌 등이 함유되어 있다.

증상별 한약 제조방법

• 채취시기와 사용부위

가을에 뿌리를 캐어 물에 잘 씻은 후 건조시켜 사용하며 덩이뿌리의 심을 제거하고 말려서 사용한다.

• 복용방법 한번에 4~16g을 복용한다.

• 사용상 주의사항 성질이 차가운 약재이므로 소화기가 차거나 약하여 설사를 자주 하는 사람과, 소화가 잘되지 않는 이는 피하는 것이 좋다.

• 임상응용 복용실례

보익재로 폐와 호흡기에 좋고 폐결핵, 만성기관지염, 각혈, 폐열에 사용하고, 점질물이 많아 변비에도 좋다. 천문동, 의이인, 황백, 작약, 복령, 석곡, 상백피 등을 배합하여 폐가 병들어 농을 토하는 것을 다스린다.

🌸 **동의보감** 한방 약차 만들기
탈수현상과 열을 내려주는 생맥산차
준비할 재료 : 맥문동 8g, 오미자 4g, 인삼 4g, 물 600㎖, 꿀 약간
만드는 방법 : 재료를 물에 깨끗이 씻은 후 물기를 제거한다. 용기에 재료를 넣고 물을 부어 달인다. 물이 끓기 시작하면 약한 불로 은근하게 오랫동안 달인다. 건더기는 건져내고 꿀을 조금 넣어 마시면 된다.

🌸 **동의보감** 한방 약죽 만들기
기관지염과 폐렴에 효과적인 맥문동죽
준비할 재료 : 맥문동 30g, 백미 60g
만드는 방법 : 맥문동을 물에 넣고 삶는다. 천에 싼 다음 즙을 짠다. 백미를 질그릇냄비에 넣어 볶다가 물을 부어 흰죽을 쑨다. 흰죽이 반쯤 만들어졌을 때 1을 넣어서 5분정도 더 쑤면 완성된다.

🌸 **동의보감** 한방 약술 만들기
더위를 먹었을 때, 오줌이 불필요한 이뇨작용 등에 효과 맥문동술
준비할 재료 : 맥문동 200g, 소주 1000㎖, 설탕 100g, 과당 50g
만드는 방법 : 말린 맥문동을 잘게 썬다. 맥문동을 용기에 넣고 20°짜리 소주를 붓는다. 용기를 밀봉해 시원한 곳에 보관한다. 10일 후 생약찌꺼기를 천으로 걸러낸다. 다시 술을 더 붓고 설탕과 과당을 넣어 녹인다. 걸러낸 생약찌꺼기 1/10을 용기 속에 넣어 밀봉한다. 한 달 후에 윗부분의 맑은 술을 가볍게 따라낸다. 남은 술은 천으로 생약찌꺼기를 걸러낸 다음 맑은 술과 합친다. 맑은 갈색의 약술이 완성된다.

🌸 **동의보감** 한가지 약초로 치료하는 단방
소갈과 입이 마르고 갈증이 나는 것을 치료한다.
맥문동 씨를 버리고 달여서 먹는다[본초].

🌸 **동의보감** 민간요법
식은땀이 날 때
허약하여 식은땀이 자주 나고 입 안이 마르는 데는 오미자, 맥문동, 사삼 각각 15g을 물로 달여서 하루에 2번 먹는다.

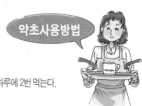

약초사용방법

소화불량, 식욕부진, 구토, 설사를 다스리는

맥아(엿기름)

학명: Hordeum vulgare var, hexastichon
이명: 맥아, 대맥모, 대맥아, hordei fructusgerminiatus

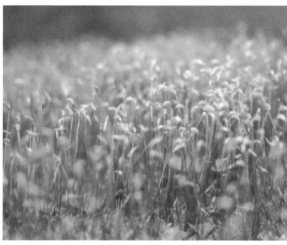
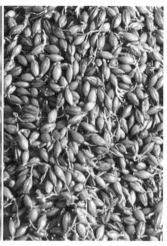

벼과식물인 보리의의 성숙한 자실을 60℃ 이하에서 발아하여 건조한 것

• 식물의 특성과 형태

맥아는 긴 방수형이며 새싹과 유근이 있고, 엷은 황색으로 배유는 유백색이다.

삼출건비탕 【출 전】동의보감
비위허약으로 인한 소화불량 및 식욕부진 등에

사용 약초:
인삼3g, 백복령3g, 진피(귤)3g, 지실2.4g, 사인1.5g, 맥아1.5g, 백출3g, 후박3g, 산사3g, 백작약2.4g, 신국1.5g, 감초1.5g
주요치료: 비장(脾腸)과 위(胃)의 기능이 떨어져 얼굴색이 누렇고 소화를 잘 시키지 못하는 데 사용한다.
용법: 생강 3편, 대추 2매를 넣고 물로 달여 복용한다.
주의사항: 의사 처방 후 사용한다.

• 약초의 성미와 작용

맛이 달고 성질은 평하며, 비장과 위와 간에 작용한다.

• 약리효과와 효능

소화불량, 식욕부진, 구토, 설사를 다스린다. 또한 유즙분비를 억제하는 작용이 있어 젖을 끊고자 할 때 효과가 있다.

• 주요 함유 성분과 물질

전분, 회분, 니트로겐 화합물, 지방, 비타민 B, C등을 함유하고 있다. 포도당, 맥아당 등이 함유되어 있다.

• 채취시기와 사용부위

성숙한 영과를 채취하여 발아시켜 맥아로 만들어 햇볕에 말려서 사용한다. 약간 볶아 사용하기도 한다.

• 효과적인 용량과 용법 한번에 12~20g을 복용한다.

• 사용상 주의사항

수유기에는 피하고 오래 복용하지 않으며 소화기가 약한 사람도 피해야 한다.

• 임상응용 복용실례

흔히 민간에서는 소화제처럼 사용하며 소화불량, 식욕부진, 구토, 설사 등에 사용한다.

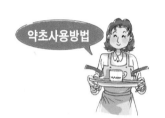

약초사용방법

동의보감 한방 약차 만들기
간기가 울결된 것을 풀어주고 식욕을 돋게 하는 맥아차(엿기름차)
준비할 재료 : 맥아 12~30g
만드는 방법 : 물 600㎖. 끓기 시작하면 약불로 줄여 30분 정도 달인 후 1일 2~3잔 기호에 따라 꿀이나 설탕을 가미해서 마시면 된다.

동의보감 본초학 처방
만성간염이나 간 기능의 이상으로 항상 간 부위가 아프고 식욕이 없을 때
맥아 5전을 달여 설탕을 약간 넣어 복용하면 좋다. 이것은 특히 식욕부진에 효과가 현저하다. 또 맥아와 시호, 백작을 같이 쓰면서 누워서 쉬게 하면 간 종대를 치료하는 효과가 있다.

소화기의 궤양이나 위하수 등도 치료하는 작용
항상 위통이 있고 뜨거운 음식을 먹으면 통증이 가벼워지고, 냉한 음식을 먹으면 복부가 팽창하여 위에 냉감을 느낄 때는 맥아, 황기 각1양, 백출 3전, 건강 1전을 환제로 만들어 1일에 2전씩 복용하면 좋다.

산모가 모유축적과다로 유방이 붓고 아프면
생맥아 3전을 달여 3일간 계속 복용하면 유즙분비가 중지된다.(단 효과가 없을 수가 있는데 이것은 맥아의 품질 때문이다.)

동의보감 한가지 약초로 치료하는 단방
비를 보하고 음식을 잘 소화시킨다.
대맥아(보리길금) 달여서 먹거나 가루 내어 먹어도 다 좋다.[본초].

동의보감 민간요법
헛배가 부를 때
보리길금(맥아) 한줌을 물 150㎖를 넣고 절반이 되게 달인 것을 하루 3번에 나누어 끼니 사이에 먹는다.

만성간염, 갑상선종, 임파선염, 지나치게 땀이 많은 증상, 대하를 치료하는

모려(굴껍질)

학명: Ostrea gigas
이명: 모려, 려합, 모합, 참굴, 긴굴, Ostreae concha

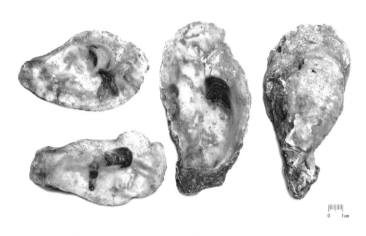

굴과(Ostredioe) 굴조개(Ostrea gigas Thumb.)의 껍질(패각)

• 식물의 특성과 형태

길이가 작은 것은 10cm 정도, 큰 것은 50cm, 비늘모양 껍질로 단단하고 두꺼운 편, 외표면은 자색이나 백색을 띤다.

• 약초의 성미와 작용

맛은 짜고 성질은 평하며, 간과 담과 신장에 작용한다.

• 약리효과와 효능

만성간염, 갑상선종, 임파선염, 지나치게 땀이 많은 증상, 유정, 몽정, 대하를 치료한다.

• 주요 함유 성분과 물질

$CaCO_3$, $CaPO_4$, $CaSO_4$, Keratin 등이 함유되어 있다.

• 채취시기와 사용부위

주로 생용하지만 제산용으로는 불에 볶아서 사용한다.

증상별 한약 제조방법

안중산 (고적출처: 태평혜민화제국방)
소화불량, 위산과다 적체

사용 약초: 모려6g 육계6g 감초12g 고량강6g 연호색6g 사인6g 소회향6g
주요치료:
상 복부 통증, 신물 넘어옴, 소화불량, 위산과다 적체, 배부르고 가득차여 답답하고 불편함 등
용법:
약제에 적당량의 물을 부어 달여서, 아침, 저녁으로 식후30분에 복용한다.
주의사항:
의사 처방 후 사용한다.

• 사용상 주의사항

위산이 부족한 사람이나 허약한 사람, 아래가 차면서 유정하는 사람은 피해야 한다.

• 임상응용 복용실례

정신불안, 불면증, 현기증, 귀울림 치료 효능이 있고, 위산분비를 억제하여 위산과다로 인한 위염과 위궤양에 사용한다. 용골, 구판, 백작약 등과 배합하여 불안증이나 불면증을 다스린다.

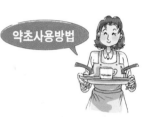

약초사용방법

✸**동의보감** 한방 약차 만들기
음허로 인한 간양이 상승하는 것을 치료하는 모려차(굴껍질차)
준비할 재료 : 모려 15~30g
만드는 방법 : 물 600㎖, 굴껍질을 깨끗이 씻어 말린 후 믹서에 넣고 곱게 갈아 부직포 주머니에 넣고 끓기 시작하면 약불로 줄여 30분 정도 달인 후 1일 2~3잔 기호에 따라 꿀이나 설탕을 가미해서 마시면 된다.
　• 염증이 있고 고열, 맥은 실, 무한(땀이 없음)인 때는 사용하지 않는다.

✸**동의보감** 본초학 처방
위산과다로 위통이나 신물을 토하면
오적골, 감초를 넣고 가루내어 2전씩 1일 2회 복용하면 좋다. 위궤양의 출혈에 대하여 지혈과 궤양면을 보호하는효과가 있는데 이때는 백작, 감초를 넣어 환으로 만들어 쓰면 좋다.
【만드는 방법】강화로 가열하여 빨갛게 되면서 회백색이 나타나면 꺼내 그늘에 넌다.

✸**동의보감** 한가지 약초로 치료하는 단방
신을 보한다.
모려(굴조개껍질) 구워서 가루 내어 알약에 넣어 쓴다. 굴 조개살을 삶아 먹어도 좋다[본초].

✸**동의보감** 민간요법
갑상선이 부어오를 때(갑상선종)
패모, 해조, 모려 각각 200g을 가루 내어 한번에 10g씩 하루에 2번 식전에 술한잔에 타서 먹는다.

땀이 많을 때
모려 25g에 물 250㎖를 붓고 달여 아침저녁 2번 나눠 복용한된다.

자궁내막염으로 이슬이 많을 때
모려 6g과 가죽나무뿌리껍질 12g을 섞어 만든 가루를 꿀에 반죽해 1회 6g씩 1일 3번 나눠 끼니 뒤에 복용하면 된다.

113

진통작용, 혈압 강하작용, 다리 부종을 억제하는 작용, 항균작용이 있는

목단피(모란)

학명: Paeonia suffruticosa
이명: 목단피, 목작약, 모란뿌리껍질, Moutan cortex

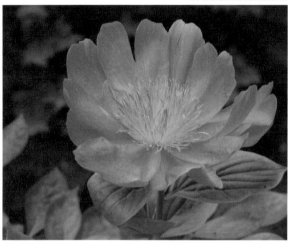
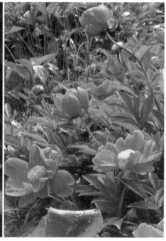

목단의 뿌리 껍질

• 식물의 특성과 형태

높이 1~1.5m, 꽃은 양성으로 5월에 붉은색으로 피며, 지름 15츠, 꽃받침잎은 5개, 꽃잎은 8개 이상으로 크기와 모양이 다르다.

• 약초의 성미와 작용

쓰고 매운 맛이며 성질은 약간 차고, 심과 간과 신장에 작용한다.

• 약리효과와 효능

생리불순이나 생리통, 멍든 것이나 토혈, 코피, 반점이 나타나는 증상에 사용한다. 기타 진정과 최면, 진통작용, 혈압 강하작용, 다리 부종을 억제하는 작용, 항균작용이 있다.

• 주요 함유 성분과 물질

paeonol, Paeoniflorin, Paeonside, Paeoniflorin, 정유, 알카로이드 등을 함유하고 있다.

온경탕 (고적출처: 금궤요략)

아랫배의 차가운 통증, 불임증

사용 약초: 당귀6g 계지6g 천궁6g 아교6g 맥문동9g 반하6g 작약6g 생강6g 감초6g 오수유9g 인삼6g 목단피6g

주요치료: 생리불순, 생리주기가 앞당겨지거나 늦어지는 증세, 무월경, 손발 바닥의 번열, 입과 입술 마름 증세, 아랫배의 차가운 통증, 불임증 등

용법: 약제에 적당량의 물을 부어 달여서, 아침, 점심, 저녁으로 식후30분에 복용한다.

주의사항:
의사 처방 후 사용한다.

증상별 한약 제조방법

114

• 채취시기와 사용부위

3~5년생 뿌리를 가을에 채취하여 속심을 제거하고 햇볕에 말린다. 생용하거나 술에 볶아 사용한다.

• 효과적인 용량과 용법

한번에 6~12g을 달여서 복용한다.

• 사용상 주의사항

혈이 부족한 사람이나 임신부, 월경량이 많은 사람은 피해야 한다.

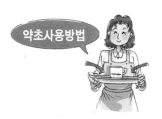

약초사용방법

동의보감 한방 약차 만들기
혈액순환을 잘 되게 해서 어혈을 제거하는 목단피차
준비할 재료 : 목단피 6~9g
만드는 방법 : 물 600㎖, 끓기 시작하면 약불로 줄어 30분 정도 달인 후 1일 2~3잔 기호에 따라 꿀이나 설탕을 가미해 마시면 된다.
• 혈액이 부족해 속이 냉하거나 자궁이 차가운 사람, 임산부, 생리양이 많은 사람은 섭취를 금한다.
• 알레르기성 비염일 때 목단피 6g을 달여 1일 한번씩 12일간 잠자리에 들기 전 복용하면 된다.

동의보감 한방 약술 만들기
경련과 진통, 월경분순, 어혈 때 상용하며 맹장염 특효인 목단주
준비할 재료 : 생목단피 50g, 활짝 피기 전의 모란꽃 50g 소주 2ℓ, 설탕 30g
만드는 방법 : 약간 말린 생목단피와 모란꽃을 깨끗이 씻어 둔다. 용기에 넣고 소주를 부어 밀봉해 서늘한 곳에 둔다. 침전을 막기 위해 4일 동안 하루에 1번씩 용기를 흔들어준다. 3개월 후 천으로 꽃과 생약찌꺼기를 걸러내고 설탕을 넣는다. 생목단피 1/5를 넣고 밀봉해 서늘한 곳에 둔다. 6개월 후 천으로 생약찌꺼기를 걸러내면 완성된다.

동의보감 한가지 약초로 치료하는 단방
달거리가 나오지 않는 것을 치료한다.
목단피(모란껍질) 달여서 먹거나 가루를 내어 먹어도 다 좋다[본초].

동의보감 민간요법
비염(코염)일 때
모란뿌리껍질(목단피) 한번에 5~6g을 물에 달여 하루에 한번씩 10일 동안 자기 전에 먹는다.

항암, 강심, 이뇨작용을 하는

목통(으름나무)

학명: Akebia quinata Decaisne
이명: 만년등, 부지, 정옹, 통초, 복등 씨앗은 연복, 열매를 예지자

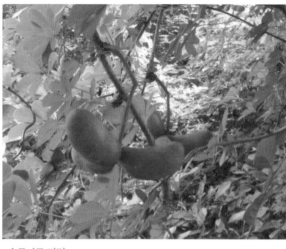
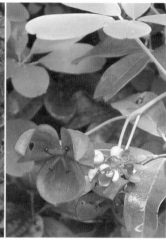

으름나무 껍질

• 식물의 특성과 형태

으름덩굴과의 낙엽활엽 덩굴나무로 길이가 5m 내외로 뻗으며, 가지는 털이 없고 갈색을 띤다. 잎은 5개의 작은 잎으로 된 손꼴 겹잎이고 4~5월에 연한 자줏빛 꽃이 핀다. 열매는 타원형의 삭과로 익는다.

• 약초의 성미와 작용

성미는 맛이 쓰고 성질이 평하며 독이 없기 때문에 풍사제거와 이뇨, 기와 혈액순환을 촉진시켜준다.

• 주요 함유 성분과 물질

목통과 삼엽목통 뿌리에는 stigmasterol, β-sitosterol, β-sitosterol-β-D-glucoside 등이 들어 있다. 목통뿌리에는 akeboside Stg1, Stg2, Sth, Stj 등이 더 많이 함유되어 있다.

• 채취시기와 사용부위 8~9월에 으름덩굴 열매

신이산 (고적출처: 제생방)

코로 숨을 잘 들이쉴 수 없을 때

사용 약초: 신이 6g 고본6g 방풍6g 백지6g 천목통6g 세신6g 천궁6g 감초6g 승마6g

주요치료:
콧물이 멈추지 않을 때, 코 막힘, 코로 숨을 잘 들이쉴 수 없을 때, 냄새를 맡을 수 없을 때.

용법:
약제에 적당량의 물을 부어 달여, 아침, 저녁으로 식후에 복용한다.

주의사항:
의사 처방 후 사용한다.

인 팔월찰을 채취해 햇볕에 말리거나 끓는 물에 충분하게 담갔다가 건져 햇볕에 말려 사용한다. 9월에 으름덩굴줄기인 목통을 채취해 줄기는 버리고 겉껍질을 벗긴 다음 응달에서 말려 사용한다.

- 효과적인 용량과 용법 1일 11~19g을 탕관에 담아 물을 붓고 달여 마시면 된다.

- 임상응용 복용실례 심, 폐, 비, 소장, 방광경 등에 관장한다. 따라서 화를 사하고 수를 통하게 하며, 혈맥통리에 효능이 있다. 이에 소변적삽, 배뇨곤란, 수종, 흉중번열, 후비인통, 전신 견인통, 폐경 등을 비롯해 젖이 잘 나오지 않는 증세를 치료해준다.

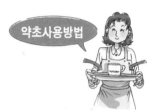

약초사용방법

🌿**동의보감** 한방 약차 만들기
비만일 경우 목통차
준비할 재료 : 목통 10g
만드는 방법 : 목통을 냄비에 넣어 물을 붓고 달이면 된다. 물이 끓으면 약한 불로 은근하게 5분정도 더 달인다. 완성되면 식힌 후 냉장고에 보관한다. 물대신 수시로 마시면 된다.

🌿**동의보감** 한방 약차 만들기
으름덩굴잎차
준비할 재료 : 으름덩굴잎 5g
만드는 방법 : 신선한 잎을 따서 깨끗이 씻은 다음 물기를 뺀다. 가마솥에 넣고 덖은 다음 꺼내어 비비기를 4회 정도 반복한 다음 말린다. 잘 마른 잎을 맛내기 겸 건조를 겸해서 덖는다. 잘 만들어진 으름덩굴 잎차 재료는 밀봉 용기에 담는다. 서늘하고 건조한 곳에 보관한다. 끓인 물 150㎖ 에 말린 잎 5g을 넣고 우려서 마신다.

🌿**동의보감** 한가지 약초로 치료하는 단방
오줌이 자주 나오면서 몹시 아픈 것을 치료한다.
목통(으름덩굴) 썰어서 달여 빈속에 먹는다.

🌿**동의보감** 민간요법
유즙부족(젖부족증)일 때
으름덩굴(목통) 8~10g을 물에 달이다가 돼지족 4개를 넣고 푹 끓여서 족과 함께 먹는다.

여러가지 암 예방과 치료
으름덩굴은 동물실험에서 줄기의 암세포 억제율 90%,열매 50% 라는 결과가 나왔다. 1일 줄기 20~40g을 달여 먹거나 열매로 발효액을 담가 마신다. 씨앗을 가루 내어 1일 3~5g을 먹어도 된다.

가슴과 배가 부풀고 아픈 것, 구토, 설사에 효과적인

목향

학명: Saussurea lappa
이명: 운목향, 청목향, 밀향, Aucklandiae radix

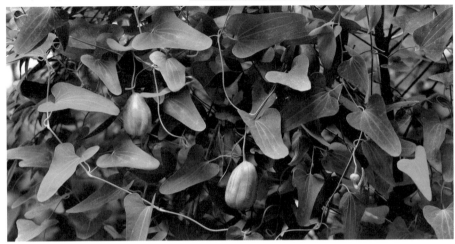

당목향, 천목향, 월서목향, 토목향의 뿌리

• 식물의 특성과 형태

높이 1.5~2m, 줄기와 뿌리가 굵다. 꽃은 7~8월에 두상화서, 수과는 타원상 원형, 관모는
2층 깃털모양이다.

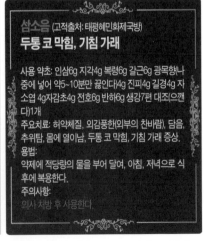

삼소음 (고적출처: 태평혜민화제국방)

두통 코 막힘, 기침 가래

사용 약초: 인삼6g 지각4g 복령6g 갈근6g 광목향(나
중에 넣어 약5~10분만 끓인다)4g 진피4g 길경4g 자
소엽 4g자감초4g 전호6g 반하6g 생강7편 대조(으깬
다)1개
주요치료: 허약체질, 외감풍한(외부의 찬바람), 담음,
추위탐, 몸에 열이남, 두통 코 막힘, 기침 가래 증상.
용법:
약제에 적정량의 물을 부어 달여, 아침, 저녁으로 식
후에 복용한다.
주의사항:
의사 처방 후 사용한다.

• 약초의 성미와 작용

맛이 맵고 쓰며 성질은 따스하며 폐와 간과
비장에 작용한다.

• 약리효과와 효능

장위의 기운이 체한 것을 치료하는 중요한
약으로, 가슴과 배가 부풀고 아픈 것, 구토, 설
사, 아랫배에서 대퇴부 쪽으로 당기는 증상 등
을 다스린다.

• 주요 함유 성분과 물질

뿌리와 뿌리줄기의 정유(1~5%)를 식혀 결정

을 얻는데 이것을 helenin이라고 한다. inulin 44%, 정유 0.3~3%를 함유하고 있다.

- 채취시기와 사용부위

가을과 겨울에 채취하여 잔뿌리를 제거하고 햇볕에 말리고, 생용하거나 밀기울로 구워서 사용한다.

- 효과적인 용량과 용법

한번에 2~6g을 복용한다. 기를 운행하고 통증을 멈추는 데는 대개 생용하고, 설사를 멈추는 데는 구워서 사용하며 탕제에 넣을 때는 오래 달이지 말아야 한다.

- 사용상 주의사항

음이 허하고, 진액이 부족한 사람은 피해야 한다.

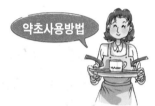

동의보감 한방 약차 만들기
기를 순환시키고 통증을 멈추는 목향차
준비할 재료 : 목향 1.5~9g
만드는 방법 : 물 600ml, 끓기 시작하면 약불로 줄여 30분 정도 달인 후 1일 2~3잔 기호에 따라 꿀이나 설탕을 가미해서 마시면 된다.

동의보감 한가지 약초로 치료하는 단방
여러 가지 설사와 이질을 치료한다. 다 좋다.
목향 달여 먹거나 가루 내어 먹어도 다 좋다. 또한 황련가루와 섞어서 알약을 만들어 쓰면 적백이질과 여러 가지 이질이 잘 낫는다[본초].

동의보감 민간요법
급성위염으로 급성 염증이 생길 때(체기)
목향 10~12g을 물에 달여 하루 2~3번에 나누어 끼니 뒤에 먹는다. 보드랍게 가루 내어 한번에 2~3g씩 하루 3번 끼니 뒤에 먹어도 된다.

피부가 붓고 벌겋게 된 것과 상처를 치료할 때
생지황 16g을 짓찧어 8g을 천에 편 다음 그 위에 목향가루를 뿌린다. 여기에 다시 나머지 생지황 8g으로 덮어 부위에 붙이면 된다.

배 아픔과 염증과 설사일 때
가죽나무뿌리껍질과 목향 각 5g을 섞어 가루로 만들어 1세는 0.5g, 2세는 1g, 3세는 1.5g씩 1일 5번 나눠 끼니사이에 먹이면 좋다.

체기로 헛배가 부르고 통증이 있을 때
목향 9g을 가루로 만들어 1회 3g씩 1일 3번 나눠 끼니 뒤에 복용하면 효과가 있다.

음식을 먹고 체해서 배에 통증과 가스가 찰 때
견우자 80g, 약누룩 50g, 목향 15g을 가루로 만들어 1회 5g씩 1일 3번 나눠 복용하면 좋다.

두통, 중풍, 관절통, 감기, 인후통, 피부병 치료에 사용하는 약초

박하

학명: Mentha arvensis var piperascens
이명: 소박하, 집박하, Menthae herba

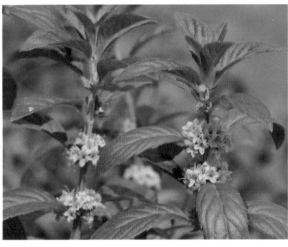
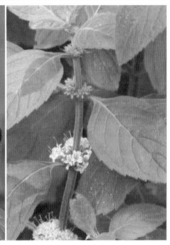

박하의 잎과 지상부

• 식물의 특성과 형태

높이 50㎝, 꽃은 7~9월에 연한 자줏빛으로 피며 줄기 윗부분과 가지의 잎겨드랑이에 달려 층을 이룬다.

• 약초의 성미와 작용

보제소독음 (고적출처: 동원시호방)
열이 있는 통증

사용 약초: 황금15g 황련15g 시호6g 진피6g 우방자3g 길경6g 연교3g 박하(나중에 넣어 약5~10분만 끓인다)3g 현삼6g 판남근3g 감초6g 마보3g 승마2g 백강잠2g
주요치료: 안면부, 목 부분의 부스럼, 두면부의 열이 있는 통증, 눈을 뜨지 못할 때, 인후가 부은 통증, 구갈증.
용법: 약제에 적당량의 물을 부어 달여, 아침, 저녁으로 식후에 복용한다.
주의사항: 의사 처방 후 사용한다.

맛이 맵고 성질은 서늘하며, 폐와 간에 작용한다.

• 약리효과와 효능

인체상부에 작용하며 열을 발산시키므로 감기 초기의 두통, 눈이 붉어지는 것, 인후통, 반진에 사용하면 좋은 효과를 거둘 수 있다.

• 주요 함유 성분과 물질

박하 잎의 정유 중 77~78%가 멘톨이고, 그 외에 초산, 수지, 소량의 타닌이 함유되어 있다.

• 채취시기와 사용부위

여름 5~9월에 채취하여 그늘에서 말려서 사용한다.

• 복용방법

1회에 3~10g를 복용하는데, 신선한 것은 10~30g을 달여서 복용한다.

• 사용상 주의사항

오래 달이지 말아야 하며, 기를 소모하고 땀이 나게 할 수 있기 때문에 기가 허하고 피가 부족하거나, 몸이 허하며 땀이 자주나는 경우는 쓰지 말아야 한다.

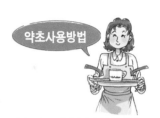

약초사용방법

동의보감 한방 약차 만들기
면역증강과 근육통을 완화하는 박하차
준비할 재료 : 박하 4~8g,
만드는 방법 : 끓인 물을 식혀서 따뜻한 상태에서 박하잎 4~8g을 넣고 3~5분 방치하면 박하차가 완성된다. 1일 2~3잔 마시면 된다.(물을 끓일 때 박하를 함께 넣고 끓이면 약성이나 향이 휘산되어 없어지므로 물이 따뜻할 때 담궜다 음용한다)

동의보감 한방 약술 만들기
해열, 흥분제, 구풍, 청량, 방향성 건위약으로 쓰이는 박하주
준비할 재료 : 말린 박하 잎 100g), 소주 2 l
만드는 방법 : 박하 잎을 깨끗하게 행구고 물기를 제거한다. 주둥이가 넓은 용기에 넣는다. 소주를 붓고 밀봉해 서늘한 곳에 둔다. 침전을 막기 위해 3일 동안 하루에 1번씩 용기를 흔들어준다. 2개월 후 천으로 건더기를 걸러내면 완성된다.

동의보감 한가지 약초로 치료하는 단방
두풍증을 치료한다. 또한 풍열로 머리가 아픈 것도 치료한다.
박하를 달여 먹거나 가루를 내어 먹어도 다 좋다[본초].

동의보감 민간요법
뇌졸중, 뇌출혈로 일어난 중풍일 때
박하즙을 내어 한번에 10~15ml씩 하루 3번 끼니 사이에 먹거나 가루 내어 한번에 10~15g씩 하루 3번 물에 달여 먹는다. 중풍으로 목이 쉬고 말을 못하며 열이 나고 번조해 하는 데 쓴다.

감기, 구강염, 후두염 등으로 열이 날 때
박하 잎 30g을 200ml 에 달여 1일 3번 나눠 끼니 뒤에 복용하면 좋다.

중풍으로 인하여 목이 쉬고 말을 못하고 열이 나는 증상이 나타날 때는 박하즙

먹는 방법은 박하 즙을 내어 한번에 10~15*ml*씩 하루 3번 끼니사이에 먹거나 가루로 만들어 한번에 10~15g씩 하루 3번 물에 달여서 복용한다. 중풍으로 목이 쉬고 말을 못하며 열이 나고 번조한 증상에 사용하면 좋다.

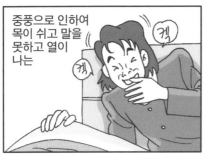

중풍으로 인하여 목이 쉬고 말을 못하고 열이 나는

켁 켁

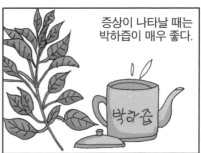

증상이 나타날 때는 박하즙이 매우 좋다.

박하즙

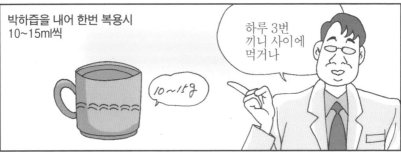

박하즙을 내어 한번 복용시 10~15ml씩

10~15g

하루 3번 끼니 사이에 먹거나

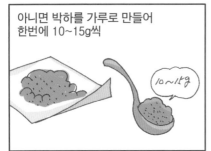

아니면 박하를 가루로 만들어 한번에 10~15g씩

10~15g

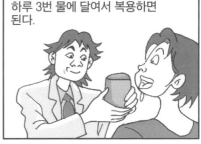

하루 3번 물에 달여서 복용하면 된다.

장기복용 하면 중풍에 뚜렷한 효과를 볼 수가 있는 방풍

방풍뿌리 한줌을 540㎖의 물에 넣어 반이 될 때까지 달여서 하루에 모두 복용한다. 이렇게 오래 동안 계속하면 효험이 뚜렷하게 나타난다. 이 약은 중풍뿐만 아니라 감기와 두통에도 사용된다.

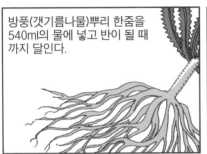

방풍(갯기름나물)뿌리 한줌을 540ml의 물에 넣고 반이 될 때까지 달인다.

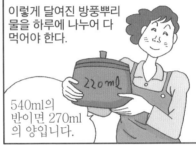

이렇게 달여진 방풍뿌리 물을 하루에 나누어 다 먹어야 한다.

270ml

540ml의 반이면 270ml의 양입니다.

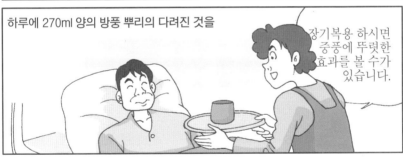

하루에 270ml 양의 방풍 뿌리의 다려진 것을

장기복용 하시면 중풍에 뚜렷한 효과를 볼 수가 있습니다.

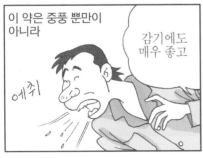

이 약은 중풍 뿐만이 아니라

감기에도 매우 좋고

에취

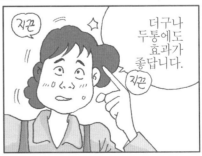

지끈

더구나 두통에도 효과가 좋답니다.

지끈

추위로 인한 감기와 사지가 저리고 아픈 것을 호전시키는 약초

방풍(갯기름나물)

학명: Ledebouriella seseloides, L, divaricata
이명: 중국방풍, 회초, 병풍, Ledebouriellae radix

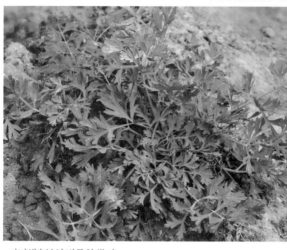
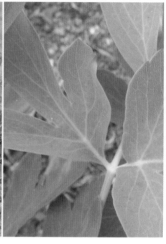

다년생초본인 방풍의 뿌리

• 식물의 특성과 형태

7~8월이 개화기이며 꽃 색은 흰색으로 전체에 털이 없으며 가지가 많이 갈라지고 특이한 향이 난다. 이 약은 긴 원추형이거나 원주형이며 아래쪽은 점점 가늘어지면서 구부러져 있으며 길이는 15~30cm이다. 표면은 회갈색으로 거칠고 세로주름이 있으며 많은 구멍과 가는 뿌리자국이 있다.

• 약초의 성미와 작용

맵고 달며 성질은 따뜻하고 독은 없고, 방광과 간과 비장에 작용한다.

• 약리효과와 효능

추위로 인한 감기와 사지가 저리고 아픈 것을 호전시키며, 두통, 뼈마디 쑤시는 것, 목 뒷덜미가 뻣뻣한 것, 사지가 오그라드는 것

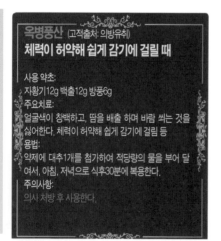

옥병풍산 (고적출처: 의방유취)
체력이 허약해 쉽게 감기에 걸릴 때

사용 약초:
지황기12g 백출12g 방풍6g
주요치료:
얼굴색이 창백하고, 땀을 배출 하며 바람 쐬는 것을 싫어한다. 체력이 허약해 쉽게 감기에 걸림 등
용법:
약제에 대추1개를 첨가하여 적당량의 물을 부어 달여서, 아침, 저녁으로 식후30분에 복용한다.
주의사항:
의사 처방 후 사용한다.

등에 사용한다.

• 주요 함유 성분과 물질

휘발성 정유, 페놀성 물질, 고미배당체, Mannitol, 다당류, 유기산 등이 있으며 주성분은 Ligustilide와 n-Butyliden phthalide 등이 함유되어 있다.

• 채취시기와 사용부위

봄과 가을에 이년생 뿌리를 채취하여 햇볕에 말리고, 생용하거나 지사용은 볶고, 지혈용은 까맣게 볶아 사용한다.

• 효과적인 용량과 용법 1회 3~10g을 달여서 복용한다.

• 사용상 주의사항

혈이 부족한사람과 몸에 붉은 색깔의 증상이 있는 환자 등은 복용하지 못한다.

• 임상응용 복용실례

형개 등과 배합하여 감기에 열나면서 춥고 두통, 신체가 아픈 증상이 있는 것을 다스린다.

동의보감 한방 약차 만들기
감기두통, 관절통, 신경통에 좋은 방풍차
준비할 재료 : 방풍 10g
만드는 방법 : 물 700ml를 넣고 끓기 시작하면 약불로 줄여 30분 정도 달여준 후 아침, 저녁 식간(식사와 식사 사이)에 증상이 호전될 때까지 마시면 된다. 1일 2회, 1회 100ml정도 마시면 된다.

동의보감 한가지 약초로 치료하는 단방
대풍으로 머리가 어지럽고 아픈 것을 주로 치료한다.
방풍을 달여 먹거나 가루를 내어 먹어도 다 좋다[본초].

동의보감 민간요법
감기가 걸렸을 때
방풍 잘게 썬 것 12~15g을 물에 달여 하루 2~3번에 나누어 덥게 해서 먹는다.

원인 없이 저절로 땀이 흐르거나 잘 때 식은땀이 날 때
백출 15g, 방풍과 단너삼 각 8g씩을 섞어 물에 달여 1일 3번 나눠 복용하면 효과가 좋다.

다한증을 멎게 할 때
방풍을 15g씩 달여 복용하면 낫다.

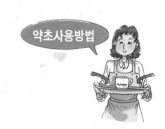
약초사용방법

습열이 쌓여 일어나는 하지동통, 부종, 마목, 침중 등의 증상을 제거하는

방기

학명: Stephania tetrandria, S, acutun
이명: 목방기, 한방기, Stephaniae tetradrae radix

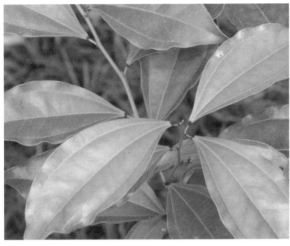
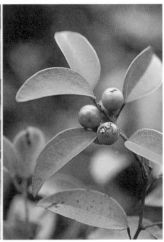

목방기의 뿌리

• 식물의 특성과 형태

길이 7m이며 잎은 어긋난다. 꽃은 암수 딴그루로 6월에 피는데, 잎겨드랑이에서 나오는 총상화서에 달린다. 열매는 핵과로 둥글며 10월에 검은색으로 익는다.

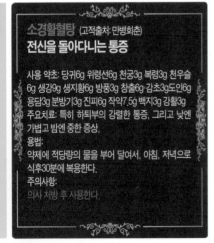

소경활혈탕 (고적출처: 만병회춘)
전신을 돌아다니는 통증

사용 약초: 당귀6g 위령선6g 천궁3g 복령3g 천우슬6g 생강9g 생지황6g 방풍3g 창출6g 감초3g도인6g 용담3g 분방기3g 진피3g 작약7.5g 백지3g 강활3g
주요치료: 특히 하퇴부의 강렬한 통증, 그리고 낮엔 가볍고 밤엔 중한 증상.
용법:
약제에 적당량의 물을 부어 달여서, 아침, 저녁으로 식후30분에 복용한다.
주의사항:
의사 처방 후 사용한다.

• 약초의 성미와 작용

성질은 평하고 따뜻하며 맛은 맵고 쓰며 독이 없다. 방광과 신장, 비장에 작용한다.

• 약리효과와 효능

찬바람을 쐬거나 하여 입과 얼굴이 비뚤어진 것, 손발이 아픈 것이나 열나고 추운 것을 치료한다.

• 주요 함유 성분과 물질

Trilobine, Isotrilobine, Trilobamine 등을 함유하고 있다.

• 채취시기와 사용부위

봄과 가을에 채취하여 코르크 껍질을 벗기고 햇볕에 말려서 사용한다.

• 용방법

하루 6~12g을 탕약, 알약, 가루약형태로 복용한다.

• 사용상 주의사항

신체가 허약하고 음이 부족한 사람과 비위가 허약한 사람은 피해야 한다.

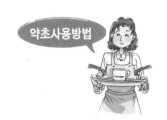

약초사용방법

동의보감 한방 약차 만들기
손발이 아픈 것이나 열나고 추운 것에 좋은 방기차(청풍등차)
준비할 재료 : 방기 9~15g
만드는 방법 : 물 600㎖, 끓기 시작하면 약불로 줄여 30분 정도 달인 후 1일 2~3잔 기호에 따라 꿀이나 설탕을 가미해서 마시면 된다.

동의보감 한가지 약초로 치료하는 단방
방광에 있는 열을 없앤다.
방기를 썰어서 물에 달여 먹는다[본초].

동의보감 민간요법
비타민B1 부족한 각기병일 때
발가락 관절이 아프고 부으며 열이 날 때 방기 6g을 달여서 매일 1~2번씩 계속 마시면 아주 잘 낫는다.

방광염 초기증상일 때
댕댕이덩굴 12g을 물 90㎖로 달여 1일 3번 나눠 끼니 뒤에 복용하면 된다.

위를 조화롭게 하고 습기를 말리며 담을 없애고 식체를 삭이는 효능이 있는

반하(끼무릇)

학명: Pinellia ternata, P. tripartita
이명: 반하, 양안반하, 대반하, 끼무릇, Pinelliae rhizoma

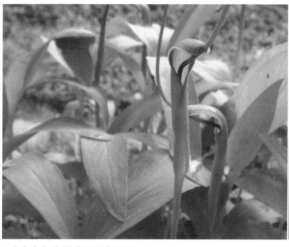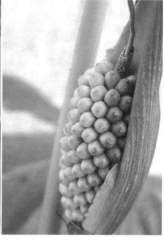

천남성과 반하(끼무릇)의 구근

• 식물의 특성과 형태

둥근 뿌리줄기는 지름 1cm, 1~2개의 잎이 있으며 작은 잎은 3개, 꽃은 6~7월에 피며 육수화서, 수꽃은 대가없이 꽃밥만 있다. 열매는 녹색 장과이다.

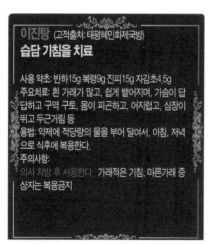

이진탕 (고적출처: 태평혜민화제국방)

습담 기침을 치료

사용 약초: 반하15g 복령9g 진피15g 자감초4.5g
주요치료: 흰 가래가 많고, 쉽게 뱉어지며, 가슴이 답답하고 구역 구토, 몸이 피곤하고, 어지럽고, 심장이 뛰고 두근거림 등
용법: 약제에 적당량의 물을 부어 달여서, 아침, 저녁으로 식후에 복용한다.
주의사항:
의사 처방 후 사용한다. 가래적은 기침, 마른가래 증상자는 복용금지

• 약초의 성미와 작용

맵고 성질은 따뜻하고 독이 있다. 비장과 위와 폐에 작용한다.

• 약리효과와 효능

반하는 습담으로 인한 모든 증상을 다스리는 가장 보편적이며 일반적인 약제로 사용되고 있다. 위를 조화롭게 하고 습기를 말리며 담을 없애고 식체를 삭이는 효능이 있다.

• 주요 함유 성분과 물질

Apigenin-6-C-βD-galactopyranoside, β Sitosterol, Campesterol, Daucosterol, Choline, Pinellin 등이 함유되어 있다.

• 채취시기와 사용부위

채집하여 껍질을 벗긴 다음 썰어서 흐르는 물에 2~3일 담갔다 햇볕에 말려서 불에 살짝 볶아 쓰면 안전하다.

• 복용방법

하루 4~10g을 탕약, 알약, 가루약 형태로 복용한다.

• 사용상 주의사항

오두류의 약재와는 함께 쓰지 말고 혈의 병이 있거나 진액이 부족한 사람은 피해야

• 임상응용 복용실례

거담, 진해 등의 효능이 있어 구토, 기침, 가래에 쓰고, 어지럼증, 두통, 위장염 등을 다스린다. 기침, 가래가 묽으면서 많은 증상에 자주 쓰고 기타 구토나 어지럼증, 두통, 위장염 등을 다스린다.

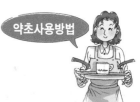

약초사용방법

동의보감 한가지 약초로 치료하는 단방

가슴이 트직한 것을 없애며 담을 삭이고 또 명치 아래가 몹시 아프고 단단하면서 트직한 것을 치료한다. 반하(끼무릇)를 가루를 내어 참기름을 두고 볶아 익혀서 생강즙에 불린 증병으로 반죽한 다음 알약을 만든다. 한번에 30-50알씩 생강을 달인 물로 먹는다. 또 숨이 차면서 가슴이 아픈 것도 치료한다[강목].

동의보감 민간요법

뇌졸중, 뇌출혈로 일어난 중풍일 때
중풍으로 말을 못하고 가래가 많이 나오는 데는 내복자 15g, 아조 15g, 반하 15g, 천남성 15g을 물로 달여서 하루에 3번 나누어 더운 것을 먹는다.

피부미용
반하를 가루로 만들어 쌀로 빚은 식초에 개어서 얼굴에 도포한다. 한나절쯤 후에 떼어내고 조각을 달인 물로 씻으면 된다. 이러한 방법을 지속적으로 반복하면 얼굴이 윤택하고 피부가 촉촉해지면서 아름다워진다.

작은 탈모가 왔을 때
반하 10g을 짓찧어 낸 즙을 1일 2번 부위에 발라주면 막을 수 있다.

잦은 구토와 입맛 상실에
반하 12g을 물에 달이면서 소회향 10g을 다시 넣고 달인 다음 1일 2번 나눠 복용하면 된다.

중풍마비, 안면 신경마비, 구안와사, 반신불수를 다스리는

백강잠(누에)

학명 Bombyx mori L, Beauveria bassiana(Bals) Vuill
이명 천충, 강충, 강잠, 누에나방

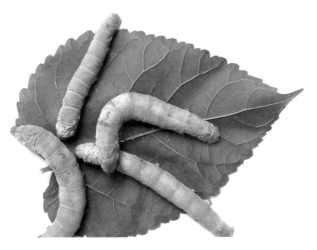

누에를 건조한 것

• 식물의 특성과 형태

균사는 융모상으로 기주의 몸체 마디에서 길게 나와 차츰 몸 전처를 덮으며 후에 분말 상으로 된다.

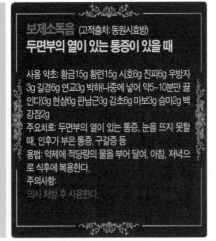
• 약초의 성미와 작용

성질이 평온하고 맛은 짜며 독이 없으며, 간과 폐에 작용한다.

• 약리효과와 효능

운동기능의 이상증상을 다스리며 담으로 인해 덩어리가 생긴 증상을 다스린다. 소아의 간질, 중풍마비, 안면 신경마비, 구안와사, 경련, 근육이 당기는 증상, 반신불수를 다스린다.

• 주요 함유 성분과 물질

Lipoprotein(성분은 단백질 67.44%, 지방 4.38%), oosporein 등을 함유하고 있다.

- 채취시기와 사용부위 흰가루 병으로 죽은 누에를 건조실에서 말려서 사용한다.
- 복용방법 하루 6~9g을 탕약, 가루약, 알약 형태로 복용한다.
- 사용상 주의사항

심장이 약한 사람이 정신이 혼미해진 증상이나 혈이 부족한 사람이 근육을 잘 못 쓸 때는 피한다.

- 임상응용 복용실례

복용실례 백부자, 전갈 등을 배합하여 구안와사를 다스린다.

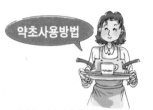

약초사용방법

동의보감 한방 약차 만들기
풍과 열을 제거하는 백강잠차
준비할 재료 : 백강잠 3~9g
만드는 방법 : 물 600ml에 백강잠을 빻아서 부직포 주머니에 넣고 끓기 시작하면 약불로 줄여 30분 정도 달인 후 1일 2~3잔 기호에 따라 꿀이나 설탕을 가미해서 마시면 된다.
- 분말 섭취시 : 0.9~1.5g 곱게 분쇄해서 물로 섭취한다.

동의보감 본초학 처방
백강잠을 복용하거나 바르면 자궤전의 경종이나 경부임파결핵의 치료
백강잠 3전, 전갈, 오공 각 2전, 패모 5전을 가루 내어 조석으로 1전씩 복용하면 좋다. 또 참기름으로 섞어 매일 환부에 발라도 좋다. 환부가 터져서 농이 나올 때는 유향, 몰약, 천산갑을 넣고 가루 내어 고상으로 만들어 환부에 바르면 배농을 촉진하고 육아형성을 촉진한다. 나력담핵에는 패모, 연교, 하고초를 넣어 쓰기도 한다.
- 백강잠 이 없으면 누에 번데기(강용)로 대용하고 허한에 의한 만경에는 쓰지 않는다. 잠사는 누에똥인데 거풍제습, 화위장습탁작용이 있다.

동의보감 한가지 약초로 치료하는 단방
기미와 흠집을 없애며 얼굴빛이 좋아지게 한다.
백강잠가루를 내어 늘 바른다. 또한 옷좀과 웅시백을 같은 양으로 하여 가루를 낸 다음 젖에 개서 흠집에 바르면 곧 없어진다[본초].

동의보감 민간요법
경련(풍, 경풍)으로 온몸의 오그라들 때
조각자, 백강잠 각각 15g을 물에 달여 하루 2~3번에 나누어 먹는다.

뇌출혈 후 혀가 굳어지면서 언어장애가 왔을 때
백강잠(흰가루병누에) 7마리를 볶아 가루로 만들어 술을 타서 먹으면 좋다.

경련발작이 일어날 때
울금 8g과 백강잠 4g을 함께 볶아 만든 가루를 1회 4g씩 1일 3번 나눠 끼니 뒤에 복용하면 효과가 좋다.

허약하고 인체의 수액대사가 원활하지 못하여 발생하는 여러 증상에

복령

학명: Poria cocos
이명: 복토, 복령, 운령, 복면, Poria

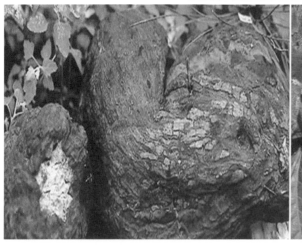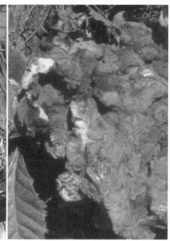

구멍쟁이버섯과에 속한 진균인 복령의 균핵

• 식물의 특성과 형태

지하 소나무뿌리의 균핵으로 지름 10~30cm의 감자모양 또는 타원형 암갈색 덩어리, 표면은 주름이 많다.

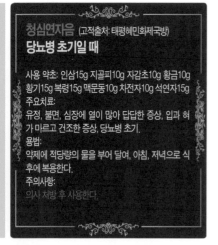

청심연자음 (고적출처: 태평혜민화제국방)
당뇨병 초기일 때

사용 약초: 인삼15g 지골피10g 자감초10g 황금10g 황기15g 복령15g 맥문동10g 차전자10g 석연자15g
주요치료:
유정, 불면, 심장에 열이 많아 답답한 증상, 입과 혀가 마르고 건조한 증상, 당뇨병 초기.
용법:
약제에 적당량의 물을 부어 달여, 아침, 저녁으로 식후에 복용한다.
주의사항:
의사 처방 후 사용한다.

• 약초의 성미와 작용

맛은 달고 담담하며 성질은 평하다.

• 약리효과와 효능

심장과 비장과 폐에 작용한다. 비장의 기능이 허약하고 인체의 수액대사가 원활하지 못하여 발생하는 여러 증상에 모두 응용되는 약재이다. 또한 가슴이 놀란 것처럼 뛰고 잠을 잘 이루지 못하는 증상에도 이용된다.

• 주요 함유 성분과 물질

βPacyman(7.5%), Triterpenoid 화합물인 Pachymic acid, Pinicolic acid, Ebricoic acid, Tumulosic acid, 3- βHydroxylanosta-7,9(11),24-trien-

21-oil acid 등이 함유되어 있다.

• 채취시기와 사용부위

7월부터 다음 해 3월 사이에 소나무 숲에서 채취하여 이용한다.

• 효과적인 용량과 용법

하루에 10~15g을 복용한다.

• 사용상 주의사항

몸이 허약하고 차서 생긴 유정이나 또는 기가 약하여 소변이 자주 마려운 사람은 복용을 피해야 한다.

약초사용방법

동의보감 한방 약차 만들기
가슴이 두근거리며 울렁거림에 좋은 복령차
준비할 재료 : 복령 9~18g
만드는 방법 : 물 600ml을 용기에 넣고 끓기 시작하면 약불로 줄여 30분 정도 달인 후 1일 2~3잔 마시면 된다.

동의보감 한방 약술 만들기
당뇨병으로 혈당이 올랐을 때 보조약으로 쓰면 좋다.
매일 복령 5전, 택사, 산약 각 3전을 달여서 2~4개월 간 계속 복용하면 혈당을 줄이는 효과가 있다.(이렇게 쓰는 것은 소양인에 특히 좋을 것이다)

동의보감 한가지 약초로 치료하는 단방
심이 허하여 몽설하는 것을 치료한다.
백복령(흰솔풍령)을 보드랍게 가루 내어 한번에 16g씩 하루 세 번 미음에 타 먹는다(직지).

저절로 땀이 나는 것과 식은땀이 나는 것을 멎게 한다.
백복령(흰솔풍령) 가루 내어 한번에 8g씩 오매와 묵은 약쑥을 달인 물에 타서 먹는다(득효).

동의보감 민간요법
땀이 많이 나는 다한증일 때
흰솔뿌리혹(백복령) 보드랍게 가루 내어 한번에 4g씩 약쑥 달인 물에 타서 하루 3번 먹는다. 또는 흰솔뿌리혹을 보드랍게 가루 내어 한번에 8g씩 물에 타서 먹기도 한다.

식은땀이 날 때
백복령 30g, 애엽 40g을 물 500ml에 달여서 하루에 3번으로 나누어 빈속에 먹는다.

기억력이 감퇴됐을 때
인삼과 흰복령가루를 1회 1일 3번 나눠 끼니사이에 복용한다.

잘 놀라면서 가슴이 두근거리고 잠을 자지 못하는데 효과가 있는

백자인(측백나무)

학명: Thuja orientalis, Biota(Thuja) orientalis
이명: 백자인, 백실, 측백자, Biotae semen

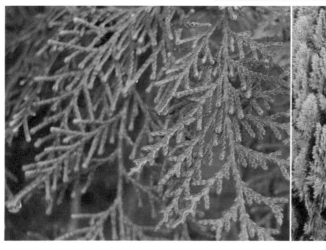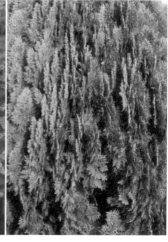

측백나무의 씨

• 식물의 특성과 형태

동아시아 분포, 울타리용으로 식재, 상록침엽수로 교목으로 잎은 중엽은 능형이나 난형, 꽃은 자웅일가로 꽃 이삭은 작은 구형이다.

오인환 (고적출처: 세의득효방)
노인성 혈액 부족으로 인한 변비일 때

사용 약초: 도인15g 행인15g백자인9g 송자인5g 울이인5g 진피15g
주요치료: 대변이 마르고 뭉쳐 잘 나오지 않는 증상, 노인성 혹은 산후 혈액 부족으로 인한 변비증상.
용법: 5종류의 씨앗을 갈아 반죽 상태에 진피를 간 분말을 꿀을 첨가하여 직경6~8mm의 환으로 만들어 매식 전 30분에 약2g을 먹는다. 또는, 약제에 적당량의 물을 부어 달여서, 아침, 저녁으로 식후에 복용한다.
주의사항: 의사 처방 후 사용한다.

• 약초의 성미와 작용

맛은 달고 성질은 평하다. 심장과 간, 신장에 작용한다.

• 약리효과와 효능

심장에 작용하여 혈액을 보충하고 정신을 안정시켜 땀을 멎게 하는 작용이 있어 심혈 부족으로 잘 놀라면서 가슴이 두근거리고 잠을 자지 못하는데 효과가 있다.

• 주요 함유 성분과 물질   열매에는 지방유 14%정도, 소량의 정유와 사포닌이 있고, 주

성분은 D-αPinene 등이 함유되어 있다.

• 채취시기와 사용부위

초겨울에 측백나무의 성숙한 열매를 따서 햇볕에 말린 다음 껍질을 제거한 후 분말로 만들어 사용한다.

• 복용방법 하루에 4~12g을 복용한다.

• 사용상 주의사항   식물성 지방성분이 많으므로 설사를 하거나 담이 많은 사람 등은 복용을 피해야 하며, 복용해야만 할 경우에는 반드시 그 기름을 짜버리고 써야 한다.

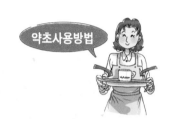

약초사용방법

동의보감 한방 약차 만들기
뜨거운 피를 식히고 출혈을 멈추게 하는 측백잎차
준비할 재료 : 측백엽 3~18g
만드는 방법 : 물 600㎖을 넣고 끓기 시작하면 약불로 줄여 30분 정도 달인 후 1일 2~3잔 기호에 따라 꿀이나 설탕을 가미해서 마시면 된다.

동의보감 한방 약차 만들기
심장을 편안하게 해주고 정신을 안정시키는 백자인차(측백나무씨차)
준비할 재료 : 백자인 6~9g
만드는 방법 : 물 600㎖을 넣고 끓기 시작하면 약불로 줄여 30분 정도 달인 후 1일 2~3잔 기호에 따라 꿀이나 설탕을 가미해서 마시면 된다.

동의보감 한가지 약초로 치료하는 단방
방광에 있는 찬 고름과 오래된 물을 없앤다.
백자인(측백씨) 가루를 내어 먹거나 알약을 만들어 먹어도 다 좋다[본초].

동의보감 민간요법
이질에 걸렸을 때
측백나무잎을 먼지를 씻어 버리고 2~3cm 길이로 썰은 것 10g 정도를 물 200㎖에 넣고 달여서 한 번에 먹는데 하루 서너 번씩 식간에 먹는다.

초기 탈모일 때
잘게 썬 측백나무 35g을 알코올(60%) 120㎖에 8일간 담가 우려낸 물에 면봉을 적셔 빠진 곳에 1일 3번 10일간 문질러 발라주면 머리카락이 나온다.

월경과다가 심할 때
측백잎 15g을 약간 태워 만든 가루를 1회 5g씩 1일 3번 나눠 끼니 뒤에 복용하거나 25g을 달여 1일 2번에 나눠 복용해도 된다.

어혈로 인한 월경통, 옆구리 통증, 배에 덩어리 있으면서 아픈 것에 사용하는

작약

학명: Paeonia lactiflora, P. veitchii
이명: 목작약, 홍작약, Paeonia radix rubra

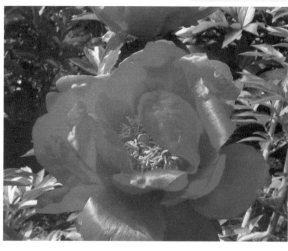 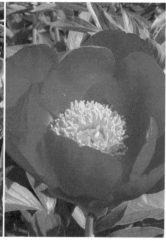

미나리아재비과 식물인 초작약의 근

• 식물의 특성과 형태

높이 50~80cm, 뿌리는 방추형이며 자르면 붉은색, 뿌리잎은 1~2회 깃꼴로 3출엽, 꽃은 5~6월에 흰색 또는 붉은색으로 피고, 열매는 골돌과이다.

• 약초의 성미와 작용

맛은 쓰고 성질은 약간 차갑다. 간에 작용한다.

• 약리효과와 효능

어혈로 인한 월경통, 옆구리 통증, 배에 덩어리 있으면서 아픈 것, 타박상 등을 다스리며, 기타 반진이나 혈열로 인한 코피나 피를 토하는 것에 효능이 있다.

• 주요 함유 성분과 물질

마자인환 (고적출처: 상한론)
상복부의 팽만감 있는 통증일 때

사용 약초: 후박9g 지실9g 대황12g 작약9g 화마인20g 행인10g
주요치료: 위장 열이 많아 진액부족과 변비, 소변량이 적고 상복부의 팽만감 있는 통증 등
용법: 6가지의 약을 분말을 만들어 꿀로 교반하여 직경6~8mm의 환으로 만들어 식후 1회9g 1일1~2회 복용한다. 또는 약제에 적당량의 물을 부어 달여서, 아침, 저녁으로 식후에 복용한다.
주의사항: 의사 처방 후 사용한다. 허약체질 노인의 진액부족 이나 혈액 부족한 사람은 장기간 복용을 금한다.

paeonol, paeonin, paeoniflorin, 안식향산, 정유, 지방유, 수지, 탄닌, 당, 전분 등이 함유되

어 있다.

• 채취시기와 사용부위

봄, 가을에 채취하여 쪄서 말린다.

• 복용방법

1.5 ~3g, 전복또는 환 또는 산제로 하여 복용한다.

• 사용상 주의사항

허약하고 배가 찬 사람의 생리통이나 무월경에는 복용을 피해야 한다.

• 임상응용 복용실례

진정, 진통, 진경, 해열, 항암, 항궤양, 혈압강하 작용이 있다. 당귀, 천궁 등과 배합하여 생리통, 무월경 등을 다스린다.

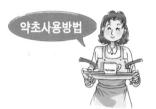

약초사용방법

동의보감 한방 약차 만들기
간질과 통증해소 및 생리통에 좋은 백작약감초차
준비할 재료 : 백작약 50g, 감초 25g, 물 600㎖, 꿀이나 설탕 약간
만드는 방법 : 백작약과 감초를 물에 씻는다. 차관에 재료를 넣고 물을 부어 달인다. 물이 끓기 시작하면 약한 불로 은근히 오랫동안 달인다. 건더기를 건져내고 달인 물에 꿀이나 설탕을 타서 마시면 된다.

동의보감 한방 약술 만들기
식욕부진, 허약체질, 감기예방에 좋은 건중술
준비할 재료 : 계피 10g, 작약뿌리 20g, 대추 10g, 자감초(생감 초에 꿀을 넣어 불에 볶은 것) 10g, 생강 5g, 소주 1ℓ, 벌꿀 30g
만드는 방법 : 말린 작약뿌리를 잘게 썰어 주둥이가 넓은 용기에 넣고 소주를 붓는다. 밀봉하여 시원한 곳에 보관하면 된다. 4~5일 동안 매일 한 번씩 용기를 흔들어 준다. 10일이 되면 밀봉을 뜯고 생약 건더기를 천으로 걸러낸다. 걸러진 술을 주둥이가 넓은 용기에 다시 붓고 벌꿀을 섞는다. 생약건더기 1/4를 넣고 밀봉해 서늘한 곳에 둔다. 한 달 후 윗부분의 맑은 술만 따라낸다. 생약건더기는 천으로 걸러낸 후 맑은 술과 합친다. 완성된 술은 달콤한 맛이 나고 부드러운 갈색이다.

동의보감 한가지 약초로 치료하는 단방
설사와 이질을 치료한다.
백작약(집함박꽃뿌리) 달여 먹거나 가루 내어 먹거나 알약을 만들어 먹어도 좋다.

동의보감 민간요법
자궁질부미란일 때
집함박꽃뿌리를 노랗게 볶은 것 10g과 측백잎을 약간 구운 것 40g을 함께 가루 내어 한번에 8g씩 따뜻한 술에 타서 하루 3번 끼니 전에 먹는다.

감기로 인해 머리와 이마가 아프거나 하는 증상들을 다스리는 약초

백지(구릿대)

학명: Angelica dahurica
이명: 백지, 백채, 향백지, Angelicae dahuricae radix

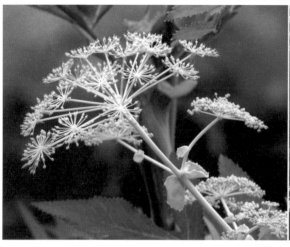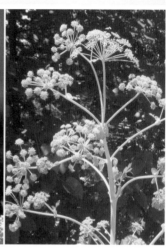

산형과의 2~3년생 초본인 구릿대의 뿌리

증상별 한약 제조방법

• 식물의 특성과 형태

높이 1~2m, 꽃은 6~8월에 흰색의 윤산화서로 작은 꽃대가 20~40개, 열매는 분과로 편평한 타원형이다.

천궁차조산 (고적출처: 태평혜민화제국방)
편두통이나 각종두통일 때

사용 약초: 천궁12g 형개12g 방풍4.5g 강활6g 박하(나중에 넣어 약5~10분만 끓인다)12g 감초6g 백지(6g 세신(나중에 넣어 약5~10분만 끓인다)3g

주요치료: 편두통, 각종두통, 또는 정수리 부위 통증, 추위를 타며, 몸에 열이 나고, 눈 침침함, 코 막힘 증상 등

용법: 약제에 적당량의 물을 부어 달여서, 아침, 저녁으로 식후30분에 복용한다.

주의사항: 의사 처방 후 사용한다. 오랜 병치레로 기혈이 허약하거나 또는, 간장 신장의기 부족, 또는, 양기가 너무 왕성 하여 오는 두통에는 복용을 금한다.

• 약초의 성미와 작용

백지의 매운 맛은 발산시키는 작용과 풍을 몰아내는 작용이 있으며, 따뜻하고 건조한 성질은 습기를 없애는 작용을 하며 또한 방향성이 있어 막힌 것을 뚫어주고 통증을 감소시키는 작용도 있다.

• 약리효과와 효능

감기로 인해 머리와 이마가 아프거나, 치통, 콧물 등 얼굴에 나타나는 증상들을 다스리는 효과가 있으며 또한 대하나 피부의 창양, 피부병과 소양감 등을 다스리는 효과도 있다.

이른 봄에 자라나는 연한 순을 나물로 먹는다. 매운맛이 있어 찬물로 우려 조리하는 것이 좋다.

• 주요 함유 성분과 물질

뿌리에는 byak-angelicin, byak-angelicol, oxypeucedanin, imperatorin 등과 함께 일종의 angelic acid, 경련을 유발할 수 있는 독소인 angelicatoxin이 함유되어 있다.

• 채취시기와 사용부위 여름과 가을에 잎이 누렇게 될 때, 그 뿌리를 채취하여 줄기와 잎, 잔뿌리를 제거하고 햇볕에 말려서 사용한다.

• 효과적인 용량과 용법 하루에 4~12g을 복용한다.

• 사용상 주의사항

과다하게 사용하면 구토 증상이 나타날 수 있으므로 주의하여야 하며 평소 허열이 있거나 피부병에 이미 농이 생긴 사람은 그 양을 줄여서 사용하여야 한다.

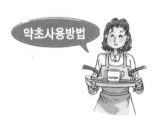

약초사용방법

동의보감 한방 약차 만들기
감기로 인해 머리와 이마가 아프거나, 치통, 콧물에 구릿대차
준비할 재료 : 구릿대 뿌리 6~15g
만드는 방법 : 구릿대 뿌리 6~15g을 물 600㎖를 넣고 잘 우려낸 뒤 마신다.

동의보감 한가지 약초로 치료하는 단방
열이나 풍으로 머리가 아픈 것을 치료한다.
백지(구릿대) 알약을 만들어 먹는다. 일명 도량환이라고도 한다[본새].

동의보감 민간요법
중풍으로 머리가 어지럽고 아픈 때
백지 120g을 가루 내어 꿀로 반죽하여 콩알 크기로 환을 지어 한번에 3알씩 하루에 3번 끼니 뒤 30분 후에 형개 적당한 양을 달인 물로 먹는다.

신경통, 요통에
하루에 구릿대 6~12g을 물로 달여 먹는다. 변비에는 구릿대 뿌리를 볶아 가루내어 1회 8g을 미음에 소량의 꿀을 넣어 복용한다. 연속 2회 복용한다.

명치끝이 그득하고 구토, 설사가 그치는 않는 증상에 효과가 있는

백출(삽주)

학명: Atractylodes macrocephala
이명: 백출, 산계, Atractylodis mactocephalae rhizoma

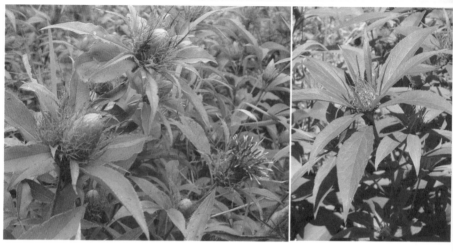

국화과 식물인 백출의 근경

증상별 한약 제조방법

• 식물의 특성과 형태

높이 50~60cm, 뿌리줄기가 굵고 잎은 어긋남, 꽃은 7~10월에 자색, 열매는 수과로 부드러운 털이 있다.

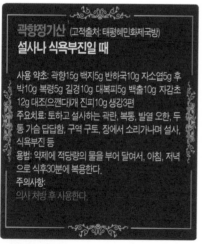

곽향정기산 (고적출처: 태평혜민화제국방)
설사나 식욕부진일 때

사용 약초: 곽향15g 백지5g 반하국10g 자소엽5g 후박10g 복령5g 길경10g 대복피5g 백출10g 자감초12g 대조(으깬다)개 진피10g 생강3편
주요치료: 토하고 설사하는 곽란, 복통, 발열 오한, 두통 가슴 답답함, 구역 구토, 장에서 소리가나며 설사, 식욕부진 등
용법: 약제에 적당량의 물을 부어 달여서, 아침, 저녁으로 식후30분에 복용한다.
주의사항:
의사 처방 후 사용한다.

• 약초의 성미와 작용

맛은 달고 쓰며 성질은 따뜻하다. 비장과 위에 작용한다.

• 약리효과와 효능

명치끝이 그득하고 구토, 설사가 그치는 않는 증상에 효과가 있으며 식욕부진과 권태, 얼굴빛이 누렇게 되고 대변이 묽게 나오는 등 비위가 허한 증상에 효과가 있다.

• 주요 함유 성분과 물질

atractylol을 주성분으로 하는 정유와 atraxtylone, vitamine A, atractylenolide I, II, III, β-eudesmol, hynesol 등이 함유되어 있다.

Tips 산나물 만들어 먹는방법

이른 봄에 어린순은 나물로 해 먹는다. 쓴맛이 나므로 데쳐서 여러 번 물을 갈아가면서 잘 우려낸 후 조리한다. 맛이 좋다. 생채로 먹기도 하는데 쓴맛이 입맛을 돋우어 준다.

• 채취시기와 사용부위

봄과 가을에 채취하여 잔뿌리와 노두를 제거하고 말려서 사용한다.

• 복용방법 하루에 4~12g을 복용한다.

• 사용상 주의사항

성질이 건조하므로 진액이 부족한 사람과 허열이 뜨는 사람은 복용을 피해야 한다

• 임상응용 복용실례

백출의 추출물에는 이뇨작용과 항균작용이 있다. 인삼, 복령, 감초 각 한 돈과 백출 한 돈(3.75g)을 같이 달인 것이 바로 사군자탕이다.

약초사용방법

🌸동의보감 한방 약차 만들기

식욕부진과 권태, 얼굴빛이 누런데에 좋은 삽주차(백출)

준비할 재료 : 삽주뿌리 15~20g, 물 400ml

만드는 방법 : 뿌리를 캐어 물이나 쌀뜨물에 하루정도 담가둔다. 이후 잘게 썰어서 햇볕에 말려준다. 잘 마른 삽주뿌리 20g을 물과 함께 넣고 달인다. 건더기는 건져내고 냉장보관 한다. 찻잔의 2/3분량을 1일 조석으로 2회 마시면 된다.

🌸동의보감 한가지 약초로 치료하는 단방

땀이 나는 것을 멎게 한다. 식은땀이 나는 데 쓰면 잘 낫는다.

흰삽주(백출) 적당한 양을 잘게 썰어서 밀 쭉정이 1되와 함께 물 1말에 넣고 마르도록 졸여서 꺼낸다. 이것을 약한 불기운에 말린 다음 밀 쭉정이는 버리고 가루 낸다. 한번에 8g씩 밀 쭉정이를 달인 물에 타서 먹는다[득효].

🌸동의보감 민간요법

땀이 많이 나는 다한증일 때

흰삽주(백출), 단너삼(황기) 각각 12g을 물에 달여 하루 3번에 나누어 먹는다. 또는 보드랍게 가루 내어 한번에 4~6g씩 하루 3번 먹어도 된다. 흰삽주를 하루 24g씩 물에 달여 3번에 나누어 먹어도 좋다.

당뇨병, 음식이상, 설사, 복명, 구토, 부종 등이 일어나는 증상

백편두(까치콩)

학명: Dolichos lablab
이명: 백편두, 남편두, 편두, 작두, Dolichoris semen

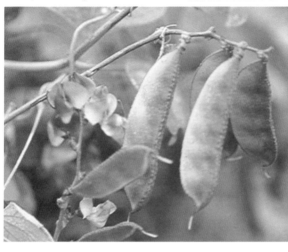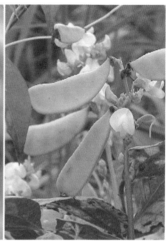

콩과식물인 편두(편두 까치콩의 종자)

• 식물의 특성과 형태

길이 6m, 잎은 어긋나며 3출협, 꽃은 총상화서로 자줏빛, 꽃은 접형, 열매 꼬투리는 5개
씨앗이 있다.

증상별 한약 제조방법

삼령백출산 (고적출처: 화제국방)

**중병을 앓은 후에 비장과 위를 고르게
하는 효과**

사용 약초: 인삼9g, 백복령9g, 감초9g, 연육4.5g, 사인
4.5g, 백출9g, 산약9g, 의이인4.5g,
길경4.5g, 백편두4.5g
주요치료: 식욕이 부진하다, 매우 피곤하고 힘이 없다,
숨이 가쁘고 가슴이 잘 놀란다, 변이 당(溏)하다,
설사를 하거나 구토를 한다, 팔다리에 힘이 없다.
용법: 고운가루로 하여 대추를 달인 물로 복용한다. 어
린이는 나이에 따라 가감한다. 위의 약을 가루 내어 한
번에 8g씩 대추 달인 물에 타서 먹는다. 또는, 한 번에
40g씩 생강 3쪽, 대추 2개와 함께 물에 달여서 먹는다.
주의사항: 의사 처방 후 사용한다.

• 약초의 성미와 작용

맛은 달고 성질은 약간 따뜻하다. 비장과 위에 작용한다.

• 약리효과와 효능

큰 병을 앓은 후 기운을 회복시킬 때도 보약
을 복용하기 앞서서 백편두를 먼저 복용한 후
보약을 복용하면 보다 좋은 효과를 나타낸다.

• 주요 함유 성분과 물질

단백질, 지방, 탄수화물, 칼슘, 인, 철과 함께
Phytin, Pantothenic acid, 아연이 함유되어 있고,
또한 청산배당체, Trypsin seducatase, Amylase
inhibior, 적혈구응집소 A, B 등이 있고, 꽃에는 Robinin이 있다.

• 채취시기와 사용부위

가을에 완숙종자를 채취하여 햇볕에 말려서 사용한다.

• 복용방법 하루에 8~16g을 복용한다.

• 사용상 주의사항 감기 등 외부의 바이러스 등에 의해 발생한 질병의 급성기에는 복용을 피하는 것이 좋다.

• 임상응용 복용실례

약리실험 결과 이뇨작용이 있다. 위장이 허하여 설사를 하거나, 여름철에 더위를 먹어 소화불량, 식욕부진 등의 증상이 있을 때 한번에 4~10g을 달여서 하루 3번 복용하면 효과가 있다.

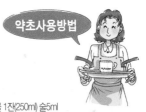

약초사용방법

🌿 **동의보감 한방 약차 만들기**
입이 마르고 목이 탈 때나 토하고 설사를 할 때 백편두차
만드는 방법 : 백편두(까치콩-살짝 볶은 것) 8g, 후박(거피하고 생강즙에 넣고 구운 것) 8g, 향유 8g, 물 1잔(250ml) 술 5ml
용기에 넣고 끓기 시작하면 약불로 줄여 물량이 70% 되도록 달여 식혀서 수시로 마신다.

🌿 **동의보감 한방 약차 만들기**
비허로 인한 한습, 대하에 먹는 백편두차
준비할 재료 : 백편두(까치콩) 100g, 흑설탕or황설탕 30~50g, 마 50g
만드는 방법 : 백편두 100g을 쌀뜨물에 충분히 불린 다음 껍질을 벗기고 용기에 불린 백편두와 흑설탕이나 황설탕, 마를 넣고 물 2L를 붓고 끓기 시작하면 약불로 줄여 1시간 정도 달인 후 1일 2회 1회 1잔씩 마시면 된다.

🌿 **동의보감 민간요법**
소아마비일 때
들국화, 인동등, 까지콩(백편두) 각각 20~30g을 물에 달여 하루 2~5번에 갈라 먹는다.

더위를 먹어 토하거나 설사가 있을 때나 급성위염, 식중독 등으로 배가 아플 때
까치콩잎과 줄기 30g을 물에 달여 1일 3번 나눠 복용하면 효과가 있다.

강장제로 특효가 있으며 신장과 간의 기능을 원활하게 하는

복분자(산딸기)

학명: Rubus coreanus
이명: 복분, 오포자, 산딸기, Rubi fructus

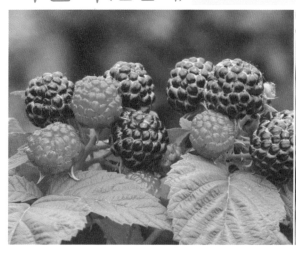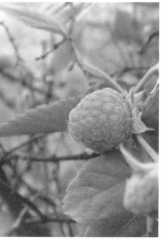

장미과 식물인 화동북반자의 미숙과실

• 식물의 특성과 형태

높이 2~3m, 줄기가 휘어 지면에 뿌리를 내림, 줄기는 자줏빛, 갈고리모양 가시, 꽃은 5~6월에 연한 붉은 색이다.

연령고본단
중년기 음위 등이 있는데 사용하는

사용 약초: 천문동60g, 생지황60g, 산약60g, 두충60g, 오미자60g, 산수유60g, 인삼60g, 백자인60g, 석창포 30g, 택사30g, 복분자30g, 토사자30g, 맥문동60g, 숙지황60g, 우슬60g, 파극천60g, 구기자60g, 백복령 60g, 목향60g, 산초(촉초)30g, 원지120g(감초), 육종용 120g, 차전자45g, 지골피45g

주요치료: 장수 보약으로 쓸 수 있다.

용법: 위의 약을 멀겋게 쑨 밀가루풀로 0.3g 되게 환약을 만든다. 한 번에 80환씩 데운 술로 빈속에 먹는다..

주의사항: 의사 처방 후 사용한다.
약 쓰는 동안에 생무우, 파, 마늘, 신 음식 등을 먹지 말아야 한다.

• 약초의 성미와 작용

맛은 달고 시며 성질은 따뜻하다. 간과 신장, 방광에 작용한다.

• 약리효과와 효능

강장제로 특효가 있으며 신장과 간의 기능을 원활하게 하여 유정, 몽정, 혈액을 맑게 하고 눈을 밝게 하는데도 이용된다.

• 주요 함유 성분과 물질

유기산, 당류, 소량의 vitamine C를 함유하고 있으며, 무기질의 인과 철 칼륨도 함유되어 있다.

- 채취시기와 사용부위 이른 여름에 열매가 녹색에서 녹황색으로 변할 때 채취하여 끓는 물에 2~4분 정도 익힌 후 햇볕에 말려서 이용한다.
- 복용방법 하루에 8~16g을 복용한다.
- 사용상 주의사항

신장이 약하면서 열이 있어 배뇨시 통증이 있는 사람은 복용을 피하는 것이 좋다.

- 임상응용 복용실례

해열작용과 강심작용, 이뇨작용이 있다.

토사자, 오미자 등과 배합하여 신장의 기능이 약하여 발생하는 발기불능과 조루 등을 다스린다.

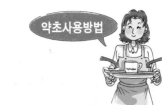

약초사용방법

동의보감 한방 약차 만들기
강장, 구갈, 피부미용, 이명, 어지럼증 등에 좋은 복분자차

준비할 재료 : 복분자 6~12g

만드는 방법 : 산딸기를 갓 익기 시작할 때 채취하여 그대로 말려서 이용하거나 또는 끓는 물에 1~2분간 담갔다가 건져내어 햇볕에 충분히 말려서 이용한다. 그리고 산딸기 차는 재료를 끓이지 않고 열탕에 타서 마시는데, 열탕 1잔에 2~3숟갈(6~12g)씩 타서 하루에 2~3잔을 마신다.

동의보감 한방 약술 만들기
식욕증진과 피로회복에 좋은 산딸기주(복분자주)

준비할 재료 : 산딸기 500g, 설탕 80g, 소주 2ℓ

만드는 방법 : 복분자를 깨끗이 씻어서 통풍이 잘 되는 곳에서 말린다. 용기에 넣고 설탕과 소주를 차례로 붓는다. 밀봉해서 응달에 둔다. 20일쯤 지나면 천에 찌꺼기를 거른다. 2개월 이상이며 완성된다.

동의보감 한가지 약초로 치료하는 단방
힘이 나게 하고 또한 힘을 곱절 쓰게 한다.

복분자를 가루를 내어 먹거나 알약을 만들어 먹어도 다 좋다[본초].

동의보감 민간요법
흰 머리카락이 생길 때

산딸기(복분자) 술에 담갔다가 약한 불에 말려 보드랍게 가루 내어 한번에 8~10g씩 하루 2~3번 끼니 사이에 먹는다. 10~15g씩 하루 2~3번 먹어도 좋다.

활력과 정력 강화

복분자 8g을 1.5홉의 물에 넣고 1홉 정도가 되도록 진하게 달여서 1일 3회로 나누어 복용하는데 장기간 먹어야 한다.

자궁경부암, 간암에 대하여 항암작용이 있는

봉출

학명: Curcuma zedoaria
이명: 봉아출, 봉아무, 봉출, Zedoariae rhizoma

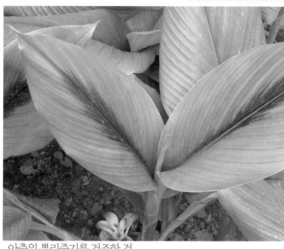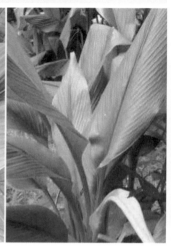

아출의 뿌리줄기를 건조한 것

• 식물의 특성과 형태

생강과 뿌리줄기로 살이 찌고 향기가 강한 연한 노란색, 잎은 긴 타원형, 꽃은 수상화서,
꽃잎은 노란색이다.

증상별 한약 제조방법

독향반광원(고적출처: 의방집해)

음식이 쌓인 현상일 때

사용 약초: 광목향(나중에 넣어 약5~10분만 끓인다)3g
빈랑3g 지각3g 천피3g 진피3g 아출3g 황백9g 황련3g
대황9g 향부9g 견우자12g
주요치료: 완복(위장 복부)이 부르고 가득찬 증상, 복부
의 더부룩한 통증, 가슴 옆구리가 가득한 증세, 답답하
고 불편함, 대소변이 순조롭게 통하지 못하는 증상 등
용법: 약제를 분말로 만든 다음, 꿀로 반죽하여 지경 약
6~8mm의 환으로 만들어 아침, 점심, 저녁 식전에 약
6g(약25알정도)씩 복용한다. 또는, 약제에 적당량의 물
을 부어 달여서, 아침, 저녁으로 식후30분에 복용한다.
주의사항: 의사 처방 후 사용한다.

• 약초의 성미와 작용

맛은 쓰고 매우며 성질은 따뜻하다. 간과 비
장에 작용한다.

• 약리효과와 효능

가슴과 복부가 더부룩하면서 아프거나 산후
에 어혈로 인해 월경이 멈추거나 각종 타박상
등에 효과가 있다.

• 주요 함유 성분과 물질

근경에 정유가 1~1.5%, Sesquiterpene류가 주
성분이며 Zederone, Zedoarone, Curdione,
Furanodiene, Curzerene, Curcumenol 등이 함
유되어 있다.

146

- 채취시기와 사용부위

겨울에 잎이 마른 후 채취하여 잘 씻어서 찐 후에 햇볕에서 말려서 이용한다.

- 복용방법 하루에 3-9g, 전복한다

- 사용상 주의사항

기와 혈이 부족한 사람과 비위가 허약하여 적취가 잘 생기는 사람은 주의하여 사용하여야 하며, 월경을 과다하게 하는 사람과 임산부는 복용을 금하여야 한다.

- 임상응용 복용실례

항암 및 항균작용이 있으며 가슴과 복부가 아프고, 산후에 어혈로 인해 무월경, 각종 타박상 등에 좋다. 삼릉과 배합하여 어혈로 인해 월경이 멈추는 증상을 다스린다.

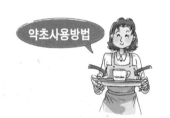
약초사용방법

🌿 **동의보감 한방 약차 만들기**
항암작용, 동맥혈류량증가작용을 하는 봉출차(아출차)
준비할 재료 : 봉출 3~10g
만드는 방법 : 물 600㎖를 넣고 끓기 시작하면 약불로 줄여 30분 정도 달인 후 1일 2~3잔 기호에 따라 꿀이나 설탕을 가미해서 음용한다.

🌿 **동의보감 민간요법**
담낭염일 때
봉출 4g, 약쑥잎 15g을 400ml의 물에 달여서 하루 2~3번에 나누어 먹는다.

통증완화에
봉출 5g, 약쑥 16g을 물 450㎖를 넣고 달여 1일 3번 나눠 복용하면 된다.

허리와 무릎이 시리고 아프면서 음위증이 나타날 때 등에 효과를 보는

부자(바꽃)

학명: Aconitum carmichaeli
이명: 부자, 오두, 바곳, Aconiti iateralis preparata radix

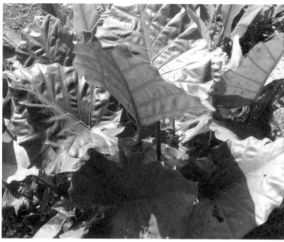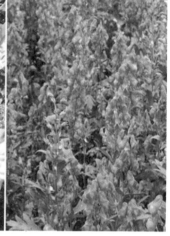

바꽃의 덩이뿌리

• 식물의 특성과 형태

높이 60~120cm, 뿌리줄기는 흑갈색 방추형, 잎은 어긋나며, 꽃은 9~10월에 피며 꽃받침은 남자색으로 5개, 꽃잎은 2개로 긴 발톱모양으로 구부러져 있다.

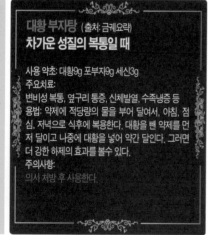

대황 부자탕 (출처 : 금궤요략)
차가운 성질의 복통일 때

사용 약초 : 대황9g 포부자9g 세신3g
주요치료 :
변비성 복통, 옆구리 통증, 신체발열, 수족냉증 등
용법 : 약제에 적당량의 물을 부어 달여서, 아침, 점심, 저녁으로 식후에 복용한다. 대황을 뺀 약제를 먼저 달이고 나중에 대황을 넣어 약간 달인다. 그러면 더 강한 하제의 효과를 볼수 있다.
주의사항 :
의사 처방 후 사용한다.

• 약초의 성미와 작용

맛이 맵고 달며 성질은 뜨겁고 독성이 강하다. 심장, 비장, 신장에 작용한다.

• 약리효과와 효능

부자는 양기가 부족하여 손발이 차고 맥이 약하면서 기운이 없을 때, 허리와 무릎이 시리고 아프면서 음위증이 나타날 때 등에 효과를 나타낸다.

• 주요 함유 성분과 물질

진통과 독성작용 Aconitine과 Mesaconitine, 강심작용 Higenamine과 Coryneine, 그 외 Talatisamine 등이 함유되어 있다.

• 채취시기와 사용부위

6월 말에서 8월 초에 부자의 덩이뿌리를 채취하여 잔뿌리 등을 제거한 후 물에 씻어 햇볕에 말려서 이용한다.

• 효과적인 용량과 용법

하루에 4~12g을 복용한다. 단, 부자는 독성이 매우 강하므로 반드시 한의사나 한약사가 적절하게 법제(가공)한 것을 사용하여야 한다.

• 사용상 주의사항

몸에 진액이 부족하여 허열이 뜨거나 열이 심한 사람, 임산부에는 절대 복용하여선 안된다.

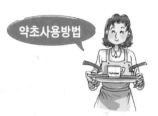

약초사용방법

동의보감 한방 약차 만들기
간기가 울결된 것을 풀어주고 기를 잘 소통시키는 향부자차
준비할 재료 : 향부자 6~9g
만드는 방법 : 물 600㎖을 넣고 끓기 시작하면 약불로 줄여 30분 정도 달인 후 1일 2~3잔 기호에 따라 꿀이나 설탕을 가미해서 마시면 된다.

동의보감 민간요법
신경통으로 발병하는 팔다리아픔, 허리아픔, 좌골신경통 등에
부자 10g을 가루로 만들어 식초로 반죽해 통증부위에 붙이면 해결된다.

장관에 결핵균이 침입해 염증
율무 30g과 마타리 8g, 법제한 부자 3g을 달여 2일 간격으로 1회 3번 나눠 복용한다.

인체의 기를 잘 통하게 하는
빈랑

학명: Areca catechu
이명: 빈랑자, 빈랑나무 종자, 산빈랑, 빈랑손, Arecae semen

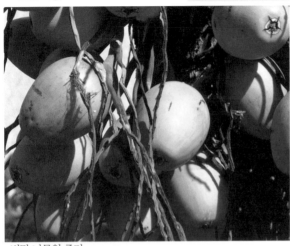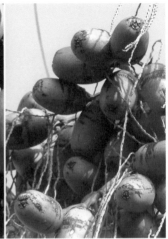

빈랑 나무의 종자

• 식물의 특성과 형태

둔한 원추형 또는 편평한 구형, 크기는 15~35×15~30mm, 조금 특이한 냄새, 떫은 맛과 쓴 맛이 있다.

• 약초의 성미와 작용

맛은 쓰고 매우며 성질은 따뜻하다. 비장과 위, 대장에 작용한다.

• 약리효과와 효능

인체의 기를 잘 통하게 하고 수분대사를 원활하게 하여 체하거나 배 속이 더부룩하고 아플 때, 설사를 계속하거나 부종이 있을 때도 이용된다.

• 주요 함유 성분과 물질

Alkaloid 0.3~0.6% 함유, 주성분은 Arecaine, Arecilin, Arecoline, Arecaidine, Guvacine, Guvacoline, Tannin, Hydroxychavicol 등이 함유되

어 있다.

• 채취시기와 사용부위

봄과 겨울에 채취하여 껍질을 제거한 뒤 물에 담그었다가 햇볕에 말려서 사용한다.

• 효과적인 용량과 용법

하루에 2~12g을 복용한다. 구충약으로 사용할 때는 40~60g씩 쓰기도 한다.

• 사용상 주의사항

기가 허한 사람이나 탈항이 있는 사람은 복용을 피해야 한다.

• 임상응용 복용실례

구충, 항균, 항바이러스 작용 등이 있으며 각종 기생충증에 사용된다. 목향 등을 배합하여 계속 설사를 하면서 뒤가 무거운 증상을 다스린다.

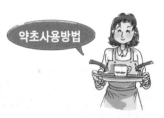

약초사용방법

동의보감 한가지 약초로 치료하는 단방
3시충과 복시 촌백충 등 여러 가지 충을 죽인다.
빛이 벌거면서 맛이 쓴 빈랑이 기생충을 죽이는데 싸서 구워 가루를 내어 한번에 8g씩 빈속에 파와 꿀을 달인 물로 먹으면 곧 효과가 난다[본초].

동의보감 민간요법
갑상선이 부어오를 때(갑상선종)
곤포, 해조, 하고초, 목향 각각 25g, 빈랑, 아출, 천남성, 반하, 모려(닦은 것) 각각 15g, 아조 10g을 물로 달여서 하루에 2번 먹는다. 도합 6첩을 달여서 먹는다.

체하거나 속이 차면서 구토, 설사를 할 때 효과적인

사인(축사)

학명: Amomum xanthioides, A. villosum(양춘사)0, A. longiligulare
이명: 축사인, 축사밀, 공사인, 축사씨, Amomi fructus

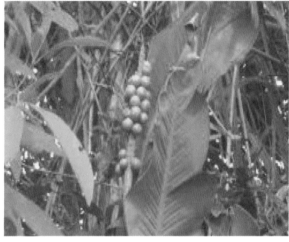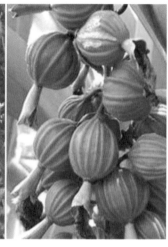

증상별 한약 제조방법

• 식물의 특성과 형태

미얀마와 타이 원산, 크기는 90~120cm, 잎은 2갈래로 갈라짐, 꽃은 수상화서로 50~60개 과실이 달린다.

향사육군자탕 (고적출처:고금 명의방론)
식욕부진과 상 복부 팽만일 때

사용 약초: 백출6g 복령6g 진피2.5g 반하3g 광목향(나중에 넣어 약5~10분만 끓인다)2g 사인2.5g 감초2g 인삼3g 생강6g
주요치료: 식욕부진, 상 복부 팽만감과 통증, 가슴 답답하고 트림, 구토 설사.
용법: 약제에 적당량의 물을 부어 달여서, 아침, 저녁으로 식후에 복용한다.
주의사항: 의사 처방 후 사용한다. 위에 열이 많은 사람은 주의를 요한다. 약복용 시 냉한 음식과 생 음식은 금한다.

• 약초의 성미와 작용

맛은 맵고 성질은 따뜻하다. 비장과 위, 신장에 작용한다.

• 약리효과와 효능

비위의 작용을 돕고, 체하거나 속이 차면서 구토, 설사를 할 때 효과를 나타내며 또한 태아를 안정시켜 태동불안을 치료하는 작용도 있다.

• 주요 함유 성분과 물질

양춘사의 종자에는 3% 이상의 정유가 함유되어 있고, 주성분은 borneol, bornyl acetate, linalool, nerolidol 등과 saponin 0.69%를 함유하

고 있다.

- 채취시기와 사용부위

여름과 가을 사이에 성숙한 과실을 채취하여 햇볕에 말려서 이용한다.

- 복용방법

하루에 4~8g을 복용한다.

- 사용상 주의사항

진액이 부족하면서 열이 나는 사람과 더위를 먹어 설사를 하는 사람, 몸에 열이 있으면서 태동이 불안한 임산부는 복용을 피해야 한다.

- 임상응용 복용실례

건위 및 위장 자극 효능이 있으며 구토, 설사, 태아의 태동불안을 치료한다. 후박, 목향, 진피, 지실 등과 배합하여 배가 더부룩하고 식욕이 없는 것을 다스린다.

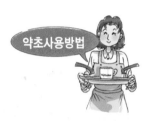

약초사용방법

🌸 **동의보감 한방 약차 만들기**
습을 말려 기의 순행을 순조롭게 하는 사인차(축사인차)
준비할재료: 사인 3~6g
만드는방법: 물 600㎖를 넣고 사인은 빻아서 부직포 주머니에 넣고 끓기 시작하면 약불로 줄여 30분 정도 달인 후 1일 2~3잔 기호에 따라 꿀이나 설탕을 가미해서 마시면 된다.

🌸 **동의보감 한가지 약초로 치료하는 단방**
속이 차서 생긴 설사와 휴식리를 치료한다.
축사(사인)을 가루 내어 한번에 4g씩 빈속에 미음에타 먹는다(단심).

🌸 **동의보감 민간요법**
입덧일 때
사인 5g을 붕어 또는 잉어 뱃속에 넣고 쪄 익혀서 먹는다. 하루 한 마리분씩 먹는다.

혈압을 내리는 작용이 있는

산사

학명 Crataegus pinnatifida BUNGE
이명: 산사, 아가위, 찔광이, 당구자

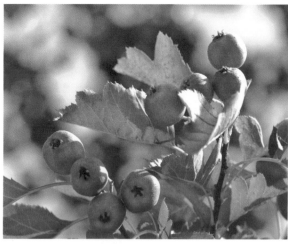
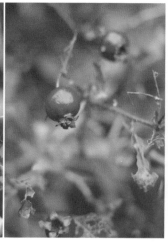

산리홍, 산사 또는 야산사의 성숙한 과실

증상별 한약 제조방법

• 식물의 특성과 형태

과실은 구형 또는 배와 같은 형태로 직경은 2.5cm이고 표면은 심홍색으로 광택이 있고 회백색의 작은 반점이 있다.

보회환 (고적출처: 단계심법)

음식물이 쌓이거나, 정체의 현상일 때

사용 약초: 산사18g 복령9g 신국6g 법반하9g 연교6g 진피6g 내복자6g

주요치료: 완복(위강 복부)이 부르고 가득찬 증상, 소화불량, 복부가 때로 통증, 설사, 구역, 신물 넘어옴 등

용법: 약제를 분말로 만든 다음, 꿀로 반죽하여 지경 약 6~8mm의 환으로 만들어 아침, 점심, 저녁 식전에 약 9g약30~40알씩 복용한다. 또는, 약제에 적당량의 물을 부어 달여서, 아침, 저녁으로 식후30분에 복용한다.

주의사항: 의사 처방 후 사용한다. 신체 허약, 식체가 없는 사람은 복용하지 말 것.

• 약초의 성미와 작용

맛은 시고 달며 약간 따스한 성질이 있다. 비장과 위, 간에 작용한다.

• 약리효과와 효능

비위의 기능을 돕고 소화를 촉진하는 효능이 있으며 특히 육류 즉, 지방과 단백질의 소화시키는데 좋은 효과를 나타내는 약재이다. 또한 어혈과 뭉친 것을 풀어주고 산후 복통에도 이용된다.

• 주요 함유 성분과 물질

hyperoside, quercetin, anthocyanidin, oleanol acid, tartaric acid, citric acid, crategolic acid와 당

류, vitamin C, tannin 등이 함유되어 있다

• 채취시기와 사용부위

가을에 성숙한 과실을 채취하여 씨를 제거한 뒤 이용한다.

• 효과적인 용량과 용법

하루에 4~20g을 복용한다.

• 사용상 주의사항

소화기가 약한 사람이나 위산과다증이 있는 사람은 복용을 피해야 한다.

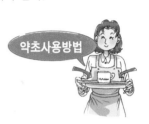

약초사용방법

동의보감 한방 약차 만들기
산후복통과 숙취에 좋은 산사자차
준비할재료 : 산사자 10g, 물 600㎖
만드는 방법 : 한약방에서 건조된 산사자를 구입한다. 차관에 산사자를 넣고 물을 붓고 끓인다. 물이 끓으면 불을 끄고 건더기는 체로 걸러낸다. 달여진 물을 1일 4~5회로 나눠 마시면 된다.
잠깐! 너무 오래 끓이면 떫은맛이 난다.

동의보감 한방 약죽 만들기
먹으면서 하는 다이어트 영양식 산사죽
준비할재료 : 산사 40g, 멥쌀 80g
만드는 방법 : 멥쌀을 미리 물에 넣어 충분하게 물려둔다. 산사를 물에 깨끗이 씻은 후 물기를 제거한다. 믹서에 넣어 곱게 간다. 질그릇냄비에 넣어 30분가량 쑤면 완성된다. 산사 건더기를 건져내고 먹으면 된다.

동의보감 한방 약술 만들기
고혈압, 알레르기질환, 식욕부진, 설사 등에 좋은 산사자술
준비할재료 : 산사육 100g, 소주 1ℓ, 설탕 80g
만드는 방법 : 가늘게 썬 산사육(씨를 제거한 것)을 용기에 넣는다. 소주를 붓고 밀봉해 서늘한 곳에 둔다. 침전을 막기 위해 5일 동안 1일 1회 정도 용기를 흔들어준다. 10일 후 천으로 찌꺼기 걸러내고 설탕을 넣는다. 생약찌꺼기 1/10을 넣어 밀봉해 서늘한 곳에 둔다. 한 달 후 맑은 술만 따라낸다. 천이나 찌꺼기를 걸러내고 6과 합치면 완성된다.

동의보감 한가지 약초로 치료하는 단방
식적을 치료하며 음식을 소화시킨다.
산사자(찔광이)를 쪄서 살을 발라 햇볕에 말린 다음 달여 먹는다. 혹은 찔광이의 살을 발라 가루를 내어 약누룩(신국)을 두고 쑨 풀로 반죽한 다음 알약을 만들어 먹는다. 일명 관중환이라고도 한다(본초).

동의보감 민간요법
현훈(어지럼증, 어지러움, 현기증)이 일어날 때
찔광이(산사) 30g을 물 400ml에 넣고 달여서 하루 3번에 나누어 먹는다.

산수유

학명: Cornus officinalis
이명: 산수유, 기실, 산수육, 석조, Corni fructus

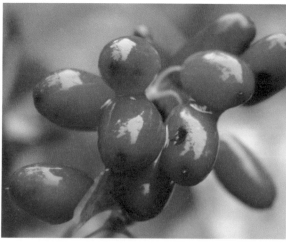
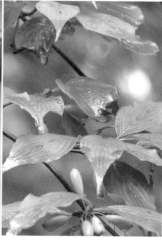

산수유과 식물인 산수유의 과육

증상별 한약 제조방법

• 식물의 특성과 형태

높이 5~7m, 꽃은 양성으로서 3~4월에 잎보다 먼저 노란색으로 피고, 열매는 긴 타원형으로 8월에 붉게 익는다.

육미지황환 (고적출처: 소아약증 직결)
허리 무릎이 시고, 머리가 어지러울 때

사용 약초: 숙지황24g 산수유12g 산약12g 택사9g 복령9g 목단피9g

주요치료: 허리 무릎이 시고, 머리가 어지럽고 눈이 침침한 이명, 이농(안들림), 식은땀, 유정, 뼈의 찌는 듯한 열감 등

용법: 약제를 가루 내어 꿀로 반죽한 다음 직경6~8mm의 환으로 만들어 아침, 저녁으로 약12g을 식전에 따뜻한 물로 복용한다.

주의사항: 의사 처방 후 사용한다. 비위가 허약 하거나, 설사, 또는 소화불량자는 복용을 피할 것.

• 약초의 성미와 작용

맛은 시고 떫으며 성질은 약간 따뜻하다. 간과 신장에 작용한다.

• 약리효과와 효능

신장이 허약해서 발생하는 유정과 소변을 자주 보는 증상, 땀이 그치지 않고 월경이 과다하게 나오는 증상에 효과가 있다.

• 주요 함유 성분과 물질

과육에 Cornin, Verbenalin, Saponin, Tannin, Ursolic acid, Tartarix acid, Vit. A가 함유되어 있다.

• 채취시기와 사용부위

늦가을과 겨울에 채취하여 끓는 물에 약간 삶은 후 씨를 제거하여 햇볕에 말려서 이용
한다.

• 복용방법

하루에 8~16g을 복용한다.

• 사용상 주의사항

평소에 몸에 습기와 열이 많은 사람이나 발기지속증이 있는 사람은 복용을 피해야 한다.

• 임상응용 복용실례

일시적인 혈압강하작용, 항암작용, 억균작용 등이 있다.

숙지황, 산약, 구기자 등과 배합하여 유정, 소변을 자주 보는 것, 허리와 무릎이 시리고
아픈 증상을 다스린다.

동의보감 한방 약차 만들기

각종 성인병예방과 산후 풍 및 정력증진에 좋은 산약산수유차
준비할재료: 산약(건조시킨 참마) 30g, 산수유 15g, 물 600㎖, 꿀이나 설탕 약간
만드는방법: 산약과 산수유를 물에 씻어 물기를 제거한다. 차관에 재료를 넣고 물을 부어 달인다. 물이 끓기 시작하면 약한 불로 은근하게 오랫동
안 달인다. 건더기는 건져내고 달인 물에 꿀이나 설탕을 타서 마시면 된다.

정력보강과 몽정 및 이명을 치료하는 산수유 달임
3~5g을 물 200cc되게 달여서 신경쇠약, 어지럼증, 강장약으로 하루 3번에 나누어 마시면 된다.

동의보감 한방 약술 만들기

야뇨증, 해수병, 음위, 두통 귀먹음을 치료하는 산수유술
준비할재료: 산수유 80g, 소주 1ℓ, 설탕 80g
만드는방법: 산수유를 그대로 주둥이가 넓은 용기에 넣는다. 소주를 붓고 밀봉해 서늘한 곳에 둔다. 침전을 막기 위해 5일 동안 매일 1회 용기를 흔
들어준다. 10일 후 천으로 찌꺼기를 걸러내고 설탕을 넣는다. 생약찌꺼기 1/5을 넣고 밀봉해 서늘한 곳에 둔다. 한 달이 지나 천으로 찌꺼기를 걸러
내면 완성된다.

동의보감 한가지 약초로 치료하는 단방

정과 수를 보충하고 정액을 굳건히 간직하게 한다.
산수유를 달여 먹거나 알약을 만들어 먹어도 다 좋다[본초].

동의보감 민간요법

가래(담, 담음)가 있을 때
산수유 12g, 감초 6g을 물에 달여 하루 2번에 나누어 끼니 사이에 먹는다.

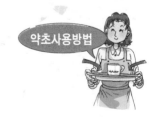

약초사용방법

자양작용이 뛰어나서 식이료법의 우수한 보조제로 쓰이는

산약(마)

학명: Dioscorea tenuipes, D. batatas, D. japonica
이명: 서여, 산우, 마, 토저, Dioscoreae rhizoma

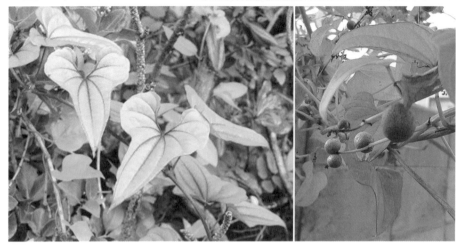

마과 식물인 마의 괴상경

증상별 한약 제조방법

• 식물의 특성과 형태

뿌리는 육질, 잎은 마주나고, 꽃은 6~7월에 피고, 열매는 삭과로 3개의 둥근 날개와 종자가 있다.

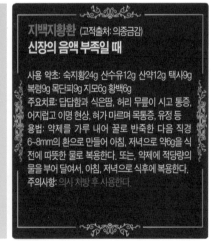

지백지황환 (고적출처: 의종금감)
신장의 음액 부족일 때

사용 약초: 숙지황24g 산수유12g 산약12g 택사9g 복령9g 목단피9g 지모6g 황백6g
주요치료: 답답함과 식은땀, 허리 무릎이 시고 통증, 어지럽고 이명 현상, 혀가 마르며 목통증, 유정 등
용법: 약제를 가루 내어 꿀로 반죽한 다음 직경 6~8mm의 환으로 만들어 아침, 저녁으로 약6g을 식전에 따뜻한 물로 복용한다. 또는, 약제에 적당량의 물을 부어 달여서, 아침, 저녁으로 식후에 복용한다.
주의사항: 의사 처방 후 사용한다.

• 약초의 성미와 작용

맛은 달고 성질은 따뜻하다. 비장, 폐, 신장에 작용한다.

• 약리효과와 효능

소화기의 기능이 약하거나 설사를 할 때, 천식과 기침이 있을 때, 유정과 대하가 있거나 소변을 자주 볼 때, 갈증이 있을 때에 주로 이용된다.

• 주요 함유 성분과 물질

saponin, 점액, cholin, 전분, glycoprotein, amino acid가 함유되어 있고, 또한 vitamin C, abscisin II 등이 함유되어 있다.

• 채취시기와 사용부위

11~12월에 뿌리를 채취하여 꼭지부분을 제거하고 물에 잘 씻은 다음 겉껍질을 벗겨 햇볕에 말려서 이용한다.

• 복용방법

하루에 8~24g을 복용한다. 혹은 환이나 산제로 사용한다.

• 사용상 주의사항

평소에 몸에 습기가 많아 속이 더부룩한 사람이나 체한 사람은 복용을 피해야 한다.

• 임상응용 복용실례

인체의 저항력을 높여주고 혈중 콜레스테롤을 감소시켜주는 작용이 있는 것으로 알려져 있다. 인삼, 백출, 복령 등과 배합하여 비위가 허약하여 발생하는 설사 등을 다스린다.

동의보감 한방 약차 만들기
기침과 천식 및 식은땀에 좋은 산약차
준비할 재료 : 산약 60g(또는 참마 120g), 물 600㎖
만드는 방법 : 생 참마는 즙을 내고 산약으로 끓일 땐 썰어서 사용한다. 차관에 재료를 넣고 살짝 달인다. 건더기는 건져내고 엑기스를 마시면 된다.

동의보감 한방 약죽 만들기
만성설사에 즉효인 마죽
준비할 재료 : 생 참마 100g, 잣 10개, 찹쌀가루 60g
만드는 방법 : 백미를 물에 넣어 충분하게 불려둔다. 마와 잣을 믹서에 넣어 곱게 간다. 질그릇냄비에 물과 찹쌀가루와 2를 넣어 약한 불로 죽을 쑤면 완성된다.

동의보감 한방 약술 만들기
신경쇠약, 식은땀, 가벼운 당뇨, 자양강장 등에 좋은 산약술
준비할 재료 : 산약(참마) 250g, 소주 1ℓ, 설탕 100g
만드는 방법 : 가늘게 썬 산약을 용기에 넣는다. 소주를 붓고 밀봉해 서늘한 곳에 둔다. 침전을 막기 위해 5일 동안 매일 1회 정도 용기를 흔들어준다. 7일 후 천으로 생약찌꺼기를 건져내고 설탕을 넣는다. 생약찌꺼기 1/10을 넣고 밀봉해 서늘한 곳에 둔다. 한 달 후 맑은 술만 따라낸다. 천으로 생약찌꺼기를 걸러내고 6과 합치면 완성된다.

동의보감 한가지 약초로 치료하는 단방
허로로 몸이 여윈 것을 치료하며 5로 7상을 보한다.
산약(마) 그 뿌리를 캐어 먹거나 죽을 쑤어 먹어도 좋다[본초].

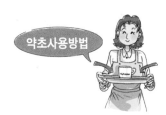
약초사용방법

동의보감 민간요법
근육이 나른할 때
마(산약) 10g을 물 200ml에 달여서 한 번에 먹는다.

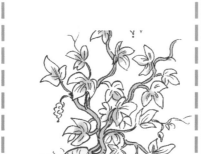

당뇨로 인하여 허약 체질의 사람에게 좋은 산약(참마)

참마는 자양강장과 소화촉진에 효과가 크고

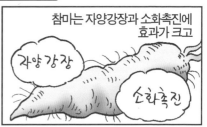

허약제질인 사람에게는 참으로 좋은 식품이다.

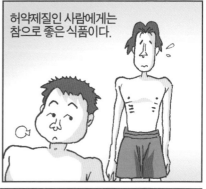

참마 60g을 1일 3회로 나누어 복용해도 되고

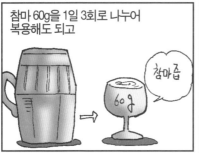

참마 100g과 괘지 췌장 1개로 수프를 만들어 2주간 매일 복용하면 혈당치가 내려간다.

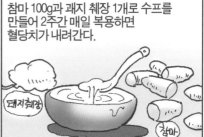

여기에 황저 30g을 가미해서 복용하면

더욱 더 큰 효과를 기대할 수가 있습니다.

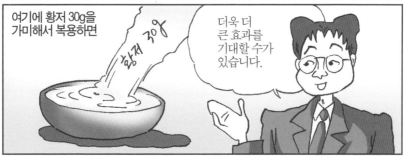

중풍으로 인해 역시 반신불수가 되었을 때 좋은
당귀와 천마

반신불수가 되었을 때는 당귀 60g, 천마 15g, 전갈 12g을 가루로 만들어 한번에 15g씩 하루에 2번 복용한다.

중풍으로 인해 역시
반신불수가 되었을
때에

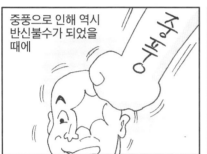

당귀 60g과 천마 15g,

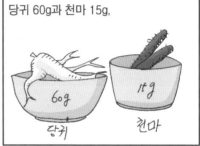

그리고 전갈12g을 가루로 만들어

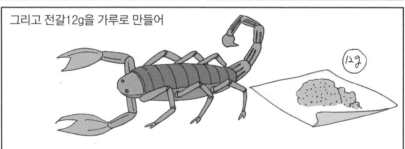

한번 복용하는데 15g씩

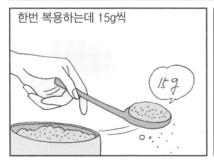

하루에 두 번
복용하시면 효과가
나타난다.

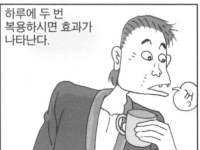

땀을 많이 흘리면서 가슴이 두근거릴 때에 효과가 있는

산조인

학명: Zisyphus jujuba, Z, vulgaris var, spinosus
이명: 산조인, 메대추씨, 멧대추씨, Zizyphi spinosae semen

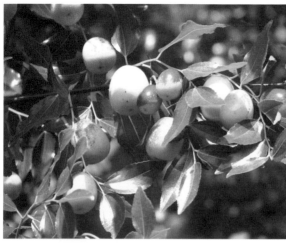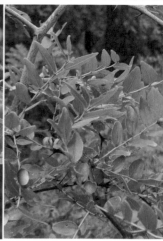

멧대추 나무의 성숙한 종자

• 식물의 특성과 형태

잎은 어긋나며 꽃은 5~6월에 잎겨드랑이에서 2~3개씩 핌, 열매는 구형 핵과로 9~10월에 적갈~암갈색으로 익는다.

증상별 한약 제조방법

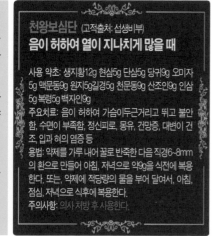

천왕보심단 (고적출처: 섭생비부)
음이 허하여 열이 지나치게 많을 때

사용 약초: 생지황12g 현삼5g 단삼5g 당귀9g 오미자5g 맥문동9g 원지5g길경5g 천문동9g 산조인9g 인삼5g 복령5g 백자인9g

주요치료: 음이 허하여 가슴이두근거리고 뛰고 불안함, 수면이 부족함, 정신피로, 몽유, 건망증, 대변이 건조, 입과 혀의 염증 등

용법: 약제를 가루 내어 꿀로 반죽한 다음 직경6~8mm의 환으로 만들어 아침, 저녁으로 약9g을 식전에 복용한다. 또는, 약제에 적당량의 물을 부어 달여서, 아침, 점심, 저녁으로 식후에 복용한다.

주의사항: 의사 처방 후 사용한다.

• 약초의 성미와 작용

맛은 시고 달며 성질은 평하다. 심장과 간, 담, 비장에 작용한다.

• 약리효과와 효능

몸에 진액과 혈액이 부족하여 가슴이 답답하면서 잠을 이루지 못하고, 땀을 많이 흘리면서 가슴이 두근거릴 때에 효과가 있으며 진정과 최면효과가 있다.

• 주요 함유 성분과 물질

다량의 지방질과 단백질, 및 2종의 sterol을 함유하며, jujuboside A, jujuboside B 등을 함유하고 있다.

• 채취시기와 사용부위

가을에 성숙한 과실을 채취하여 씨만 모아서 절구에 찧은 후 햇볕에 말려서 사용한다.

• 복용방법 하루에 6~12g을 복용한다. 혹은 연말하여 3g을 탄복한다.

• 사용상 주의사항

몸에 열이 뭉쳐 있는 사람과 대변이 묽고 설사를 하는 사람은 복용을 피해야 한다.

• 임상응용 복용실례

진정작용과 최면작용을 가지고 있음이 밝혀졌으며, 그 외에도 진통작용과 진정작용, 혈압강하작용도 있다. 지황, 당귀, 맥문동, 백자인 등과 배합하여 불면증과 가슴이 뛰고 답답한 증상을 다스린다.

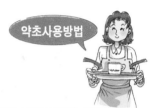

약초사용방법

동의보감 한방 약차 만들기
신경쇠약, 갱년기 증후군에 좋은 산조인차
준비할 재료 : 산조인 9~18g
만드는 방법 : 물 600ml을 넣고 끓기 시작하면 약불로 줄여 30분 정도 달인 후 1일 2~3잔 기호에 따라 꿀이나 설탕을 가미해서 마시면 된다.
• 잠을 잘 자면 생것으로 쓰고 잠을 잘 자지 못하면 볶아(산조인초) 익혀서 쓴다.

동의보감 한가지 약초로 치료하는 단방
잠을 자지 못하는 것을 치료한다.
산조인(메대추씨) 잠이 많은 데는 생것으로 쓰고 잠을 자지 못하는 데는 잘 닦아서 쓴다[본초].

동의보감 민간요법
불면증일 때
살맹이씨(산조인) 15g을 물 200ml에 달여 하루 3번에 나누어 먹는다. 생것으로 쓰면 잠 재우는 효과가 더 크기 때문에 요즘은 볶지 않고 생것으로 쓰고 있다.

신경쇠약, 식물신경장애로 자주 놀라 가슴이 두근거리고 잠을 못잘 때
산조인 15g을 물에 달여 1일 3번 나눠 복용하면 된다.

흥분을 가라앉히고 잠이 잘 오지 않을 때
산조인 20g을 달여 1일 3번 나눠 끼니 뒤에 복용하면 된다.

불안초조로 잠이 짧고 꿈이 많을 때
측백씨와 산조인 각 4.5g을 가루로 만들어 1회 3g씩 1일

불면증과 잘 놀라서 가슴이 두근거리고 현기증일 때
산조인 20g을 달여 1일 3번 나눠 끼니 뒤에 복용한다.

식욕을 촉진하고 위부 연동운동의 증가시키는

산초(초피나무)

학명: Zanthoxylum schinifolium
이명: 분자나무, 상초, 젠피나무, Zanthoxyli fructus

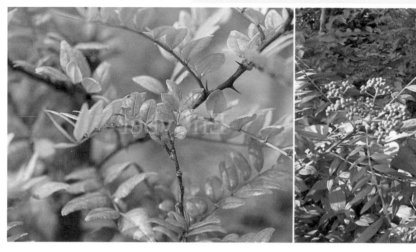

산초나무의 성숙한 과피

• 식물의 특성과 형태

전국 산기슭 양지쪽 자생, 키 3m 가시가 호생, 잎은 깃꼴겹잎, 작은 잎은 13~21장, 길이 1.5~5cm, 피침형, 가장자리에 톱니가 있다.

• 약초의 성미와 작용

맛이 맵고 성질은 뜨겁고 약간 독성이 있다. 위, 비, 신에 작용한다.

• 약리효과와 효능

과피를 복부냉증을 제거, 구토와 설사 치료, 회충, 간디스토마, 치통, 지루성피부염 등에 효과가 좋다.

• 주요 함유 성분과 물질

과피에 Acid amide계인 Sanshool, 정유가 있고, 주요성분은 Geraniol, Hyperin, Sanshoamide 등, 열매에는 Xanthoxin(경련), Xanthoxinic acid(마비) 독성분도 있다.

• 채취시기와 사용부위

가을철 열매가 익을 때 채취하여 종자를 제거하고 과피만 건조하여 사용한다.

• 효과적인 용량과 용법

하루에 1.5~4.5g을 복용한다.

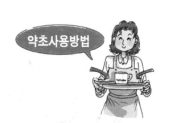

약초사용방법

동의보감 한방 약술 만들기

눈을 밝게 해주고 뱃속이 냉해서 나타나는 통증을 치료하는 산초술

준비할 재료 : 산초가지, 잎, 꽃, 열매 두 주먹 정도, 소주 재료의 2ℓ

만드는 방법 : 잔가지는 3㎝로 자르고, 굵은 가지에서 벗긴 껍질은 잘게 썬다. 잎과 꽃과 열매는 깨끗이 씻은 후 물기를 제거한다. 재료를 주둥이가 넓은 용기에 넣는다. 소주를 붓고 밀봉해 서늘한 곳에 둔다. 6개월 정도 숙성시켜야 좋은 술이 완성된다. 이때 건더기를 제거하지 말고 그대로 둔 채로 복용해도 괜찮다.

동의보감 한가지 약초로 치료하는 단방

뱃속이 차서 아픈 것을 치료한다.

산초(조피열매) 조피열매 49알을 신좁쌀죽웃물에 하룻밤 담갔다가 입에 물고 우물물로 빈속에 삼킨다[본초].

동의보감 민간요법

고환에 염증이 생기는 고환염

조피나무열매(약간 볶은 것) 40g, 다시마 20g을 가루 내어 술로 쑨 풀에 반죽하여 한 알의 질량이 0.15g 되게 알약을 만들어 한번에 10알씩 하루 3번 더운 물로 먹는다. 음낭이 붓고 허리와 무릎까지 아픈 데 쓴다. 찜질한다. 식으면 갈아서 다시 한다.

소화 장애와 헛배가 왔을 때

엿기름 150g, 조피열매 30g, 건강 100g을 가루로 만들어 1회 7g씩 1일 3번 나눠 끼니 뒤에 미음에 타서 복용하면 효과가 있다.

음낭이 붓고 허리와 무릎 통증이 있을 때

볶은 초피나무열매 30g과 다시마 18g을 섞어 가루로 만들어 술에 반죽해 1알을 0.2g짜리 환으로 만들어 1회 8알씩 1일 3번 나눠 따뜻한 물로 10일간 복용하면 좋다.

부인과질환에 많이 쓰고 종양세포를 직접 억제하는

삼릉(매자기)

학명: Sparganium erectum
이명: 삼릉, 형삼릉, 경삼릉, Sparganii rhizoma

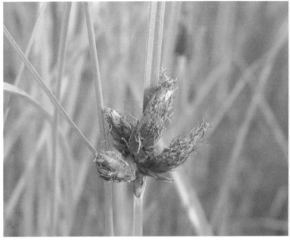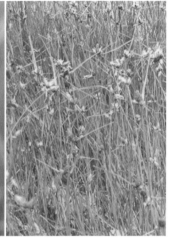

흑삼릉과 다년생 초본인 매자기의 건조한 괴경

• 식물의 특성과 형태

방동산이과 키 70~100cm, 전체가 해면질, 줄기는 곧고 굵음, 뿌리는 길게 뻗고 끝에 단단한 덩이뿌리가 몇 개 생긴다.

• 약초의 성미와 작용

맛은 쓰고 성질은 평하다. 간과 비장에 작용한다.

• 약리효과와 효능

혈액과 기의 순환이 정체되거나 월경이 갑자기 멈추면서 복통이 있거나 산후 복통, 체했을 때 등에 효과를 나타낸다.

• 주요 함유 성분과 물질

뿌리는 Astringenin, Betulin, Betulinaldehyde, Betulinic acid, Lupeol, Resveratrol, Scirpusin A, Scirpusin B 등이 함유되어 있다.

산종 궤견탕 (고적출처: 난실비장)

연주창이나 혹이 있을 때

사용 약초: 곤포7.5g 지모7.5g 황백12g 갈근4.5g 길경7.5g 삼릉4.5g 황금12g 당귀미3g 연교4.5g 시호7.5g 황련3g 천화분7.5g 승마1.5g 아출4.5g 작약3g 자감초4.5g 용담7.5g

주요치료: 열을 내려주고 열독을 풀어준다. 굳어있고 맺혀있는 것(종기 부스럼 독)을 풀어준다.

용법: 약제에 적당량의 물을 부어 달여서, 아침, 저녁으로 식후30분에 복용한다.

주의사항: 의사 처방 후 사용한다. 오랜 투병으로 정기가 허한 환자는 복용하지 말 것.

• 채취시기와 사용부위

가을과 겨울에 채취하여 잎과 잔뿌리를 제거한 후 물에 충분히 담그었다가 햇볕에 말려서 사용한다.

• 복용방법

하루에 4~12g을 복용한다.

• 사용상 주의사항

월경량이 많은 사람과 몸이 허약한 사람은 복용을 피해야 한다

• 임상응용 복용실례

호흡촉진작용, 건위작용 등이 있다. 아출, 우슬, 천궁 등과 배합하여 어혈로 인해 생리가 멈추거나 덩어리가 지는 증상을 치료한다.

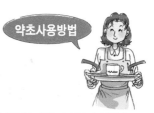

동의보감 한방약차 만들기

식도암, 간암, 위암, 자궁경부암, 유선암, 직장암, 폐암에 좋은 삼릉차

준비할 재료 : 삼릉 3~9g

만드는 방법 : 물 600ml을 넣고 끓기 시작하면 약불로 줄여 30분 정도 달인 후 1일 2~3잔 기호에 따라 꿀이나 설탕을 가미해서 마시면 된다.

동의보감 한가지 약초로 치료하는 단방

주로 오랜 벽과 징가, 비괴를 치료한다.

삼릉을 고약같이 진하게 달여서 아침마다 1숟가락씩 술로 먹는데 하루 두번 쓴다[본초].

동의보감 민간요법

무월경일 때

삼릉을 보드랍게 가루 내어 한번에 2~3g씩 하루 3번 끼니 뒤에 먹는다.

【수치】약재를 깨끗이 씻어 끓는 물에 넣고 약화로 가열하여 50~60%의 수분이 스며들면 일정량의 미초(kg당 400g)를 넣고 다시 80%의 수분이 스며들게 삶은 다음 불을 끄고 용기에서 수분이 없을 정도로 식혀서 햇볕에 말린다.

간과 신장의 기운을 보충하고 근골을 강하게 하는 작용이 있는

상기생

학명: Loranthus parasiticus
이명: 상기생, 기생초, 우목, 완동, 기설, Taxilli ramulus

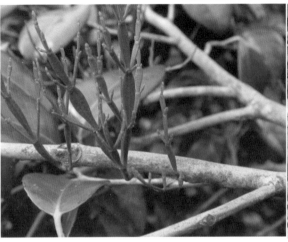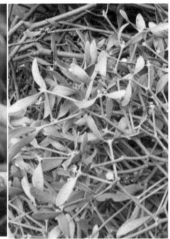

뽕나무 겨우살이

• 식물의 특성과 형태

키 30~60cm, 잎은 Y자 모양으로 마주나며, 이른 봄인 3월에 가지 끝에 연노란색 꽃이 핀다.

증상별 한약 제조방법

독활기생탕

각종 관절염 또는 신경통을 다스릴 수 있는

사용 약초: 독활2.1g, 백작약2.1g, 당귀2.1g, 상기생 2.1g, 숙지황1.5g, 인삼1.5g, 우슬1.5g, 진구1.5g, 방풍 1.5g, 천궁1.5g, 백복령1.5g, 두충1.5g, 세신1.5g, 육계 1.5g, 감초0.9g

주요치료: 간과 신이 허약하여 근이 떨리고 뼈가 아프며, 다리와 무릎 한쪽이 마르고 늘어지며 약하고 시리면서 저린 것을 치료한다.

용법: 생강 3~5편을 가하여 물에 달이고 찌꺼기를 없앤 다음 식전에 따뜻하게 복용한다.

주의사항: 의사 처방 후 사용한다.

• 약초의 성미와 작용

맛은 쓰고 달며 성질은 평하다. 간과 신장에 작용한다.

• 약리효과와 효능

인체의 풍습을 제거하고 간과 신장의 기운을 보충하고 근골을 강하게 하는 작용이 있으며 혈압을 낮추는 효과도 있다.

• 주요 함유 성분과 물질

βAmyrin, Inositol, Avicularin, Quercetin, Quercitrin, Viscotoxin, Viscine, Arabinose, Oleanolic acid 등이 함유되어 있다.

• 채취시기와 사용부위

겨울부터 봄 사이에 채취하여 햇볕에 말려서 사용한다.

• 복용방법

하루에 12~24g을 복용한다.

• 사용상 주의사항

풍습의 사기가 없는 사람은 복용을 피해야 한다.

• 임상응용 복용실례

독활, 세신, 진구, 두충 등과 배합하여 풍습으로 팔다리가 저리고 아프거나 허리와 무릎이 시리고아픈 증상을 다스린다.

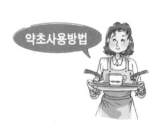

약초사용방법

동의보감 한가지 약초로 치료하는 단방

태루가 멎지 않는 것을 치료하고 태아를 편안하게 하며 든든하게 한다.
상기생(뽕나무겨우살이) 달여 먹거나 가루 내어 먹어도 다 좋다(본초).

동의보감 민간요법

요붕증일 때
뽕나무겨우살이(상기생) 보드랍게 가루 내어 한번에 4g씩 하루에 2번 끼니 사이에 먹는다. 콩팥의 기능을 높여주며 갈증을 막는 작용이 있다.

• 상기생은 관상동맥을 확장하고 혈류의 저항을 줄이며 혈류를 촉진하는 작용이 있으므로 협심증에 써도 좋다. 1회에 상기생 2전, 강향 5분을 복용시켜 지통효과를 얻을 수 있다.

• 상기생에는 강압효과가 있으나 곡기생(수기생)이 더욱 좋다. 동맥경화에 의한 심질환과 고혈압치료에 쓰며 또 콜레스테롤치를 내리는 효과도 있다. 강압효과는 완만하지만 지속되며 안정되어 있고 혈압상승이 반복되는 일은 적다. 간신음허로 인한 두통, 현운, 이명, 동계 등을 보이는 음허양항형 고혈압에는 생지황, 적작, 인동 등을 넣어 쓰면 좋다.

갈증이 있을 때
뽕나무겨우살이 9g을 가루로 만들어 1회 3g씩 1일 3번 나눠 끼니사이에 복용하면 된다.

동맥경화성고혈압 및 본태성고혈압의 치료에 사용하는

상백피

학명: Morus alba, M. bombycis, M. dissecta
이명: 상백피, 상근백피, 오목이, Mori cortex

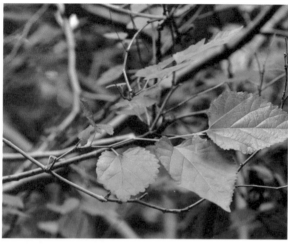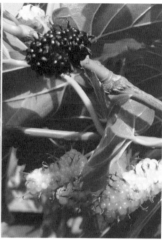

뽕나무과 뽕나무의 근피

• 식물의 특성과 형태

높이 6~10m, 꽃은 암수딴그루로서 6월에 피고, 열매는 집합과로 열매 이삭은 긴 구형으로 검은색으로 익는다.

• 약초의 성미와 작용

맛은 달고 성질은 차갑다. 폐에 작용한다.

• 약리효과와 효능

기침을 멈추고 이뇨효과와 함께 종기를 없애는 작용이 있어, 폐에 열이 있어 발생하는 기침, 가슴이 답답하면서 기침을 할 때 효과를 나타낸다. 강압효과가 밝혀져 고혈압 약으로도 이용된다.

• 주요 함유 성분과 물질

Umbelliferone, Scopoletin, Flavonoid(Morusin, Mulberrochromene, Mulberrin), Tannin, Mucin 등이 함유되어 있다.

• 채취시기와 사용부위

겨울에 채취하여 코르크층을 제거한 뒤 햇볕에 말려서 사용한다.

• 복용방법 하루에 2~12g을 복용한다.

• 사용상 주의사항

폐의 기운이 허약한 사람과 소변을 많이 보는 사람, 감기로 인해 오한과 함께 기침을 하는 사람은 복용을 피해야 한다.

• 임상응용 복용실례

혈압강하작용, 거담작용, 이뇨작용, 항균작용 등이 있다. 지골피, 감초 등과 배합하여 기침과 가래가 많은 것을 다스린다.

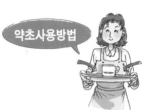

약초사용방법

동의보감 한방 약차 만들기
열을 식히고 폐에 열이 몰리는 것을 없애주는 상백피차
준비할 재료 : 상백피 3~18g
만드는 방법 : 물 600㎖을 넣고 끓기 시작하면 약불로 줄여 30분 정도 달인 후 1일 2~3잔 기호에 따라 꿀이나 설탕을 가미해서 마시면 된다.

동의보감 한방 약죽 만들기
건망증을 치료하는 오디죽
준비할 재료 : 오디 1.5㎏, 백미 50g
만드는 방법 : 오디를 물에 넣고 20분정도 삶는다. 삶은 오디를 헝겊으로 싼 다음 오디진액을 축출한다. 벌꿀정도의 농도로 달인 다음 식혀서 병에 담는다. 백미로 흰죽을 쑨 다음 오디진액을 넣어 5분가량 더 쑤면 완성된다.

동의보감 한방 약술 만들기
고혈압에도 효능이 있는 오디주
준비할 재료 : 오디 600g, 소주 2ℓ, 설탕 200g
만드는 방법 : 준비한 오디를 깨끗이 씻어 물기를 제거 한다. 주둥이가 넓은 용기에 넣는다. 소주를 붓고 설탕을 넣어 밀봉해 서늘한 곳에 둔다. 침전을 막기 위해 3일 동안 하루에 1번씩 용기를 흔들어준다. 3개월 후 천으로 건더기를 걸러낸다. 용기의 뚜껑을 밀봉해 3개월 동안 숙성시키면 완성된다.

동의보감 한가지 약초로 치료하는 단방
폐를 사하고 폐 속의 물기를 없애준다.
상백피(뽕나무뿌리껍질) 달여서 먹는다[본초].

동의보감 민간요법
반신불수, 고혈압
상백피 5㎏, 감초 1㎏을 물 20ℓ를 녜고 엿처럼 달여서 한번에 5g씩 하루에 3번 끼니 사이에 먹는다.

당뇨로 인한 심한 갈증에 좋은
상지(뽕나무가지)

제조방법은 뽕나무가지를 잘게 썬 것 40~60g을 물에 달여서 하루 4~6번에 나누어 목이 심하게 마를 때마다 마시면 해소된다.

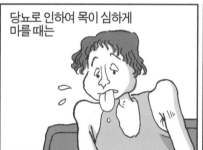

당뇨로 인하여 목이 심하게
마를 때는

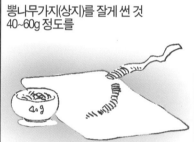

뽕나무가지(상지)를 잘게 썬 것
40~60g 정도를

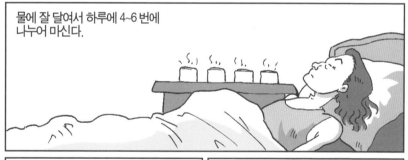

물에 잘 달여서 하루에 4~6 번에
나누어 마신다.

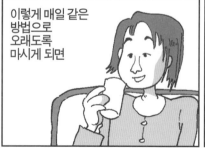

이렇게 매일 같은
방법으로
오래도록
마시게 되면

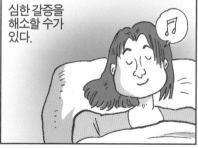

심한 갈증을
해소할 수가
있다.

중풍성, 반신불수 고혈압에 좋은
상백피와 감초

반신불수, 고혈압에는 상백피 5kg, 감초 1kg을 물 20 l 에 넣어서 엿처럼 달여서
한번에 5g씩 하루에 3번 끼니 사이에 복용케 하면 된다.

중풍성, 반신불수
고혈압에는

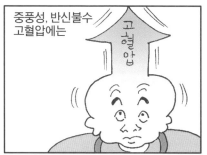

상백피 5kg 감초
1kg을 물 20ℓ 에
넣어서

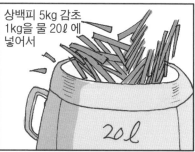

푹 달이면 마치 엿처럼 된다.

달콤한 맛이
너무 좋아.

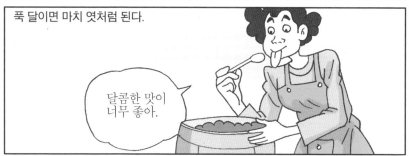

이것을 5g씩 하루에
3번 복용하는데

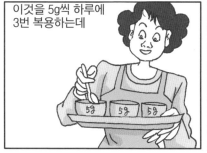

식사 사이에 복용해야 효과가
좋다.

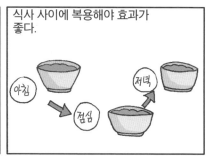

173

혈당량 강하작용, 혈압강하작용, 이뇨작용, 항균작용이 있는 약초

상엽(뽕나무잎)

학명: Morus alba
이명: 상엽, 철선자, 경상상엽, Mori folium

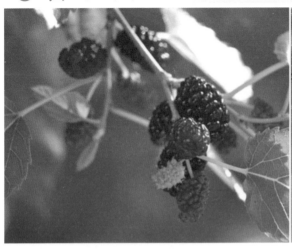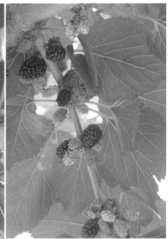

뽕나무의 잎을 건조한 것(가을에 첫서리 맞은 것이 효과적이다)

• 식물의 특성과 형태

뽕나무, 가새뽕, 산뽕나무(M. bombycis)의 잎을 모두 사용한다.

• 약초의 성미와 작용

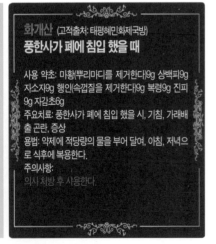
맛은 달고 쓰며 성질은 차갑다. 폐와 간에 작용한다.

• 약리효과와 효능

인체의 풍열을 몰아내고 간의 화기를 내리는 작용이 있어 감기로 인해 발열이 심하면서 기침을 하거나 마른기침을 할 때, 눈이 충혈 되거나 아플 때 등에 효과를 나타낸다.

• 주요 함유 성분과 물질

성분은 Rutin, Quercetin, Isoquercetin, Moracetin C-D, 미량의 βSitosterol, Lupeol, Campesterol, Inokosterone, Myoinositol, Hemolysin 등이 함유되어 있다.

• 채취시기와 사용부위

첫 서리가 내린 후에 따서 햇볕에 말려서 사용한다.

• 복용방법

하루에 6~12g을 복용한다.

• 사용상 주의사항

폐가 약하거나 감기로 인해서 오한이 나면서 기침을 하는 사람은 복용을 피해야 한다.

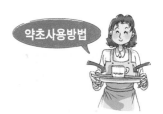

약초사용방법

동의보감 한방 약차 만들기
식은땀과 시력을 강화해주는 신선엽차

준비할 재료 : 뽕잎 100g, 꿀 25g

뽕잎은 깨끗이 물에 씻은 후 물기를 제거한다. 솥에 뽕잎을 넣고 약간의 꿀과 끓는 물을 붓는다. 약한 불에 뽕잎이 끈적끈적하지 않을 정도로 달인 후 건져서 식힌다. 냉장고에 보관해두면 된다.

만드는 방법 : 뽕잎 10g을 찻잔에 담는다. 끓는 물을 부어 2~3분 우려낸 후 마시면 된다.

동의보감 한가지 약초로 치료하는 단방
얼굴에 생긴 폐독창이 대풍창 같이 된 것을 치료한다.

상엽(뽕잎) 뽕잎을 따서 깨끗하게 씻은 다음 쪄서 햇볕에 말린다. 이것을 가루를 내어 한번에 8g씩 하루 세 번 물에 타 먹는다. 일명 녹운산이라고도 한다[본초].

동의보감 민간요법
혈압강하

• 신경성 고혈압으로 혈압이 불규칙한 것은 정신불안이 원인이다. 이때는 조구등과 상엽 각 5전을 함께 달여 차대신 복용하면 5~6회로 혈압이 일정하게 된다.

• 기타 고혈압증에도 증상에 따라 사용하는데 일반적으로 2~3전이면 된다. 상엽의 혈압강하 작용은 완만하고 지속성이 없기 때문에 국화, 조구등을 가할 필요가 있다. 또 관상동맥경화에 의한 고혈압이나 뇌일혈로 혈압이 장기간 내리지 않을 때 쓰면 좋은 효과를 얻을 수 있다.

• 상엽에는 혈당을 저하시키는 작용도 있다. 단 3~6개월 간 계속 복용해야 한다.

【참고】 늦가을 서리 맞은 것을 채취한 상엽이 효과가 뛰어나고, 찌거나 밀자한 증상엽은 명목작용이 우수함.

속을 따뜻하게 하여 구토를 멎게 하고 부종을 없애주는 약초

생강

학명: Zingiber officinale
이명: 자강, 모강, Zingiberis rhizoma recens

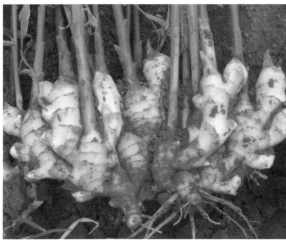
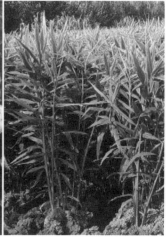

다년생 초본인 생강의 근경

• 식물의 특성과 형태

높이 30~50cm, 뿌리줄기는 굵은 육질, 연한 노란색의 매운 맛, 잎은 바늘 모양, 원산지에서는 노란 꽃이 핀다.

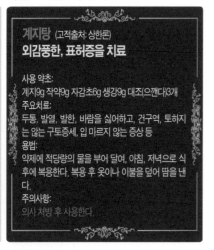
• 약초의 성미와 작용

맛은 맵고 성질은 따뜻하다. 폐와 비장, 위에 작용한다.

• 약리효과와 효능

속을 따뜻하게 하여 구토를 멎게 하고 부종을 없애는 효과를 가지고 있다. 가벼운 감기와 기침, 속이 차면서 구토를 하고 담이 많을 때 등에 주로 이용된다.

• 주요 함유 성분과 물질

주요성분으로 Zingiberol, Zingiberene, Phellandrene, Camphene, Citral, Methylhepteone, Kinalool, Asparagin, Pipecolic acid, Glutamic acid, Asparagin acid, Serine, Glycine 등이 함유되어 있다.

• 채취시기와 사용부위

가을과 겨울에 채취하여 잔뿌리와 흙 등을 제거한 후 이용한다.

• 효과적인 용량과 용법

하루에 4~12g을 복용한다.

• 사용상 주의사항

인체에 진액이 부족하여 허열이 뜨거나 또는 진액이 부족하여 기침과 함께 피를 토하는 사람은 복용을 피해야 한다.

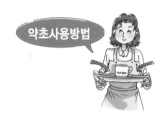

약초사용방법

동의보감 한방 약차 만들기
부종제거와 헛구역질에 좋은 생강차

만드는 방법 : 생강 3톨, 물 300㎖

준비할 재료 :
생강을 잘 씻어 물기를 제거한 후 강판으로 곱게 간다. 곱게 간 생강을 찻잔에 1큰 술 넣어서 끓는 물을 붓는다. 1~2분 후에 꿀을 타서 마시면 된다.

• 원형탈모증에는 껍질을 벗긴 생강을 환자가 달아올라 따끔거릴 때까지 반복 마찰하여 10일 정도 지속하면 모발이 다시 난다. 또는 탈모가 된 부위를 쑥으로 뜸을 해도 모발이 난다.

동의보감 한가지 약초로 치료하는 단방
급성후폐증을 치료한다.
백강잠을 보드랍게 가루를 내어 생강즙에 개서 먹으면 곧 낫는다[본초].

동의보감 민간요법
천식일 때
반하를 가루 내어 한번에 2~3g씩 생강즙으로 먹는다. 반하 3~4g, 생강 2~3g을 함께 물에 달여 먹어도 된다.

신장을 보하고 혈액을 보충하여 주는
생지황

학명: Rehmanniaglutinosa, R, glutinosa f, hueichingensis
이명: 생지황, 원생지, 건지황, Rehmanniae radix

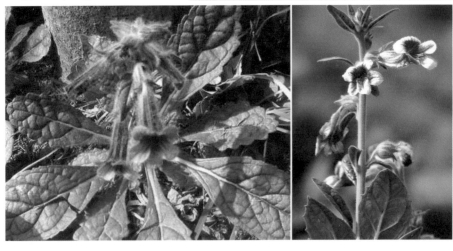

지황의 신선한 뿌리

• 식물의 특성과 형태

높이 20~30cm, 꽃은 6~7월에 연한 홍자색, 줄기 끝에 총상화서, 열매는 삭과로 타원상 구형이다.

• 약초의 성미와 작용

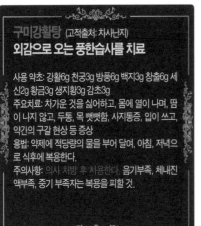

구미강활탕 (고적출처: 차사난지)
외감으로 오는 풍한습사를 치료

사용 약초: 강활6g 천궁3g 방풍6g 백지3g 창출6g 세신2g 황금3g 생지황3g 감초3g
주요치료: 차가운 것을 싫어하고, 몸에 열이 나며, 땀이 나지 않고, 두통, 목 뻣뻣함, 사지통증, 입이 쓰고, 약간의 구갈 현상 등 증상
용법: 약제에 적당량의 물을 부어 달여, 아침, 저녁으로 식후에 복용한다.
주의사항: 의사 처방 후 사용한다. 음기부족, 체내진액부족, 중기 부족자는 복용을 피할 것.

맛은 달고 성질은 차갑다. 심장과 간, 신장에 작용한다.

• 약리효과와 효능

신장을 보하고 혈액을 보충하여 주며, 열을 내려주는 작용이 있어 각종 발열성 질환, 토혈이나 코피, 목이 붓고 아플 때 등에 일정한 효과를 나타낸다.

• 주요 함유 성분과 물질

주요성분은 βsitosterol 과 mannitol이며, 소량의 stigmasterol과 미량의 campesterol, rehmanin, alkaloid, 지방산 catalpol, glucose, vitamin A 등을 함유하고 있다.

증상별 한약 제조방법

- 채취시기와 사용부위

봄과 가을에 채취하여 잘 씻은 후 천천히 불에 쬐어 말려서 이용한다.

- 효과적인 용량과 용법

하루에 12~20g을 복용한다.

- 사용상 주의사항

소화기가 약하고 뱃속이 그득하면서 변이 무른 사람은 복용을 피해야 한다.

- 임상응용 복용실례

지혈촉진작용, 강심작용, 이뇨작용, 혈당량 강하작용 등이 있다.

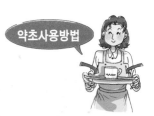

약초사용방법

동의보감 한방 약차 만들기
혈압강하와 잠자면서 흘리는 식은땀에 좋은 생지황차
준비할 재료 : 지황 10~30g
만드는 방법 : 물 600ml를 넣고 끓기 시작하면 약불로 줄여 30분 정도 달인 후 1일 2~3잔 마시면 된다.

동의보감 한방 약죽 만들기
어린이 다한증에 좋은 지황죽
준비할 재료 : 생지황 60g, 백미 40g, 생강 2쪽
만드는 방법 : 백미를 물에 넣어 충분하게 불린 다음 물기를 제거한다. 생지황을 냄비에 넣어 물을 붓고 달여서 약즙만 받아낸다. 질그릇냄비에 1을 넣어 물을 붓고 흰죽을 쑨다. 한소끔 끓어오르면 2의 약즙과 생강을 썰어서 넣는다. 5분가량 은근한 불로 더 쑤면 완성된다.

동의보감 한방 약술 만들기
원기, 기침, 식은 땀, 무기력, 만성기관지염 등에 좋은 고본술
준비할 재료 : 생지황 70g, 인삼 30g, 맥문동 70g, 천문동 70g, 소주 4ℓ, 설탕 100g
만드는 방법 : 준비한 생약을 가늘게 썰어 용기에 담고 소주를 붓는다. 용기를 밀봉한 다음 서늘한 곳에 둔다. 4~5일 동안은 매일 1회 정도 용기를 흔들어 준다. 10일 후에 생약건더기를 걸러 낸다. 술을 용기에 다시 붓고 설탕을 넣어 녹인다. 여기에 생약건더기 1/4을 넣고 밀봉해 서늘한 곳에 둔다. 한 달 후 윗부분의 맑은 흑색 술을 따라낸다. 천으로 생약건더기를 걸러내고 7의 술가합치면 완성된다.

동의보감 한가지 약초로 치료하는 단방
골증열을 치료한다.
생지황 즙을 한 번에 1-2홉씩 몸이 서늘할 때까지 먹는다. 혹은 그 즙을 죽에 섞어서 빈속에 먹기도 한다[본초].

동의보감 민간요법
갑상선이 부어오를 때(갑상선종)
많이 먹지만 곧 바로 배고프고 여위며 가슴이 두근거리고 땀이 많이 나는데 좋다. 생지황 30g, 황백 20g, 천화분 20g, 옥죽 15g, 귀판 30g, 곤포 30g을 물로 달여서 하루에 2번 먹는다.

고열과 함께 갈증이 나고 가슴이 답답하며, 기침을 심하게 할 때 효과

석고(황산 칼륨)

학명: Gypsum
이명: 세석, 세리석, 백호, Gypsum Fibrosum

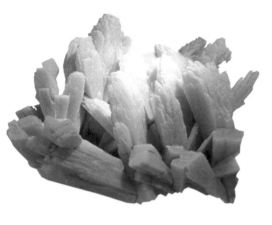
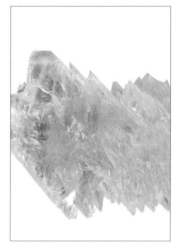

유산염 광물에 속한 석고를 채취한 것

• 식물의 특성과 형태

길죽한 판상의 불규칙한 덩어리, 백색 또는 회백색의 반투명한 특징이 있으며 체는 무거우나 그 질은 가볍다.

마행감석탕 (고적출처: 상한론)
적체되어 있는 열, 기침이 있을 때

사용 약초:
마황8g 자감초4g 행인6g 석고16g
주요치료:
체내에 적체되어 있는 열, 기침, 갈증.
용법:
약제에 적당량의 물을 부어 달여, 아침, 저녁으로 식후에 복용한다.
주의사항:
의사 처방 후 사용한다.

• 약초의 성미와 작용

맛은 맵고 달며 성질은 매우 차갑다. 폐와 위에 작용한다.

• 약리효과와 효능

고열과 함께 갈증이 나고 가슴이 답답하며, 기침을 심하게 할 때 효과가 있다.

• 주요 함유 성분과 물질

주성분은 함수유산칼슘으로 구성되어 있으며, 사분, 유기물, 황화물 등의 혼입되어 있다.

●채취시기와 사용부위

채취한 후 진흙을 제거하고 분쇄하여 이용한다.

• 복용방법

하루에 15~60g을 복용한다.

• 사용상 주의사항

소화기가 약하고 속이 찬 사람이나 몸에 진액과 혈이 부족한 사람은 복용을 피해야 한다.

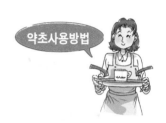

약초사용방법

동의보감 한가지 약초로 치료하는 단방

소갈을 치료한다.
석고가루 내어 20g을 멥쌀과 함께 달여 즙을 짜서 먹는다[본초].

동의보감 민간요법

당뇨병일 때
인삼, 지모를 각각 8g, 석고 6g를 물에 넣어서 달인 후 하루 2번에 나누어 끼니사이에 복용하면 된다. 지모에는 아스포닌, 석고에는 많은 양의 칼슘이 들어 있는데, 이것들은 모두다 혈당량을 낮추는 작용을 한다. 이 세 가지 약들을 배합하면 그 작용이 더욱 증진된다.

• 고열로 피부가 가려울 때는 하석고 분말을 바르면 좋다. 석고를 소하면 수렴작용이 있기 때문에 피부의가려움이 멎는 효과를 얻을 수 있다.
• 급성유선염을 '유옹' 이라고 하는데 이때 홍종통이 있으면 석고 분말을 물에 개어 반죽한 것을 바르면 좋다. 유방에 멍울이 있으나 붉지도 붓지도 않은 것은 '유저증' 이라고 하는 것에는 효과가 없으며, 악성종류에도 효과가 없다.

혈당을 낮출 때
인삼과 지모를 각 7g, 석고 6g을 섞어 달인 다음 1일 3번 나눠 끼니사이에 복용한다.

인체의 진액을 보충하고 허열을 내려주어 열병으로 인한 증상에

석곡

학명: Dendrobium moniliforme
이명: 임란, 두란, 금채화, Dendrobii herba

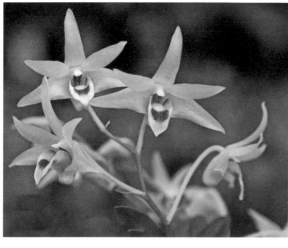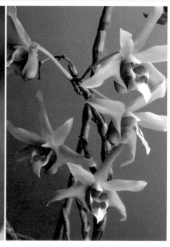

난초과 식물인과 세엽석곡의 경

• 식물의 특성과 형태

잎은 2~3년생, 꽃은 5~6월에 흰색 또는 연한 붉은색으로 원줄기 끝에 1~2개가 달린다.

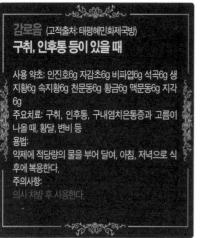

감로음 (고적출처: 태평혜민화제국방)
구취, 인후통 등이 있을 때

사용 약초: 인진호6g 지감초6g 비파엽6g 석곡6g 생지황6g 속지황6g 천문동6g 황금6g 맥문동6g 지각6g
주요치료: 구취, 인후통, 구내염치은통증과 고름이 나올 때, 황달, 변비 등
용법:
약제에 적당량의 물을 부어 달여, 아침, 저녁으로 식후에 복용한다.
주의사항:
의사 처방 후 사용한다.

증상별 한약 제조방법

• 약초의 성미와 작용

맛은 달고 성질은 약간 차갑다. 위와 폐, 신장에 작용한다.

• 약리효과와 효능

인체의 진액을 보충하고 허열을 내려주어 열병으로 인한 증상, 입이 마르고 갈증이 있거나 밤에 열이 오르는 증상 등에 효과가 있다.

• 주요 함유 성분과 물질

Dendrobine, Dendramine, Nobilonine, Dendroxine, Dendrine, 점액질과 전분 등이 함유되어 있다.

• 채취시기와 사용부위

가을 이후에 채취하여 물에 담그었다가 햇볕에 말려서 이용한다.

• 복용방법

하루에 8~20g을 복용한다. 선석곡의 경우에는 20~40g을 복용한다.

• 사용상 주의사항

열병이지만 아직 진액을 상하지 않은 사람과 위나 신장에 허열이 있는 사람은 복용을 피해야 한다.

• 임상응용 복용실례

해열작용, 진통작용, 건위작용이 있다. 생지황, 맥문동, 천화분 등과 배합하여 열병으로 몸의 진액을 상하여 발생하는 갈증을 다스린다.

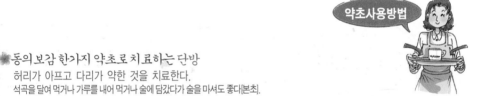

약초사용방법

🌸 동의보감 한가지 약초로 치료하는 단방
허리가 아프고 다리가 약한 것을 치료한다.
석곡을 달여 먹거나 가루를 내어 먹거나 술에 담갔다가 술을 마셔도 좋다[본초].

🌸 동의보감 민간요법
허리가 아플 때(요통)
석곡 잘게 썬 것 8~12g을 물에 달여 먹거나 가루 내어 풀어먹는다.

석창포의 추출물이 암세포에 대한 독소작용을 한다는 것이 밝혀진

석창포

학명: Acorus gramineus, A, gramineus var, variegatus
이명: 창포, 창본, 구절창포, Acorigraminei rhizoma

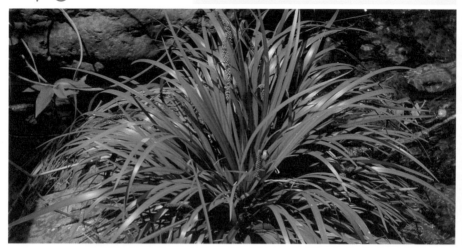

천남성과 식물인 석창포의 근경

증상별 한약 제조방법

• 식물의 특성과 형태

뿌리줄기는 옆으로 뻗고, 마디가 많다. 잎은 뿌리줄기 끝에서 모여서 나고, 꽃은 6~7월에 연한 노란색이다.

• 약초의 성미와 작용

맛은 맵고 쓰며 성질은 따뜻하다. 심장과 위에 작용한다.

• 약리효과와 효능

막힌 것을 소통시켜주며 담을 없애고, 인체의 양기를 순조롭게 하는 작용과 정신을 맑게 하며 눈과 귀를 밝게 하는 작용이 있다.

• 주요 함유 성분과 물질

뿌리에 정유 0.11~0.42%, 주성분은 β-Asarone, Asarone, Caryophyllene, Trans-4-propenyle 등이 함유되어 있다.

상표초산 (고적출처: 본초연의)
심장 신장의 허약증일 때

사용 약초:
석창포6g 원지6g 용골15g 인삼9g 복령12g 상표초9g 당귀9g 구판15g

주요치료:
빈뇨, 심신황홀, 건망증, 불면증, 허리가 시고 다리 힘이 약함, 팔 다리 힘이없음, 유뇨, 유정 등

용법:
약제에 적당량의 물을 부어 달여서, 아침, 저녁으로 식후30분에 복용한다.

주의사항:
의사 처방 후 사용한다.

• 채취시기와 사용부위

가을과 겨울에 채취하여 잔 뿌리와 진흙을 제거하고 물에 깨끗이 씻어 햇볕에 말려서 이용한다.

• 복용방법 하루에 4~12g을 복용한다. 선품은 10 - 15g을 사용한다.

• 사용상 주의사항

몸에 진액이 부족한 사람과 가슴이 답답하면서 땀이 많은 사람, 피를 토하거나 기침을 하는 사람, 유정이 있는 사람은 복용을 피해야 한다.

• 임상응용 복용실례

건위작용, 경미한 진정작용, 진통작용이 있음이 밝혀졌으며, 석창포의 추출물이 암세포에 대한 독소작용을 한다는 것이 밝혀졌다. 후박, 진피, 창출 등과 배합하여 가슴과 배가 답답하고 그득하면서 식욕이 없는 것을 다스린다.

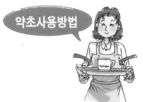

약초사용방법

동의보감 한방약차 만들기
혈압강하작용, 진경작용을 하는 창포차(석창포차)
준비할 재료 : 창포 1.5~5g
만드는 방법 : 물 600ml을 넣고 끓기 시작하면 약불로 줄여 30분 정도 달인 후 1일 2~3잔 기호에 따라 꿀이나 설탕을 가미해서 마시면 된다.(다량으로 사용하지 않는다)
• 수술 2주 전후로 섭취를 금한다. (중주신경계에 영향을 미치므로 수술중이나 수술후 다른 약물과 함께 사용시 환자가 너무 오래 잠을 잘 수도 있다)
• 드물게 신장손상, 떨림, 발작 등의 증상이 나타날 수도 있다.

동의보감 한가지 약초로 치료하는 단방
36가지 풍증을 다 치료한다.
창포(석창포) 뿌리를 캐어 썰어서 술에 담갔다가 먹거나 술을 빚어서 먹는데 그 방법은 잡방에 있다(본초).

동의보감 민간요법
정신분열(정신분열증, 미치광이병)이 왔을 때
석창포를 보드랍게 가루 내어 한번에 3g씩 하루 3번 돼지염통 삶은 물에 타서 끼니 사이에 먹는다.

불면증과 건망증이 심할 때
흰복령과 원지 각 5g을 감초 5g 달인 물에 넣고 끓여 석창포뿌리 5g을 넣고 계속 달인 다음 1일 여러 번 나눠 복용하면 된다.

가슴이 뛸 때
석창포와 산조인 각 4.5g을 가루로 만들어 1회 3g씩 1일 3번 나눠 끼니 뒤에 복용한다.

진정작용, 항경련작용, 해열작용이 있는 약초

선태(매미탈피)

학명: Cryptotympana pustulata, C. atrata
이명: 선태, 선퇴, 선의, Cicadae periostracum

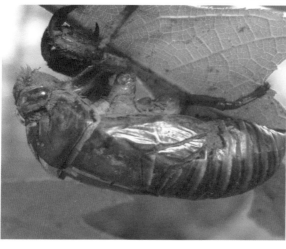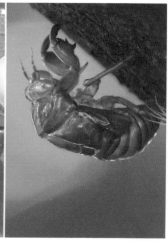

매미의 껍질

• 식물의 특성과 형태

매미 탈피 껍데기, 약 2.5cm, 지름 2cm, 바깥면은 황백색~황갈색으로 반투명이고 광택, 등쪽은 십자로 갈라진다.

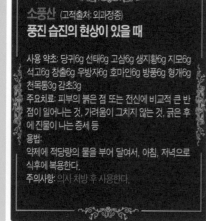
• 약초의 성미와 작용

맛은 달고 성질은 차갑다. 폐와 간에 작용한다.

• 약리효과와 효능

풍열을 제거하여 피부의 두드러기 등을 없애주고 경련을 멈추게 하는 작용이 있으며, 목이 아프거나 목소리가 나오지 않을 때, 눈이 충혈될 때, 경풍 등에 효과를 나타낸다.

• 주요 함유 성분과 물질

키틴질(β1-04,04-Polyacetylglucosamine)로 그 중에 단백질, 아미노산, 유기산회분(33%) 등이 함유되어 있다.

• 채취시기와 사용부위

여름과 가을 사이에 수집하여 잘 씻은 후 햇볕에 말려서 이용한다.

• 복용방법

3 - 6g, 전복한다. 파상풍에는 15 - 30g 을 사용한다.

• 사용상 주의사항

임신부는 복용을 피해야 한다.

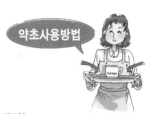

약초사용방법

동의보감 한가지 약초로 치료하는 단방
풍으로 계속 가려운 것을 치료한다.
말벌집(구운 것)과 매미허물(선태)을 같은 양으로 가루를 내어 한번에 4g씩 술에 타서 하루 두세 번 먹는다[본초].

동의보감 민간요법
간질이 일어났을 때(지랄병)
매미허물(선태)의 날개와 다리를 떼버린 매미허물 5마리를 보드랍게 가루 내어 하루 3번 끼니 뒤에 먹는다.

열이 나고 통증이 있을 때
포황과 매미허물 각 5g을 섞어 만든 가루를 꿀을 가미해 진 다음 아픈 곳에 발라주면 된다.

어린이들의 높은 열과 경련, 파상풍으로 경련이 나타날 때
머리와 발을 제거한 매미허물 6개와 박하 잎 3개를 물 50㎖ 에 넣어 반으로 달여 1일 3번 나눠 복용하면 된다.

전간(간질이나 발작)
날개와 다리를 제거한 매미허물 5개를 가루로 만들어 1일 3번 나눠 끼니 뒤에 복용하면 진정된다.

감기로 인한 두통과 몸살에 좋은 약초

세신(쪽도리풀)

학명: Asarum sieboldii(족도리풀), Asarum maculatum(개족도리풀)
이명: 세신, 소신, 세초, Asari herbacum radice

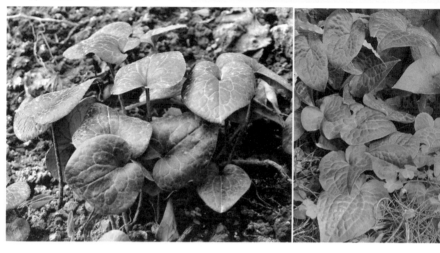

족도리풀이나 민쪽도리풀의 지상부와 뿌리

• 식물의 특성과 형태

뿌리줄기는 육질로 매운맛, 줄기 끝에서 2개의 잎이 나오며 심장형, 꽃은 4~5월에 검은 자주색, 열매는 장과이다.

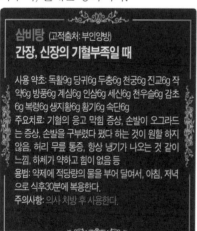

삼비탕 (고적출처: 부인양방)

간장, 신장의 기혈부족일 때

사용 약초: 독활9g 당귀6g 두충6g 천궁6g 진교6g 작약6g 방풍6g 계심6g 인삼6g 세신6g 천우슬6g 감초6g 복령6g 생지황6g 황기6g 속단6g

주요치료: 기혈의 응고 막힘 증상, 손발이 오그라드는 증상, 손발을 구부렸다 폈다 하는 것이 원활 하지 않음, 허리 무릎 통증, 항상 냉기가 나오는 것 같이 느낌, 하체가 약하고 힘이 없음 등

용법: 약제에 적당량의 물을 부어 달여서, 아침, 저녁으로 식후30분에 복용한다.

주의사항: 의사 처방 후 사용한다.

• 약초의 성미와 작용

맛은 맵고 성질은 따뜻하다. 심장과 폐, 신장에 작용한다.

• 약리효과와 효능

감기로 인한 두통과 몸살, 가래가 많이 끓으면서 기침을 할 때, 맑은 콧물이 흐를 때 등에 효과를 나타낸다.

• 주요 함유 성분과 물질

정유가 약 3% 함유되어 있는데, 그 주성분은 methyleugenol, safrole, β-pinene, phenol성 물질, eucarvone 등이 들어 있다.

증상별 한약 제조방법

• 채취시기와 사용부위

5~7월에 뿌리를 채취하여 진흙을 제거한 후 물에 담그었다가 그늘에 말려서 사용한다.

• 효과적인 용량과 용법

하루에 2~4g을 복용한다.

• 사용상 주의사항

몸이 허해서 식은땀을 흘리는 사람과 몸에 진액과 혈액이 부족하여 두통과 함께 기침을

하는 사람은 복용을 피해야 한다.

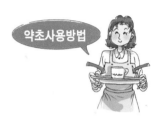

약초사용방법

🌿동의보감 한가지 약초로 치료하는 단방
풍사를 헤치고 땀을 나게 하는데 물에 달여서 먹는다.
세신(족두리풀) 가루 내어 먹는 것은 좋지 않다. 그것은 가루 내어 먹으면 기가 막히기 때문이다[본초].

🌿동의보감 민간요법
감기가 걸렸을 때
기침, 콧물감기에는 오미자를 그늘에서 말려 가루낸 것, 세신을 말려 가루낸 것, 흑설탕을 각각 5:2:3의 비율로 고루 섞어 이것을 한번에 3~4g
씩 하루 세 번, 밥 먹기 한 시간 전에 먹는다.

• 확실한 항균작용이 있으므로 구강점막의 염증(구설생창) 및 치은염에 황련을 가하여 쓰거나(겸금산) 가루로내어 1일 1회 1.5～2g 정도를 입
에 넣고 함수하면 소염지통의 효과가 있다. 또 적당량의 온수와 소량의 글리세린을 가해서 그릇에 넣고 젓가락으로 반죽하여 풀처럼 만든 다
음 거즈에 발라 배꼽에 반창고로 부착시켜 4일간을 방치하고, 낫지 않으면 2～4일간을 반복한다. 만약 반창고에 피부가 약해서 헐 때는 복대
로 눌러주면 된다. 또 물로 반죽하여 풀처럼 만들어 소량의 참기름(꿀도 좋다)을 잘 섞은 다음 환부에 발라도 염증을 없애고 상처를 빨리 낫게
하는 효과가 있다.

가래와 기침과 호흡이 어려울 때
오미자 7g, 세신 2.5을 달여 1일 3번 나눠 끼니 뒤에 복용하면 효과가 있다.

천식일 때
세신 15g, 마황 8g을 달여 1일 3번 나눠 끼니 뒤에 복용하면 좋다.

위경련과 소화불량에
세신과 삽주 각 4.5g을 섞어 가루로 만들어 1회 3g씩 1일 3번 나눠 끼니 뒤에 복용한다.

어혈과 종기를 없애며 진통작용을 가지고 있는

소목(소방목)

학명: Caesalpinia sappan
이명: 소방목, 소방, 적목, 홍자, Sappan lignum

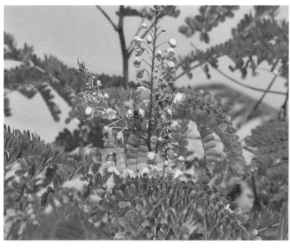 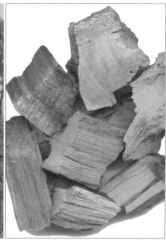

두과물인 소목의 건조한 심재

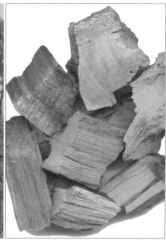

• 식물의 특성과 형태

가지에 드물게 가시가 있고, 잎은 어긋나며 깃꼴겹잎, 꽃은 원추화서 황색, 열매 꼬투리
는 납작한 긴 타원형이다.

귀출파징탕 (고적출처: 동의보감)

월경이 있다가 없어지거나 뱃속에 단단한 멍울이 있을 때

사용 약초: 향부자4.5g, 봉출3g, 백작약3g, 청피3g, 홍
화1.5g, 육계1.5g, 삼릉3g, 적작약3g, 당귀미3g, 오약
2.1g, 소목1.5g
주요치료: 월경혈이 나오지 않고 배에 덩어리 같은 것
이 만져지고 아픈 것을 치료하는 처방이다.
용법: 물로 달여서 복용한다. 물로 달일 때 술을 소량
넣어도 좋다 위의 약을 1첩으로 하여 술을 약간 섞은
물에 달여서 먹는다.
주의사항: 의사 처방 후 사용한다.

• 약초의 성미와 작용

맛은 달고 짜며 성질은 평하다. 심장과 간, 비
장에 작용한다.

• 약리효과와 효능

혈액순환을 촉진시키고 어혈과 종기를 없애
며 진통작용을 가지고 있다.

• 주요 함유 성분과 물질

Brasilin이 약 2%, Tannin 및 Sappanin, α1-
Phellandrene, Ocimene 등이 주성분인 정유를
함유하고 있다.

• 채취시기와 사용부위

연중 수시로 채취하여 껍질을 벗겨내고 햇볕에 말려서 이용한다.

• 복용방법

하루에 4~12g을 복용한다.

• 사용상 주의사항

혈이 부족한 사람과 임신부는 복용을 피해야 한다.

• 임상응용 복용실례

혈액응고를 촉진하는 작용, 중추신경억제작용, 항균작용, 혈관수축작용 등이 있다.

유향, 몰약, 혈갈, 자연동 등과 배합하여 타박상으로 붓고, 아픈 것을 다스린다.

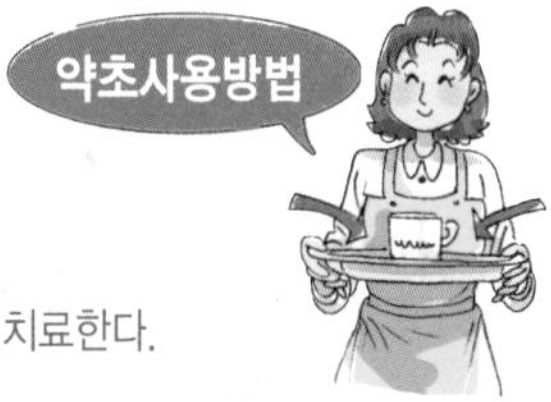

약초사용방법

동의보감 한가지 약초로 치료하는 단방

몸 푼 뒤에 혈훈과 오로가 나오지 않아 아프고 답답하여 죽을 것 같은 것을 치료한다.
소목 40g을 썰어서 물과 술을 합한 것과 함께 달여 먹는다[본초].

해열작용, 건위작용, 억균작용, 방부작용이 있는 약초

소엽(차조기)

학명: Perilla frutescens var. acuta, P. frutescens var. crispa
이명: 소자, 지소자, Perilliae semen

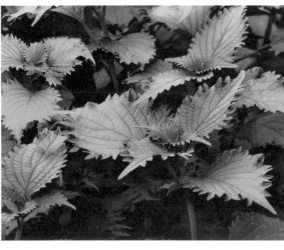
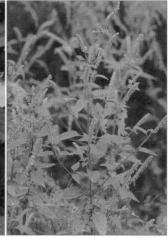

차조기의 잎과 가지

• 식물의 특성과 형태

높이 50~80cm, 꽃은 8~9월에 연한 자줏빛으로 핀다.

• 약초의 성미와 작용

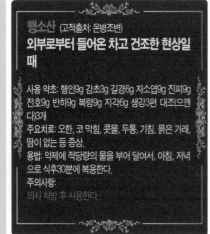
맛은 맵고 성질은 따스하다. 폐와 비장에 작용한다.

• 약리효과와 효능

발한, 해열, 진통, 위장염, 소화촉진, 어육 중독의 해독이나 아토피성 피부염 등 알려진 반응 또는 태동불안에 사용한다.

• 주요 함유 성분과 물질

Iinolenic acid, 정유, Oil, Vit. B1, αPinene, α Terpineol, βPinene, Geraniol, Linalool, Perilla alcohol, Perillaldehyde 등이 함유되어 있다.

• 채취시기와 사용부위

Tips 산나물 만들어 먹는방법

봄에 어린 잎을 들깻잎처럼 날 것으로 먹거나 된장이나 간장에 절여 장아찌로 만들고 생선회의 비린 내를 없애는 향신료로 곁들인다.

• 사용상 주의사항

열병이나 기운이 없는 사람이 땀을 많이 흘리는 경우에는 피한다.

9월 상순에 채취하여 말린다.

• 효과적인 용량과 용법

한번에 4~12g을 복용한다. 방향성이 있으므로 20분 이상 달이면 좋지 않다.

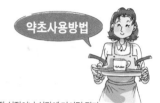

약초사용방법

🌿**동의보감** 한방 약차 만들기
땀을 나게해서 체표의 사기를 없애주는 자소차(차조기차)
준비할 재료 : 자소엽 6~9g
만드는 방법 : 물 600㎖을 넣고 용기에 넣고 끓기 시작하면 약불로 줄여 30분 정도 달인 후 1일 2~3잔 식전이나 식간에 마시면 된다.

🌿**동의보감** 한방 약죽 만들기
어육의 독을 제거해주는 차조기씨죽
준비할 재료 : 자소열매 20g, 백미 1/2컵
만드는 방법 : 백미를 물에 넣어 충분하게 불린 다음 물기를 제거한다. 질그릇냄비에 넣어 물을 붓고 죽을 쑨다. 자소열매는 믹서에 갈아서 냄비에 넣어 물에 붓고 강한 불에 얹는다. 완전하게 끓으면 죽을 부어 묽은 죽으로 만들면 완성된다. 기호에 맞게 간을 맞춰 먹으면 된다.

🌿**동의보감** 한방 약술 만들기
발한, 해열, 기침 등을 다스리는 차조기주
준비할 재료 : 잎, 줄기, 꽃, 씨앗 300g, 소주 2ℓ
만드는 방법 : 준비한 재료를 깨끗이 씻어 물기를 제거 한다. 잎과 줄기를 2㎝ 크기로 썰어둔다. 주둥이가 넓은 용기에 넣는다. 소주를 붓고 밀봉해 서늘한 곳에 둔다. 침전을 막기 위해 3일 동안 하루에 1번씩 용기를 흔들어준다. 3개월 후에 천으로 건더기를 건져내면 완성된다.

🌿**동의보감** 한가지 약초로 치료하는 단방
땀이 나게 해서 표의 기운을 헤친다[본초].
자소엽(차조기잎) 선귤껍질(청피)을 섞어서 써야 곧 땀이 난다[단심].

🌿**동의보감** 민간요법
갱년기장애가 왔을 때
칡뿌리(갈근), 차조기잎(자소엽) 각각 10g을 물에 달여 하루 2번에 나누어 끼니 뒤에 먹는다.

기관지평활근의 경련을 이완시키기 때문에 소담평천의 요약

소자

학명: Perilla frutescens var. acuta, P. frutescens var. crispa
이명: 소자, 자소자, Perilliae semen

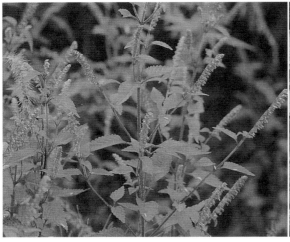
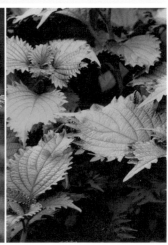

순형과 차즈기(주름소엽)의 성숙한 종자

• 식물의 특성과 형태

높이 50~80cm, 꽃은 8~9월에 연한 자줏빛으로 핀다.

• 약초의 성미와 작용

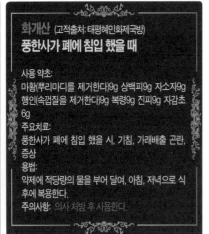

화개산 (고적출처: 태평혜민화제국방)
풍한사가 폐에 침입 했을 때

사용 약초:
마황(뿌리마디를 제거한다)9g 상백피9g 자소자9g
행인(속껍질을 제거한다)9g 복령9g 진피9g 자감초
6g
주요치료:
풍한사가 폐에 침입 했을 시, 기침, 가래배출 곤란,
증상
용법:
약제에 적당량의 물을 부어 달여, 아침, 저녁으로 식
후에 복용한다.
주의사항: 의사 처방 후 사용한다.

맛은 맵고 성질은 따스하다. 폐와 비장에 작
용한다.

• 약리효과와 효능

발한, 해열, 진통, 위장염, 소화촉진, 어육 중
독의 해독이나 아토피성 피부염 등 알러지 반
응 또는 태동불안에 사용한다.

• 주요 함유 성분과 물질

linolenic acid, 정유, Oil, Vit. B1, αPinene, α
Terpineol, βPinene, Geraniol, Linalool, Perilla
alcohol, Perillaldehyde 등이 함유되어 있다.

• 채취시기와 사용부위

9월 상순에 채취하여 말린다.

• 효과적인 용량과 용법

한번에 4~12g을 복용한다. 방향성이 있으므로 20분 이상 달이면 좋지 않다.

• 사용상 주의사항

열병이나 기운이 없는 사람이 땀을 많이 흘리는 경우에는 피한다

• 임상응용 복용실례

해열작용, 건위작용, 억균작용, 방부작용이 밝혀졌다.

행인, 길경, 전호 등과 배합하여 감기로 오한과 발열, 땀이 안 나고 기침하는 증상을 다스린다.

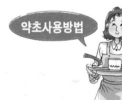
약초사용방법

★ **동의보감 한가지 약초로 치료하는 단방**
폐기로 숨이 차고 기침이 나는 것을 치료한다.
자소자(차조기씨)씨를 물에 넣고 찧어서 즙을 낸다. 여기에 멥쌀을 버무려 죽을 쑤어 먹는다. 살구씨(행인)즙을 타서 먹으면 더 좋다[본초].

★ **동의보감 민간요법**
기관지 확장증일 때
차조기씨(자소자), 무씨(나복자), 겨자 각각 8~10g을 약한 불에서 약간 볶아서 거칠게 가루 내어 물에 달여서 하루 3번에 나누어 끼니 뒤에 먹는다.

• 평소 몸이 약하여 빈혈, 변비가 있거나, 산후혈허로 변비가 보일 때는 고한사하약을 쓰지 않고 윤장약을 써서 통변을 용이하게 하는 것이 좋다. 이 경우 소자는 1회에 2~3전을 찧어 설탕을 약간 넣고 물로 복용하면 좋다. 단독으로 써서 효과가 나지 않을 때는 마자인 2전이나 행인, 지각을 넣는다.

잦은 구토와 입맛 상실에
반하 12g을 물에 달이면서 소회향 10g을 다시 넣고 달인 다음 1일 2번 나눠 복용하면 된다.

아랫배가 차고 아플 때, 구토와 함께 복통이 있을 때 등에 효과가 있는

회향(소회향)

학명: Foeniculum vulgare
이명: 회향, 향자, 토회향, Foeniculi fructus

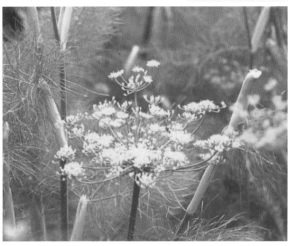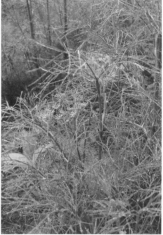

회향의 성숙한 과실

• 식물의 특성과 형태

남유럽 원산, 크기 1~2m, 꽃은 7~8월에 피고 황색이며 산형화서이다.

• 약초의 성미와 작용

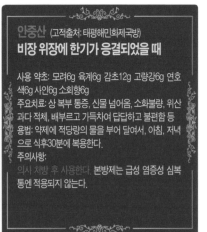

안중산 (고적출처: 태평해민화제국방)

비장 위장에 한기가 응결되었을 때

사용 약초: 모려6g 육계6g 감초12g 고량강6g 연호
색6g 사인6g 소회향6g
주요치료: 상 복부 통증, 신물 넘어옴, 소화불량, 위산
과다 적체, 배부르고 가득차여 답답하고 불편함 등
용법: 약제에 적당량의 물을 부어 달여서, 아침, 저녁
으로 식후30분에 복용한다.
주의사항:
의사 처방 후 사용한다. 본방제는 급성 염증성 심복
통엔 적용되지 않는다.

맛은 맵고 성질은 따뜻하다. 위와 방광, 신장
에 작용한다.

• 약리효과와 효능

간의 기운이 퍼지지 못하고 뭉쳐 있거나 아
랫배가 차고 아플 때, 허리가 아플 때, 구토와
함께 복통이 있을 때 등에 효과가 있다.

• 주요 함유 성분과 물질

정유성분이 3~6%이며 주성분은 anethole,
fenchone이다. 이 외에도 α-pinene, α-
phellandrene, camphene, dipentene,
anisaldehyde와 지방유 등이 함유되어 있다.

증상별 한약 제조방법

196

• 채취시기와 사용부위

9~10월에 성숙한 열매를 채취하여 소금물에 담그었다가 불에 볶은 후 햇볕에 말려서 이용한다.

• 효과적인 용량과 용법

하루에 4~12g을 복용한다.

• 사용상 주의사항

음액이 부족하고 열이 심한 사람은 복용을 피해야 한다.

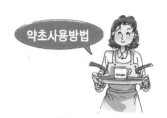

약초사용방법

동의보감 한방 약술 만들기
복부팽만감과 식용부진, 소화불량 등에 매우 효과적인 회향후박술
준비할 재료 : 소회향 35g, 후박 35g, 생강 35g, 소주 1ℓ, 설탕 100g
만드는 방법 : 소회향은 그대로 잘게 썬 생강과 후박을 준비한다. 주둥이가 넓은 용기에 넣는다. 소주를 붓고 밀봉해 서늘한 곳에 둔다. 침전을 막기 우해 5일 동안하루에 한 번씩 용기를 흔들어준다. 10일 후 천으로 생약건더기를 걸러내고 설탕을 넣는다. 생약건더기 1/5을 넣고 밀봉해 서늘한 곳에 둔다. 한 달 후 윗부분의 맑은 술만 따라낸다. 천으로 생약건더기를 걸러내고 술과 합치면 완성된다.

동의보감 한가지 약초로 치료하는 단방
방광을 따뜻하게 하고 냉기를 없앤다.
회향을 닦아서 가루를 내어 물에 타 먹거나 달여 먹는다(본초).

동의보감 민간요법
찬 음식 먹고 체한 데
회향 80g, 생강 160g을 잘게 썰어 약한 불에서 누렇게 볶아 보드랍게 가루낸 다음 술로 반죽하여 한 알의 질량이 0.2g 되게 알약을 만든다. 이것을 한번에 30~40g씩 하루 3번 끼니 뒤에 먹는다.

입덧일 때
끼무릇 10g을 물에 달이다가 소회향 8g을 또 넣고 다시 달여 하루 2번에 나누어 먹는다.

갈증이 있거나 가슴이 뛰고 진정이 되지 않을 때 효과

숙지황

학명: Rehmannia glutinosa
이명: 숙지, Rehmanniae radix preparat

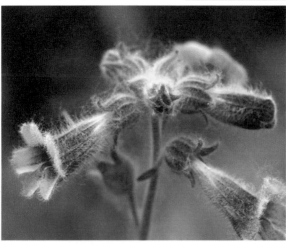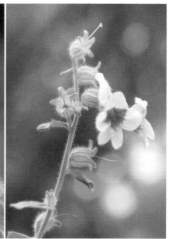

현삼과 식물인 지황의 근경

• 식물의 특성과 형태

생지황을 쪄서 말린 것이다.

• 약초의 성미와 작용

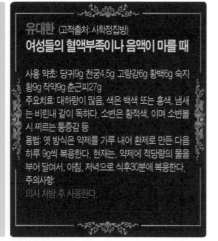
맛은 달며 성질은 약간 따뜻하다. 간과 신장에 작용한다.

• 약리효과와 효능

신장의 음혈이 부족할 때, 허리와 무릎이 시리고 아플 때, 허열이 뜨고 식은땀을 흘리며 유정이 있을 때, 갈증이 있거나 가슴이 뛰고 진정이 되지 않을 때 효과를 나타낸다.

• 주요 함유 성분과 물질

stachyose, verbascose, mannotriose, raffinose, sucrose, θglucose, D-fructose, D-galactose 등이

함유되어 있으며, 이 외에도 catalpol, vitamin A, orginine, mannitol, β-sitosterol 등이 함유되

어 있다.

- 채취시기와 사용부위

지황과 회경지황의 뿌리를 가공하여 찐 후 햇볕에 말린 것을 이용한다.

- 복용방법

12~30g 많으면 매일 45~60g 최고 90g까지 사용 가능하다.

- 사용상 주의사항

숙지황은 점성이 많아 소화가 잘 안될 수 있으므로 배가 그득하여 밥을 잘 먹을 수 없고 변이 무른 사람은 복용을 피해야 한다.

- 임상응용 복용실례

동맥경화를 방지하는 효과가 있다는 보고가 있다. 당귀, 천궁, 포황, 흑두, 건강, 택란, 익모초 등과 배합하여 산후에 혈이 부족한 상태에서 열이 나는 증상을 다스린다.

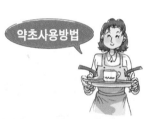

약초사용방법

🌿**동의보감** 한방 약차 만들기
음액을 보충하고 피를 생성하는 숙지황차
준비할 재료 : 지황 10~30g
만드는 방법 : 물 600㎖를 넣고 끓기 시작하면 약불로 줄여 30분 정도 달인 후 1일 2~3잔 마시면 된다.

🌿**동의보감** 한방 약술 만들기
빈혈, 손발냉증과 눈이 침침할 때 효과가 좋은 숙지황술
준비할 재료 : 숙지황 80g, 소주 1ℓ, 설탕 40g
만드는 방법 : 숙지황을 가늘게 썰어 용기에 넣는다. 소주를 붓고 밀봉해 서늘한 곳에 둔다. 침전을 막기 위해 5일 정도 하루에 1회 용기를 흔들어준다. 1주일 후에 천으로 찌꺼기를 건져내고 설탕을 넣는다. 밀봉해 2주 동안 서늘한 곳에 두면 술이 완성된다.

🌿**동의보감** 한가지 약초로 치료하는 단방
아홉 번 쪘기 때문에 신정을 잘 보한다.
숙지황(찐지황) 팔미환에 이것을 주약으로 넣는 것은 이것이 자연계에 처음 생겨난 수의 근원이기 때문이다[탕액].

🌿**동의보감** 민간요법
흰 머리카락이 생길 때
찐지황(숙지황), 은조롱(백하수오), 오디(상심) 각각 12g을 물에 달여 하루 3번에 나누어 먹거나 또는 보드랍게 가루 내어 한번에 4g씩 하루 3번 끼니 전에 먹는다.

감기로 인한 두통, 치통, 구내염에 좋은 약초

승마

학명: Cimicifuga hetacleifolia, C, simplex
이명: 주승마, 계골승마, Cimicifugae rhizoma

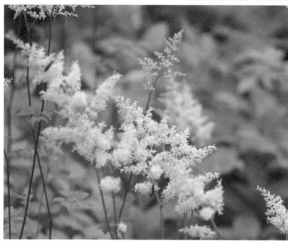

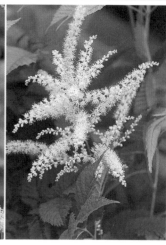

승마의 뿌리줄기

• 식물의 특성과 형태

뿌리는 굵고 흑자색, 꽃은 8~9월에 흰색으로 피며, 원줄기 윗부분에 많은 꽃이 달린다.

증상별 한약 제조방법

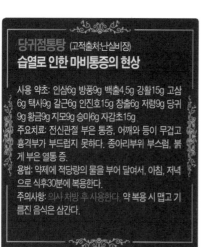

당귀점통탕 (고적출처:난실비장)
습열로 인한 마비통증의 현상

사용 약초: 인삼6g 방풍9g 백출4.5g 강활15g 고삼 6g 택사9g 갈근6g 인진호15g 창출6g 저령9g 당귀 9g 황금9g 지모9g 승마6g 자감초15g
주요치료: 전신관절 부은 통증, 어깨와 등이 무겁고 흉격부가 부드럽지 못하다. 종아리부위 부스럼, 붉게 부은 열통 증.
용법: 약제에 적당량의 물을 부어 달여서, 아침, 저녁 으로 식후30분에 복용한다.
주의사항: 의사 처방 후 사용한다. 약 복용 시 맵고 기름진 음식은 삼간다.

• 약초의 성미와 작용

맛은 맵고 약간 달며 성질은 약간 차갑다. 폐 와 비장, 위, 대장에 작용한다.

• 약리효과와 효능

감기로 인한 두통, 치통, 구내염, 목이 붓고 아 플 때, 두드러기, 발진, 탈항, 자궁하수 등에 이 용된다.

• 주요 함유 성분과 물질

Cimicigugine, Salicylic acid, Tannin, 수지, Caffeic acid, Ferula acid 등이 있고, 눈빛승마에는 Cimitin, Alkaloid, 당류, 유기산, 수지, 배당체, Isoferulic acid, Ferulic acid 및 Caffeic acid가 있다.

Tips 산나물 만들어 먹는방법

어린순을 뜯어 소금을 넣은 물에 데쳐 찬물로 잠시 우려낸 다음 양념장으로 간을 맞추어 나물로 해서 먹는다. 데쳐서 우려낸 것을 기름에 볶아 간장과 고춧가루로 양념한 것도 먹을 만하다.

• 채취시기와 사용부위

가을에 채취하여 진흙을 제거한 후 깨끗이 씻어 햇볕에 말려 이용한다.

• 효과적인 용량과 용법

하루에 4~12g을 복용한다.

• 사용상 주의사항

신장이 약하거나 몸의 하반신에 기운이 없는 사람, 허열이 있는 사람과 피부병에서 이미 발진이 생긴 사람은 복용을 피하여야 한다.

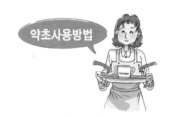

약초사용방법

🌿**동의보감** 한방 약차 만들기

피부에 막힌 것을 풀어주고 발진 등을 순조롭게 승마차

준비할 재료 : 승마 2~9g

만드는 방법 : 물 700ml을 넣고 끓기 시작하면 약불로 줄여 30분 정도 달인 후 1일 2~3잔 음용한다.

○1회 20g이상 사용시 음경에 이상발기의 흥분성이 올 수 있으며 두통, 머리 어지럼증, 구토, 현기증, 경련, 떨림, 사지강직(사지경련) 등이 올 수 있다.

🌿**동의보감** 한가지 약초로 치료하는 단방

입 안이 헐어 입에서 냄새가 나는 것을 치료한다.

승마를 진하게 달인 다음 소금을 넣어서 자주 양치한다[본최].

🌿**동의보감** 민간요법

위하수(위가 아래로 처지는 것)일 때

승마를 보드랍게 가루 내어 같은 양의 꿀을 넣고 반죽해서 콩알 크기의 알약을 만들어 한번에 20알씩 하루 3번 끼니 뒤에 먹는다.

열을 내리고 기침을 멈추게 할 때

승마, 연교, 우엉 씨, 도라지를 각 2g을 가루로 만들어 1회 2g씩 1일 4번 나눠 끼니 뒤에 나눠 먹인다.

위하수, 내장하수, 자궁하수 등일 때

승마가루 30g을 꿀 30g에 개어 콩알 크기의 환으로 만들어 1회 20개씩 1일 3번 나눠 끼니 뒤에 복용한다.

열이 있어 발생하는 딸꾹질에도 이용되는

시체(감꼭지)

학명: Diospyros kaki
이명: 시체, 시전, 시정, 시악, Kaki calyx

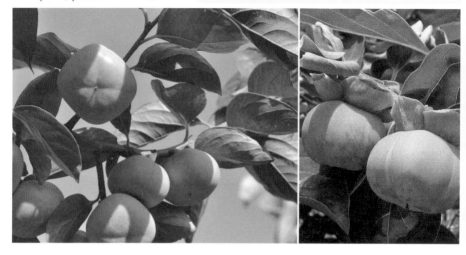

감의 꼭지

• 식물의 특성과 형태

감꼭지는 감과실 밑부분에 있는 얇게 넷으로 갈라진 넓적한 꽃받침으로 지름 15~25mm, 두께 1~4mm이다.

• 약초의 성미와 작용

맛은 쓰고 떫으며 성질은 평하다. 폐와 위에 작용한다.

• 약리효과와 효능

기가 거꾸로 치솟은 것을 내려주는 작용이 있어 열이 있어 발생하는 딸꾹질에도 이용된다.

• 주요 함유 성분과 물질

Hydroxytriterpenic acid 0.37%, Oleanolic acid, Betulic acid, Ursolic acid, 포도당, 과당, 지방유, Tannin 등이 함유되어 있다.

• 채취시기와 사용부위

가을에 성숙한 감의 꼭지를 채취하여 햇볕에 말려서 이용한다.

• 복용방법

하루에 8~16g을 복용한다.

- 사용상 주의사항

특별한 복용금기나 주의사항은 없다.

- 임상응용 복용실례

진정과 지사작용이 있으며 주로 딸꾹질을 멎게 하는데 차처럼 끓여서 마신다. 정향, 생강 등과 배합하여 속이 차면서 딸꾹질을 하는 증상을 다스린다.

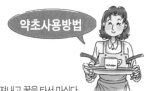

약초사용방법

동의보감 한방 약차 만들기
딸꾹질과 천식에 좋은 감꼭지차
준비할 재료 : 말린 감꼭지 3개, 끓는 물 1잔
만드는 방법 : 찻잔에 감꼭지를 넣고 끓는 물을 붓는다. 1~2분정도 엑기스를 우려낸 후 건더기는 건져내고 꿀을 타서 마신다.

고혈압과 동맥경화 및 당뇨병에 좋은 감잎차
준비할 재료 : 5~6월경 어린잎을 따서 물로 깨끗이 씻은 후 물기를 제거한다. 폭 5㎜로 얇게 썰어서 천 포대에 넣고 끈으로 입구를 묶어서 찜통에서 몇 분간 찐다. 김이 두어 번 나면 불을 끄고 따뜻할 때 포대를 주물러 엑기스를 짜낸다. 포대를 풀고 재료를 꺼낸 후 채반에 넣어 2~3일간 그늘에서 말린다. 보관은 습기와 곰팡이를 막기 위해 방습제를 함께 통속에 넣는다.
만드는 방법 : 차관에 재료를 넣고 끓는 물을 붓는다. 5~10분정도 엑기스를 우려낸 후 하루에 1~2회 마신다.
잠깐! 감잎은 약산성이기 때문에 알칼리성 음료와 함께 마시는 것을 삼가야 한다.

동의보감 한방 약죽 만들기
대장출혈을 막아주는 곶감죽
준비할 재료 : 곶감 2개, 백미 60g
만드는 방법 : 백미를 미리 불려둔다. 곶감을 잘게 썰어둔다. 질그릇냄비에 1과 2를 넣어 30분가량 죽을 쑤면 완성된다.

동의보감 한방 약술 만들기
고혈압, 신경통, 혈액순환에 좋은 감꼭지주
준비할 재료 : 감꼭지 150g, 소주 2ℓ
만드는 방법 : 감꼭지를 응달에서 말린다. 말린 감꼭지를 깨끗하게 씻는다. 주둥이가 넓은 용기에 넣는다. 소주를 붓고 밀봉해 서늘한 곳에 둔다. 침전을 막기 위해 5일 동안 하루에 한 번씩 용기를 흔들어준다. 3개월 후 천으로 건더기를 걸러내면 완성된다.

동의보감 민간요법
딸꾹질이 날 때
감꼭지 5~7개를 물에 달여 하루 2~3번에 나누어 먹는다. 감꼭지는 센 진정작용이 있으므로 딸꾹질에 쓰면 대단히 효과가 좋다. 감꼭지와 솔잎 각각 15g을 물에 달여 하루 2~3번에 나누어 먹으면 더욱 좋다.

스트레스로 울체된 것을 풀어주는 약초

시호(묏미나리)

학명: Bupleurum falcatum, B. longiradiatum, B. euphorbioides
이명: 자호, 시초, 죽엽시호, 북시호, 뫼미나리, Bupleuri radix

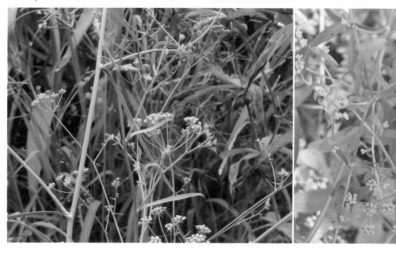

시호의 뿌리를 말린 것

증상별 한약 제조방법

• 식물의 특성과 형태

높이 40~70cm, 뿌리줄기는 굵고 매우 짧으며, 줄기잎은 바늘모양, 꽃은 8~9월에 원줄기 끝과 가지 끝에서 노란색으로 핀다.

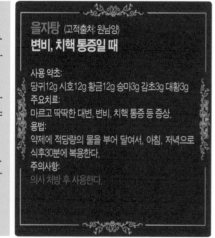

을자탕 (고적출처: 원남양)
변비, 치핵 통증일 때

사용 약초:
당귀12g 시호12g 황금12g 승마3g 감초3g 대황3g
주요치료:
마르고 딱딱한 대변, 변비, 치핵 통증 등 증상.
용법:
약제에 적당량의 물을 부어 달여서, 아침, 저녁으로 식후30분에 복용한다.
주의사항:
의사 처방 후 사용한다.

• 약초의 성미와 작용

맛은 쓰고 약간 차갑다. 간과 담에 작용한다.

• 약리효과와 효능

스트레스로 울체된 것을 풀어주고 발열과 오한이 교대로 반복되는 증상과 가슴과 옆구리가 결리는 증상, 생리가 순조롭지 않은 증상 등에 이용된다.

• 주요 함유 성분과 물질

정유 및 Bupleurumol, Oleic acid, Linolenic acid, Palmitic acid, Stearic acid, Lignoceric acid, 포도당 및 Saponin 등이 함유되어 있다.

204

Tips 산나물 만들어 먹는방법

어린줄기와 연한 잎을 살짝 데쳐서 나물로 먹는다. 미나리와 흡사한 향기를 지니고 있으며 그윽한 맛이 있다. 씹히는 느낌도 미나리와 같으며 때로는 김치에 넣어 먹기도 한다.

• 채취시기와 사용부위

봄과 가을에 채취하여 가지와 잎, 진흙 등을 제거한 후 깨끗이 씻어 햇볕에 말려서 이용한다.

• 효과적인 용량과 용법

하루에 4~12g을 복용한다.

• 사용상 주의사항

진액과 혈이 부족한 사람과 간의 양기가 치솟은 사람은 복용을 피해야 한다.

약초사용방법

동의보감 한방 약차 만들기

해열과 해독작용 및 땀과 설사를 멈추게 하는 시호맥문동차

준비할 재료 : 시호 30g, 맥문동 50g, 오미자 30g, 물 600㎖, 꿀 약간
만드는 방법 : 시호, 오미자, 맥문동을 깨끗이 물에 씻어 물기를 제거한다. 차관에 재료를 넣고 물을 부어 달인다. 물이 끓기 시작하면 약한 불로 은근하게 오랫동안 달인다. 건더기를 건져내고 달인 물을 식힌 후 매일 먹을 때마다 꿀을 타서 마시면 된다.

동의보감 한가지 약초로 치료하는 단방

상한을 치료한다. 해기를 잘 시키며 번열을 없앤다.
시호 40g을 썰어서 물에 달여 먹는다[본초].

동의보감 민간요법

열이 날 때(발열)
말린 시호뿌리를 가루 내어 한번에 2~4g씩 하루 2~3번 끼니 전에 먹는다.

만성간염으로 황달이 있을 때
미나리 210g을 짓찧어 즙으로 만들어 1회 70㎖씩 1일 3번 나눠 복용하면 좋다.

간염엔
미나리 150g을 달여 3번에 나눠 끼니 뒤에 복용하면 좋다.

간 보호, 열 내리기, 간 지방 침착 예방에는
미나리 150g을 달여 1일 3번 나눠 끼니 뒤에 20일간 복용하면 좋다.

설사와 잃은 입맛, 갈증엔
잘게 썬 미나리, 댑싸리잎, 솔잎 각 5g에 물 10㎖를 붓고 따뜻한 물에 2시간을 우려낸 물에 설탕을 가미해 먹으면 효과가 있다.

체했을 때, 가슴이 답답하고 그득할 때, 구토와 설사를 할 사용하는
신국

학명: Triticum aestivum(Common wheat)
이명: 신국, 육신곡, Massa medicata fermentata

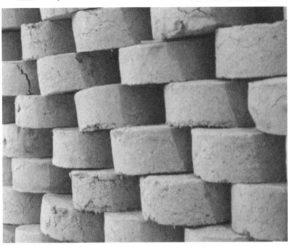
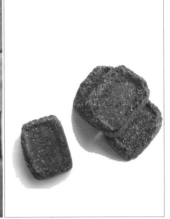

참밀의 피와 다른 약물을 혼화한 후 발효하여 가공한 약누룩

• 식물의 특성과 형태

일종의 혼합재료 발효약재로 모양이 일정치 않으며 황갈색 또는 갈색의 덩어리이다. 질은 분말을 뭉쳐 놓은 것으로써 쉰 냄새와 약간 쓴맛이 난다.

• 약초의 성미와 작용

맛은 달고 매우며 성질은 따뜻하다. 비장과 위에 작용한다.

• 약리효과와 효능

체했을 때, 가슴이 답답하고 그득할 때, 구토와 설사를 할 때, 산후에 어혈로 인해 배가 아플 때 등에 효과를 나타낸다.

• 주요 함유 성분과 물질

정유, 지방유, glycosite, vitamin B 등이 함유되어 있다.

• 채취시기와 사용부위

밀가루와 밀기울, 적소두 분말, 행인 분말, 청호의 즙 등을 반죽하여 발효시킨 후 이용한다.

• 복용방법

한번에 8~20g을 복용한다. 9-15g, 포전한다. 혹은 환, 산제로 사용한다.

• 사용상 주의사항

비장의 허약한 사람과 위에 열이 많은 사람은 복용을 피해야 한다.

• 임상응용 복용실례

건위작용이 있다. 산사, 맥아 등과 배합하여 체하거나 소화불량, 배가 그득하고 불편한 것, 설사 등을 다스린다.

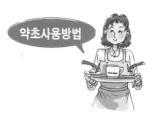

동의보감 한방 약차 만들기
음식물을 소화시키고 기의 순환이 잘 되게 하는 신곡차(신국차)
준비할 재료 : 신곡 9~15g
만드는 방법 : 물 600ml을 부직포 주머니에 넣고 끓기 시작하면 약불로 줄여 30분 정도 달인 후 1일 2~3잔 기호에 따라 꿀을 가미해서 마시면 된다.

동의보감 한가지 약초로 치료하는 단방
음식을 잘 소화시키며 오래 된 체기를 없앤다.
신국(약누룩) 가루 내어 먹거나 달여 먹어도 좋다(탕액).

동의보감 민간요법
헛배가 부를 때
약누룩(신곡) 하루 6~8g을 보드랍게 가루 내어 3번에 나누어 먹는다.

음식을 먹고 체해서 배에 통증과 가스가 찰 때
견우자 80g, 약누룩 50g, 목향 15g을 가루로 만들어 1회 5g씩 1일 3번 나눠 복용하면 좋다.

헛배가 부르고 입맛이 없을 때
엿기름과 약누룩을 각 4.5g씩 섞어 가루로 만들어 1회에 3g씩 1일 3번 나눠 끼니사이에 복용하면 된다.

시력저하와 향상에
약누룩 50g, 자석 24g, 주사 10g을 섞어 가루로 만들어 꿀로 반죽해 1알을 0.4g짜리 환으로 제조해 1회 7g씩 1일 3번 나눠 빈속에 복용하면 효과가 있다. 장기복용하면 소화 장애가 나타나기 때문에 주의해야 한다.

폐에 작용하여 폐를 윤택하게 하여 기침을 멎게 하는 작용이 있는

아교

학명: Equus asinus
이명: 부치교, 분복교, 여피교, 갖풀, Asinigelatinum

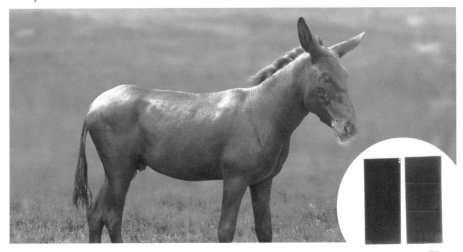

당나귀의 피부를 끓여서 가공한 농축물질

• 식물의 특성과 형태

당나귀의 기원은 야생종인 아프리카 당나귀와 아시아 당나귀가 있고, 몸의 크기는 말과 당나귀의 중간 정도이다.

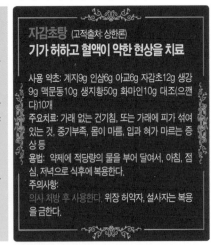

자감초탕 (고적출처: 상한론)
기가 허하고 혈액이 약한 현상을 치료

사용 약초: 계지9g 인삼6g 아교6g 자감초12g 생강9g 맥문동10g 생지황50g 화마인10g 대조(으깬다)10개
주요치료: 가래 없는 건기침, 또는 가래에 피가 섞여 있는 것, 중기부족, 몸이 마름, 입과 혀가 마르는 증상 등
용법: 약제에 적당량의 물을 부어 달여서, 아침, 점심, 저녁으로 식후에 복용한다.
주의사항:
의사 처방 후 사용한다. 위장 허약자, 설사자는 복용을 금한다.

• 약초의 성미와 작용

맛은 달고 성질은 평하다. 폐와 간, 신장에 작용한다.

• 약리효과와 효능

혈액을 보충하고 신장에 작용하여 인체의 음액을 보충하는 작용이 있으며 폐에 작용하여 폐를 윤택하게 하여 기침을 멎게 하는 작용이 있다.

• 주요 함유 성분과 물질

Collagen, Glutin 및 Elastin(Desmosine, Isodesmosine 함유) 등이 함유되어 있다.

• 채취시기와 사용부위

당나귀의 가죽껍질을 끓여서 농축한 고체성의 아교를 이용한다.

• 복용방법

하루에 12~20g을 복용한다.

• 사용상 주의사항

소화기가 허약하여 식욕이 없거나 구토, 설사가 있는 사람은 복용을 피해야 한다.

• 임상응용 복용실례

가슴 두근거리는 불면증, 피가 나는 기침, 비위허한 소화불량, 각종 출혈증에 사용한다. 인삼, 황기, 당귀, 숙지황 등과 배합하여 혈이 부족하여 어지럼증이 있거나 가슴이 두근거리는 증상을 다스린다.

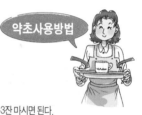

약초사용방법

🌿 동의보감 한방약차 만들기
피를 보충해주고, 지혈, 음기를 보충해 주는 아교차
준비할 재료 : 아교 3~15g
만드는 방법 : 물 600㎖을 부직포 주머니에 넣고 끓기 시작하면 약불로 줄여 30분 정도 달인 후 1일 2~3잔 마시면 된다.

🌿 동의보감 민간요법
백혈병일 때
청미래덩굴뿌리 60g, 황기 30g, 만삼, 숙지황, 산두근 각 15g, 당귀, 용안육, 백작약, 아교 각12g, 백화사설초 30g를 물 2되(3.6리터)를 붓고 물이 반으로 줄어들 때까지 은은한 불로 달여서 하루 세 번에 나누어 마신다.

허약체질과 냉병으로 유산기가 있을 때
아교와 약쑥 각 16g과 총백 1뿌리를 섞어 물에 달여 1일 2번 나눠 복용하면 된다.

다양한 빈혈, 출혈 때
아교 20g을 물 300㎖ 에 달여 1일 3번 나눠 끼니 전에 복용하면 된다.

허한에 따른 월경과다, 자궁출혈 및 태루에 사용하는

애엽(약쑥)

학명: Artemisia argyi, A. princeps Var. orientlis, A. montana
이명: 의초, 첨애, 애, 약쑥, 참쑥, Artemisiae argi folium

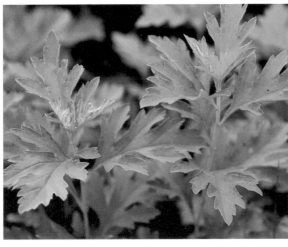
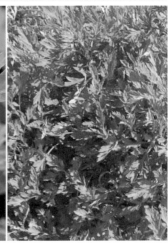

애호(황해쑥)의 엽

• 식물의 특성과 형태

높이 60~120cm, 꽃은 7~9월에 원줄기 끝에 원추화서, 열매는 수과로 1.5×0.5mm이다.
약재는 지상부를 사용한다.

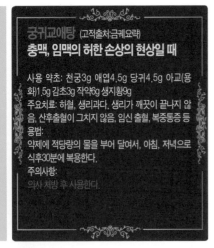

궁귀교애탕 (고적출처:금궤요략)

충맥, 임맥의 허한 손상의 현상일 때

사용 약초: 천궁3g 애엽4.5g 당귀4.5g 아교(용화)1.5g 감초3g 작약6g 생지황9g
주요치료: 허혈, 생리과다. 생리가 깨끗이 끝나지 않음, 산후출혈이 그치지 않음, 임신 출혈, 복중통증 등
용법:
약제에 적당량의 물을 부어 달여서, 아침, 저녁으로 식후30분에 복용한다.
주의사항:
의사 처방 후 사용한다.

• 약초의 성미와 작용

맛은 맵고 쓰며 성질은 따뜻하고 약간의 독성을 가지고 있다. 간과 비장, 신장에 작용한다.

• 약리효과와 효능

복부가 차면서 아프거나 월경부조, 자궁이 차서 임신이 안되는 증상 등에 효과가 있다.

• 주요 함유 성분과 물질

쑥은 정유를 함유하며 Cineol(Eucalyptol)이 가장 많고, 이외에 βCaryophyllene, Linalool, Artemisia alcohol, Camphor, Borneol 등이 함유되어 있다.

Tips 산나물 만들어 먹는방법

봄에 어린 싹을 뿌리와 함께 채취하여 나물로 하거나 묵과 함께 무쳐 먹는다. 약간의 쓴맛이 있으므로 데친 뒤 잠시 우렸다가 조리하는 것이 좋다.

• 채취시기와 사용부위

여름에 꽃이 아직 피지 않았을 때 채취하여 햇볕에 말려서 이용한다.

• 효과적인 용량과 용법 하루에 4~12g을 복용한다.

• 사용상 주의사항 음액이 부족하여 열이 나는 사람과 진액이 부족한 사람 및 과다 출혈을 한 사람의 경우에는 복용을 피해야 한다.

• 임상응용 복용실례

지혈 및 항균작용이 있고, 각종 냉증, 월경부조, 자궁이 차서 임신이 안 될 때 좋고, 각종 열성출혈증을 다스린다.

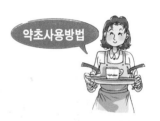

약초사용방법

동의보감 한방 약차 만들기

빈혈과 신경통 및 신경쇠약에 좋은 쑥차

준비할 재료 : 단오(음력 5월) 무렵에 수확한 잎이 좋다. 쑥의 잎을 딴 후 씻어서 물기를 제거한다. 잎을 잘게 썰어 3일정도 그늘에서 말린 후 방습제를 넣어 보관한다.

만드는 방법 : 차관에 쑥을 한줌 넣고 끓는 물을 붓는다. 5~10분정도 엑기스가 우러나면 마신다. 하루에 1회가 적당하다.

동의보감 한방 약술 만들기

부인대하증, 설사와 코피에 대한 지혈, 이뇨와 진정 등에 효과가 있는 쑥술

준비할 재료 : 쑥 두 주먹 분량, 소주는 재료의 3배

만드는 방법 : 쑥 잎과 꽃을 가지채로 꺾어 씻은 후 큼직하게 썰어둔다. 가제주머니에 넣어 봉한다. 주둥이가 넓은 용기에 넣는다. 소주를 붓고 밀봉해 서늘한 곳에 둔다. 3개월 숙성시키면 술이 완성된다. 이때 쑥 주머니를 꺼내면 된다.

동의보감 한가지 약초로 치료하는 단방

피를 토하는 것, 코피가 나오는 것, 피똥이나 피오줌을 누는 것 등 여러 가지 피나는 증을 치료한다.

애엽(약쑥) 짓찧어 즙을 내어 마신다. 마른 것을 달여서 먹어도 된다[본초].

동의보감 민간요법

가슴이 쓰릴 때

약쑥(애엽) 신선한 것 15~16g을 잘 짓찧어 물 100ml에 담가 즙을 내어 한번에 30ml씩 하루 3번 끼니 전에 먹는다.

발열증상 초기나 외과의 질환 치료에 배합하여 자주 사용하는

연교(개나리)

학명: Forsythia koreana, F. saxatilis, Abeliophyllum distichum
이명: 연교, 한련자, 대교자, Forsythiae fructus

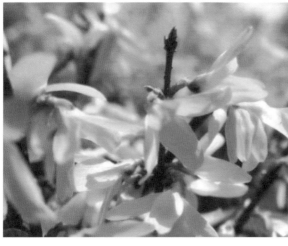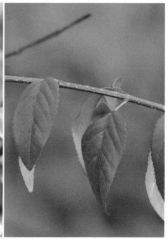

개나리의 과실을 건조한 것

• 식물의 특성과 형태

높이 3m, 잎은 마주나고, 꽃은 3~4월에 노란색, 열매는 난형으로 종자는 갈색이고 5~6mm 날개가 있다.

세간명목탕 (고적출처: 만병회춘)
풍열로 인한 눈의 질환일 때

사용 약초: 천궁4.5g 연교4.5g 방풍4.5g 만형자4.5g 황련4.5g 황금4.5g 산치자4.5g 생지황4.5g 석고 4.5g 감초4.5g 당귀4.5g 결명자4.5g 길경4.5g 질여 4.5g 형개4.5g 박하(나중에 넣어 약5~10분만 끓인 다)4.5g 강활4.5g 국화4.5g 적작4.5g

주요치료: 안구가 붉게 부은 통증, 각막염 등
용법: 약제에 적당량의 물을 부어 달여서, 아침, 저녁 으로 식후30분에 복용한다.

주의사항:
의사 처방 후 사용한다.

• 약초의 성미와 작용

맛은 쓰고 성질은 약간 차갑다. 심장과 폐, 담에 작용한다.

• 약리효과와 효능

해열작용이 있어 감기에 효과가 있으며, 급성 열성 전염병으로 인한 의식혼미, 피부 발진 등에 효과가 있다.

• 주요 함유 성분과 물질

과실에는 forsythol, sterol 화합물, saponin, flavonol 배당체류, matairesinoside 등이 함유되어 있다. 껍질에는 oleanolic acid가 함유되어 있다.

• 채취시기와 사용부위

가을에 과실이 익었을 때 채취하여 쪄서 햇볕에 말려서 이용한다.

• 복용방법

하루에 6~12g을 복용한다.

• 사용상 주의사항

소화기가 약한 사람이나 몸이 허약하여 열이 나는 사람, 종기가 이미 터져버린 증상에는 복용을 피해야 한다.

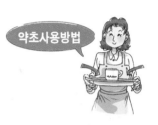

약초사용방법

동의보감 한방 약차 만들기
열을 내리고 독소를 제거하는 연교차(개나리차열매)
준비할 재료 : 연교 6~15g
만드는 방법 : 물600㎖을 넣고 끓기 시작하면 약불로 줄여 30분 정도 달인 후 1일 2~3잔 마시면 된다.

동의보감 한가지 약초로 치료하는 단방
심열을 없앤다.
연교(개나리열매)를 달여서 먹는다[본초].

동의보감 민간요법
감기가 걸렸을 때
금은화, 연교 각각 15g을 물에 달여서 하루 3번에 갈라 끼니 뒤에 먹는다.

감기나 급성 전염병으로 열이 많을 때
연교 12g을 물 300㎖에 달여 1일 3번 나눠 복용하면 좋다.

임파절결핵
연교, 참깨가루를 섞어 1회 15g씩 1일 3번 나눠 복용하면 된다.

가슴이 두근거리면서 잠을 이루지 못하는 증상에

연자육(연꽃종자)

학명: Nelumbo nuciferag

이명: 연자육, 연실, 우실, 연자국, Nelumbinis semen

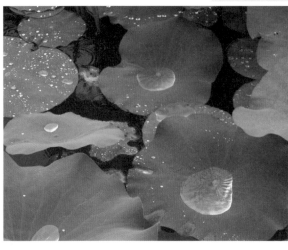
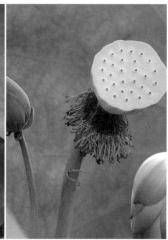

수련과 식물인 연(연꽃)의 건조한 과실 또는 종자

• 식물의 특성과 형태

뿌리는 옆으로 길게 뻗는다. 꽃은 7~8월에 연한 붉은색, 꽃턱은 원추형, 열매는 견과이고, 종자는 타원상 구형이다.

삼령백출산 (고적출처: 태평혜민화제국방)

허약체질과 몸이 마른 증상일 때

사용 약초: 인삼15g 백출15g 대조(으깬다)7g 복령15g 편두12g 산약15g 감초9g 길경6g 연자9g 사인6g 의이인9g

주요치료: 얼굴색이 누런 증세, 소화불량, 토하거나 설사, 흉복부 더부룩한 팽만감, 답답하고 불편함, 식욕부진, 사지무력증상 등

용법: 약제에 적당량의 물을 부어 달여서, 아침, 저녁으로 식후에 복용한다.

주의사항:

의사 처방 후 사용한다. 냉한 음식과 생 음식을 피한다.

• 채취시기와 사용부위

• 약초의 성미와 작용

맛은 달고 떫으며 성질은 평하다. 비장과 신장, 심장에 작용한다.

• 약리효과와 효능

가슴이 두근거리면서 잠을 이루지 못하는 증상과 신장이 약하여 나타나는 유정과 대하 등에 효과를 나타낸다.

• 주요 함유 성분과 물질

다량의 전분 및 raffinose, 단백질, 지방, 탄수화물, calcium, 철 등을 함유하고 있다.

가을에 과실이 성숙할 때 채취하여 씨를 제거한 후 말려서 이용한다.

• 복용방법

하루에 8~20g을 복용한다.

• 사용상 주의사항

가슴과 배가 그득하고 답답하면서 변비가 있는 사람은 복용을 피해야 한다.

• 임상응용 복용실례

가슴이 두근거리면서 잠을 이루지 못하는 증상과 신장이 약하여 나타나는 유정과 대하 등에 효과를 나타낸다. 용골, 익지인 등과 배합하여 소변이 뿌옇게 나오는 증상과 유정을 다스린다.

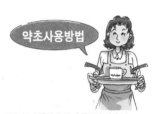

약초사용방법

동의보감 한방 약차 만들기
각종 출혈과 불면증 및 코피를 멈추게 하는 연근차
준비할 재료 : 연근 1/2뿌리, 물 300㎖
만드는 방법 : 연근을 물로 씻은 후 물기를 제거한다. 연근을 적당한 크기로 썬다. 차관에 재료를 담고 물을 부어 끓인다. 물이 끓으면 약한 불로 10~15분정도 더 끓인다. 건더기는 건져내고 달인 물을 마시면 된다.

동의보감 한방 약죽 만들기
스트레스해소와 피로회복에 좋은 연근죽
준비할 재료 : 연근 250g, 백미 100g, 설탕 15g
만드는 방법 : 백미를 물에 넣어 충분하게 불린 다음 물기를 제거한다. 연근의 껍질을 벗긴 다음 물에 담가둔다. 건져서 적당한 크기로 썰어둔다. 질그릇냄비에 1과 2를 넣고 불을 붓고 죽을 쑨다. 강한 불로 10분가량 끓이다가 중불로 불을 줄여 20분가량 더 쑨다. 설탕을 섞은 다음 불을 끄면 완성된다.

동의보감 한가지 약초로 치료하는 단방
여러 가지 허증을 보한다.
연밥(연육) 600g을 돼지위 안에 넣고 푹 찌거나 물에 넣고 문드러지게 끓여서 짓찧은 다음 벽오동씨 만하게 알약을 만든다. 한번에 100알씩 술로 먹는다. 이것을 수지환이라고 한다[입문].

주로 5장의 기운이 부족한 것을 보한다.
연자(연씨) 가루 내어 죽을 쑤어 늘 먹는다. 연뿌리를 우라고 하는데 쪄서 먹으면 5장을 아주 잘 보할 수 있다[본초].

동의보감 민간요법
당뇨병일 때
생마를 푹 쪄서 식사 전에 100g씩 장기복용하면 당뇨병으로 약해진 몸을 튼튼히 하며, 남성인 경우 성생활도 가능케 한다. 생마는 시장에서 살 수도 있다. 또 산약(마) 12g, 연자육 8g, 메주콩 20g, 현미 20g을 물에 넣어 큰 대접 1대접으로 죽을 끓여 식후 1시간 후 하루 2번 복용하기도 한다.

두통, 복통, 관절통, 생리불순 등의 어혈로 인한 각종 증상에 사용되는

연호색(현호색)

학명: Corydalis ternata
이명: 연호, 원호색, 연호색, Corydalidis tuber

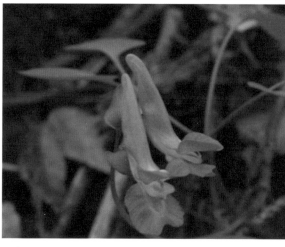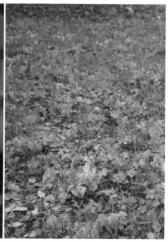

현호색과식물인 선열치판연호색의 괴경

• 식물의 특성과 형태

높이 20cm, 땅속에 1cm의 덩이줄기가 있고, 꽃은 4월에 연한 홍자색 총상화서, 열매는 삭과로 편평한 타원형이다.

인증산 (고적출처: 태평혜민화제국방)

비장 위장에 한기가 응결 되어 적체된 현상일 때

사용 약초: 모려6g 육계6g 감초12g 고량강6g 연호색6g 사인6g 소회향6g

주요치료: 상 복부 통증, 신물 넘어옴, 소화불량, 위산과다 적체, 배부르고 가득차여 답답하고 불편함 등

용법: 약제에 적당량의 물을 부어 달여서, 아침, 저녁으로 식후30분에 복용한다.

주의사항: 의사 처방 후 사용한다.

• 약초의 성미와 작용

맛은 맵고 성질은 따뜻하다. 간과 비장에 작용한다.

• 약리효과와 효능

생리통, 두통, 복통, 관절통, 산후 어지러움증, 생리불순 등의 어혈로 인한 각종 증상에 사용된다.

• 주요 함유 성분과 물질

코리달린, 알칼로이드, berberine, 1-Canadine, protopine, 1-tetrahydrocoptisine 등이 함유되어 있다.

✱ Tips 산나물 만들어 먹는방법

5-6월에 잎이 말라죽는데 어린 순을 사용한다. 이때 캐내 깨끗이 씻은 뒤 햇볕에 말린다. 잘게 썰거나 또는 식초에 적셔 볶아서 쓰기도 한다.

• 채취시기와 사용부위

 봄에 덩이줄기를 캐서 잔뿌리를 다듬은 다음 물에 씻어 햇볕에 말려서 이용한다. 증기에 찌거나 끓는 물에 넣었다가 말리기도 한다.

• 효과적인 용량과 용법

하루 3~9g을 복용한다. 혹은 연분하여 0.9 - 1.5g을 탄복한다.

• 사용상 주의사항   임산부와 생리가 잦은 사람은 복용을 피해야 한다

• 임상응용 복용실례

 진정, 진통, 혈압강하 작용 등이 있고, 어혈은 생리통, 두통, 복통, 관절통, 산후 어지러움증, 생리불순 및 타박상 멍이나 부은 데도 사용한다. 시호, 향부자, 청피, 별갑 등과 배합하여 기나 혈이 막히고 뭉쳐서 가슴과 옆구리, 복부가 아픈 증상이나 생리통을 다스린다.

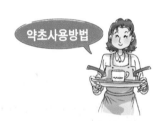

약초사용방법

✱동의보감 한방 약차 만들기

혈액순환을 촉진하는 연호색차(현호색차)
준비할 재료 : 연호색 3~9g
만드는 방법 : 물 600ml을 넣고 끓기 시작하면 약불로 줄여 30분 정도 달인 후 1일 2~3잔 기호에 따라 꿀이나 설탕을 가미해서 마시면 된다.
 • 차로 마시는 것도 좋으나 믹서기에 분쇄해서 생약가루로 섭취하면 더 효과가 좋다.

✱동의보감 한가지 약초로 치료하는 단방

가슴앓이를 멎게 한다.
현호색을 가루를 내어 술에 타 먹는다. 뇌공은 가슴앓이로 죽을 것 같은 데는 빨리 현호색을 찾으라고 한 것은 이것을 말한 것이다[본초].

✱동의보감 민간요법

배가 아플 때(복통)
현호색 보드랍게 가루 내어 한번에 2~3g씩 하루 3번 끼니 뒤에 먹는다.

설사와 유정을 멎게 하고 인체의 진액을 보충해주는 효과가 있는

오미자

학명: Schisandra chinensis, S. nigra japonica
이명: 현급, 회급, 오매자, Schisandra fructus

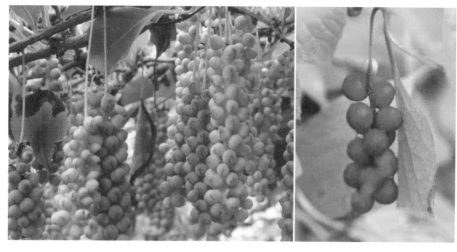

목련과의 식물인 오미자의 과실

• 식물의 특성과 형태

크기는 6~8m, 잎은 타원형, 꽃은 암수 딴그루로 6~7월에 붉은빛 황백색, 열매는 8~9월
에 붉은색으로 익는다.

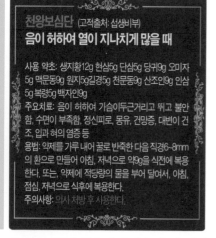

천왕보심단 (고적출처: 섭생비부)
음이 허하여 열이 지나치게 많을 때

사용 약초: 생지황12g 현삼5g 단삼5g 당귀9g 오미자
5g 맥문동9g 원지5g 길경5g 천문동9g 산조인9g 인삼
5g 복령5g 백자인9g
주요치료: 음이 허하여 가슴이두근거리고 뛰고 불안
함, 수면이 부족함, 정신피로, 몽유, 건망증, 대변이 건
조, 입과 혀의 염증 등
용법: 약제를 가루 내어 꿀로 반죽한 다음 직경6~8mm
의 환으로 만들어 아침, 저녁으로 약9g을 식전에 복용
한다. 또는, 약제에 적당량의 물을 부어 달여서, 아침,
점심, 저녁으로 식후에 복용한다.
주의사항: 의사 처방 후 사용한다.

• 약초의 성미와 작용

맛은 시고 달며 성질은 따뜻하다. 폐와 심장,
신장에 작용한다.

• 약리효과와 효능

기침을 멈추게 하고 신장에 작용하여 설사
와 유정을 멎게 하고 인체의 진액을 보충해주
는 효과가 있다.

• 주요 함유 성분과 물질

3%의 정유가 함유되어 있으며, 주성분은
sesquicarene, β-bisabolene, β-chamigrene, α-
ylangene 등이 함유되어 있으며, 이 외에도 citral 12%, 사과산 10% 등이 함유되어 있다.

- 채취시기와 사용부위 상강 후에 채취하여 햇볕에 말려서 이용한다.

- 복용방법 하루에 2~8g을 복용한다.

- 사용상 주의사항

기침이나 반진 등의 초기 증상일 때, 몸에 열이 있는 사람 등은 복용을 피해야 한다.

- 임상응용 복용실례

중추신경 흥분, 피로회복 촉진, 혈압조절, 위액분비조절, 혈당량강하, 진해, 지사 작용 등이 있다. 숙지황, 산수유, 산약 등과 배합하여 폐와 신장이 허약해서 발생한 오랜 기침을 다스린다.

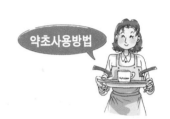

약초사용방법

동의보감 한방 약차 만들기
혈압강하와 해소천식에 좋은 오미자차
준비할 재료 : 오미자 30g, 물 600㎖, 꿀 약간
만드는 방법 : 한약방에서 마른 오미자를 구입하면 된다. 물에 깨끗이 씻어 물기를 제거한다. 오미자에 물을 부어 하루정도 담가 둔다. 건더기를 건져내고 우러난 물에 꿀을 타서 마시면 된다.
잠깐! 다른 약차와 달리 끓이지 않는 것이 특징이다.

동의보감 한방 약 만들기
정력 강장제
오미자 10g을 1.5홉의 물에 넣어 0.5g홉이 되도록 약간 진하게 달여서 1일 3회로 나누어 복용하면 된다.

동의보감 한방 약술 만들기
기억감퇴, 주의력 감퇴에 효과가 좋은 오미자술
준비할 재료 : 오미자 100g, 소주 1ℓ, 설탕 100g
만드는 방법 : 오미자를 깨끗이 씻어 주둥이가 넓은 용기에 넣는다. 소주를 붓고 밀봉해 서늘한 곳에 둔다. 침전을 막기 위해 4~5일 동안 매일 1회 용기를 흔들어준다. 10일 후 천으로 생약건더기를 걸러내고 설탕을 넣는다. 생약찌꺼기 1/10을 넣고 밀봉해 서늘한 곳에 둔다. 한 달 후 천으로 생약건더기를 걸러내면 술이 완성된다.

동의보감 한가지 약초로 치료하는 단방
힘줄과 뼈를 든든하게 한다.
오미자 알약을 만들어 오랫동안 먹는 것이 좋다[본초].

동의보감 민간요법
감기가 걸렸을 때
오미자 20~30g을 물에 달여 2~3번에 나누어 먹거나 오미자 달인 물에 달걀 3개를 까넣고 고루 저어 2~3번에 나누어 먹는다.

음식물이 위액에 잠겨서 발생한 기포가 일으키는 위병을 치료하는 요약

오수유

학명: Evodia officinalis, E, rutaecarpa
기원: 운향과 낙엽관목

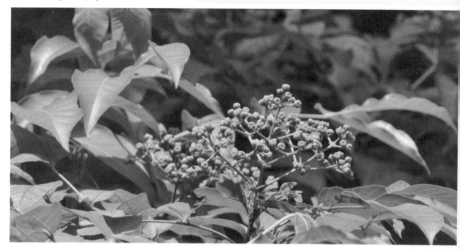

오수유의 미성숙 과실을 약한 불로 건조한 것

• 식물의 특성과 형태

높이 5m, 잎은 마주나고 홀수 1회 깃꼴겹잎, 꽃은 5~6월에 녹황색 산방화서, 열매는 둥근 삭과로 붉은색이다.

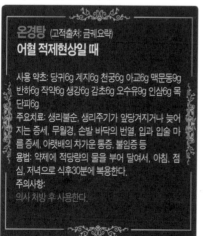

온경탕 (고적출처: 금궤요략)
어혈 적제현상일 때

사용 약초: 당귀6g 계지6g 천궁6g 아교6g 맥문동9g 반하6g 작약6g 생강6g 감초6g 오수유9g 인삼6g 목단피6g

주요치료: 생리불순, 생리주기가 앞당겨지거나 늦어지는 증세, 무월경, 손발 바닥의 번열, 입과 입술 마름 증세, 아랫배의 차가운 통증, 불임증 등

용법: 약제에 적당량의 물을 부어 달여서, 아침, 점심, 저녁으로 식후30분에 복용한다.

주의사항:
의사 처방 후 사용한다.

• 약초의 성미와 작용

맛이 맵고 쓰며 성질은 뜨겁고 약간 독성이 있다. 간, 비, 위에 작용한다.

• 약리효과와 효능

건위작용, 진통작용, 진토작용, 이뇨작용, 항균작용, 자궁수축작용, 혈압상승작용과 두통, 옆구리 통증 및 구토, 치통, 습진 등을 치료한다.

• 주요 함유 성분과 물질

Evodene, Evodine, Evodiamine, Rutaecarpine, Evolitrine, Limonin, Evodol, Synephrine, Higenamine 등이 함유되어 있다.

• 채취시기와 사용부위

가을에 미성숙한 과실을 채취하여 햇볕에 말려 사용하거나, 감초 달인 물에 침지하여 약하게 화건한다.

• 효과적인 용량과 용법

하루에 1.5~4.5g을 복용한다. 혹은 환으로 만들어 사용한다.

• 사용상 주의사항

음허증, 손기동화, 유열무한 사람, 한체유습이 없는 사람은 사용해서는 안된다.

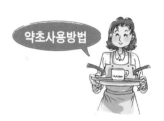
약초사용방법

🌿 동의보감 한방 약차 만들기
손발이 냉하고 요도염에 효과적인 오수유정향차
준비할 재료 : 오수유 50g, 정향 40g, 물 1000㎖
만드는 방법 : 오수유와 정향을 물에 깨끗이 씻은 후 물기를 제거한다. 차관에 재료를 넣어 물을 붓고 달인다. 물이 끓기 시작하면 약한 불로 은근하게 오랫동안 달인다. 건더기를 건져내고 달인 물을 시원하게해서 먹으면 된다.

🌿 동의보감 한방 약차 만들기
혈압강하, 소화불량, 위통, 위궤양에 좋은 오수유차
준비할 재료 : 오수유 1.5~6g
만드는 방법 : 물 600㎖을 넣고 끓기 시작하면 약불로 줄여 30분 정도 달인 후 1일 2~3잔 기호에 따라 꿀이나 설탕을 가미해서 마시면 된다.
• 오래 복용하지 않는다.

🌿 동의보감 한가지 약초로 치료하는 단방
방광을 따뜻하게 한다.
오수유 물에 달여서 먹는다[본초].

🌿 동의보감 민간요법
배가 아플 때(복통)
오수유 8~10g을 물에 달여 끼니 뒤에 먹는다. 배가 차면서 아픈 데 쓴다.

비위가 허해 가스가 차서 불어나면서 통증과 신물이 올라오는 때
오수유 10g과 건강 7g을 물에 달여 1회 40㎖씩 1일 3번 나눠 복용하면 좋다.

통증과 생리통, 소변을 자주 보는 증상과 유뇨증에 효과가 있는

오약

학명: Lindera strychnifolia
이명: 천태오약, Linderae radix

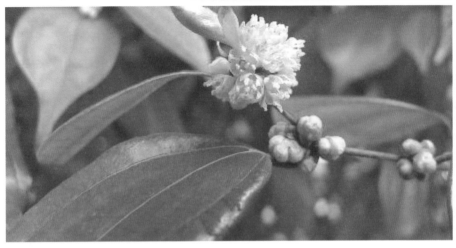

오약의 건조한 괴근

• 식물의 특성과 형태

높이 5m. 뿌리는 길고 통통하며, 잎은 홀수 1회 깃꼴겹옆, 꽃은 4~5월에 담황색, 9월에 검고 둥근 열매이다.

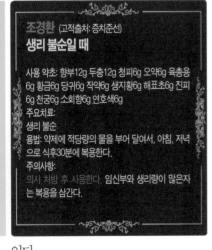

조경환 (고적출처: 증치준선)
생리 불순일 때

사용 약초: 향부 12g 두충 12g 청피 6g 오약 6g 육총용 6g 황금 6g 당귀 6g 작약 6g 생지황 6g 해표초 6g 진피 6g 천궁 6g 소회향 6g 연호색 6g
주요치료:
생리 불순
용법: 약제에 적당량의 물을 부어 달여서, 아침, 저녁으로 식후 30분에 복용한다.
주의사항:
의사 처방 후 사용한다. 임신부와 생리량이 많은자는 복용을 삼간다.

• 약초의 성미와 작용

맛은 맵고 성질은 따뜻하다. 비장과 폐, 신장, 방광에 작용한다.

• 약리효과와 효능

찬 기운이 몸 안에 뭉쳐서 된 통증과 생리통, 소변을 자주 보는 증상과 유뇨증, 구토와 소화불량 등에 효과가 있다.

• 주요 함유 성분과 물질

1-borneol, linderene 및 그 Acetate, Epicatechin, Hesperidin, Proanthocyanidin B2 등이 함유되어 있다.

• 채취시기와 사용부위

겨울과 이듬해 봄에 채취하여 물에 담갔다가 부드러워지면 썰어서 햇볕에 말려서 이용한다.

• 효과적인 용량과 용법

하루에 6~12g을 복용한다.

• 사용상 주의사항

기운이 허약하거나 몸에 열이 있는 사람은 복용을 피해야 한다.

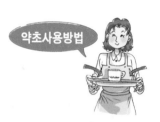

약초사용방법

동의보감 한방 약차 만들기

기를 순환시키고 통증을 멈추게 하는 오약차

준비할 재료 : 오약 3~12g

만드는 방법 : 물 600ml을 넣고, 끓기 시작하면 약불에서 30분 정도 달인 후 1일 2~3잔 기호에 따라 꿀이나 설탕을 가미해서 마시면 된다.

• 기와 혈이 부족하고 속에 열이 있는 사람은 복용을 금한다.

동의보감 한가지 약초로 치료하는 단방

방광과 신장 사이가 차고 아픈 것을 치료한다.

오약 달여서 먹거나 알약을 만들어 먹는대본초].

동의보감 민간요법

요붕증일 때

마 50g에 쌀을 적당량 씻어 두고 풀을 쑨 다음 보드랍게 가루낸 오약 20g, 익지인 15g을 고루 섞어 반죽해서 팥알 크기의 알약을 만들어 한번에 15~20알씩 하루 2번 끼니 사이에 먹는다.

양기를 가라앉혀 진정시켜주는 작용과 함께 수렴하는 작용이 있는

용골(포유동물 뼈)

생약명 : FOSSILIA OSSIS MASTODI
이명 : 룡호유생, 오화용골, 분용골

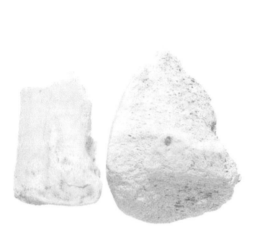
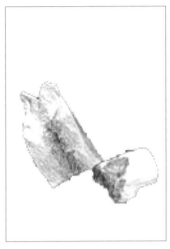

포유동물인 삼지마, 서류 등의 뼈, 치아, 뿔 등이 지층에 함몰되어 된 화석

계지가용골모려탕 (고적출처 : 금궤요략)

유정 몽유(몽정)일 때

사용 약초:
계지4,5g 작약4,5g 감초3g 모려4,5g 용골4,5g 생강
4,5g 대조(으깬다)1,5g

주요치료:
음양 실조, 유정 몽유(몽정), 하복부 냉통, 은근한 통
증, 어지러움, 탈모 등

용법:
약제에 적당량의 물을 부어 달여서, 아침, 저녁으로
식후30분에 복용한다.

주의사항: 의사 처방 후 사용한다.

• 식물의 특성과 형태

모양이 짐승의 뼈와 같이 크고 고르지 않은 조각 또는 덩어리로 되어 있으며, 표면은 회백색 또는 황백색으로 회흑색 또는 황갈색의 반점이 붙어 있는 것도 있다.

● 약초의 성미와 작용

맛은 달고 떫으며 성질은 약간 차갑다. 심장과 간, 신장에 작용한다.

● 약리효과와 효능

용골은 치솟은 양기를 가라앉혀 진정시켜주는 작용과 함께 수렴하는 작용이 있어 가슴이 두근거리고 잠을 잘 이루지 못하는 증상, 꿈을 많이 꾸고 건망증이 심한 증상, 발작 등에 효과가 있다. 또한 유정과 식은 땀을 흘리는 증상, 붕우, 대하 등에도 효과가 있으며, 종기를 없애고 새살을 빨리 돋게 하는 작용이 있다.

• 주요 함유 성분과 물질

탄산칼슘 46~82%, 인산칼슘을 함유하며, 이외에도 소량의 철, 마그네슘, 알루미늄, 칼륨, 나트륨, 염소 등을 함유하고 있다.

• 채취시기와 사용부위

고대 포유동물의 화석화된 뼈, 치아 등을 채취하여 손질을 한 후 분말로 만들어 이용한다.

• 복용방법 하루에 9~15g을 복용한다.

• 사용상 주의사항

체내에 습열이 있는 사람과 몸이 허약하지 않은 사람은 복용을 피해야 한다.

• 임상응용 복용실례

수렴작용, 소염작용, 거담작용, 지혈작용, 진정작용 등이 있음이 밝혀졌다. 구판, 원지, 석창포 등을 배합하여 정신이 불안하면서 가슴이 두근거리고 잠을 이루지 못하는 증상, 건망증 등을 다스린다.

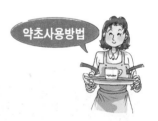

약초사용방법

동의보감 한방 약차 만들기
정신을 안정시키고 편안하게 하는 용골차
준비할 재료: 용골 9~30g
만드는 방법: 물 600ml를 (용골은 믹서기에 넣고 곱게 갈아 분말로 만든다) 부직포 주머니에 넣고 끓기 시작하면 약불로 줄여 30분 정도 달인 후 1일 2~3잔 기호에 따라 꿀이나 설탕을 가미해서 마시면 된다.

동의보감 한가지 약초로 치료하는 단방
몽설을 치료한다.
용골과 부추 씨는 정액이 절로 나올 때 중요하게 쓰는 약이다. 용골을 불에 달구어 가루 내어 그대로 먹거나 알약을 만들어 먹는다(강목).

동의보감 민간요법
불면을 치료하기 위해 용골을 쓸 때는
용량이 1양 이상이 필요하며 장기간 달여야 한다. 일반적으로 불면증에는 기간의 장단에 관계없이 용골 1~2양에 모려 1양, 산조인, 백자인 각 3전, 원지 2전과 배합하여 쓰면 효과가 강해진다.

눈의 충혈과 두통, 귀가 울리는 증상과 가슴과 옆구리가 결리고 아픈 증상

용담초

학명: Gentiana scabra var, buergeri, G triflora, G uchiyamai
이명: 용담, 고담, 초용담, 과남풀, Gentianae radix

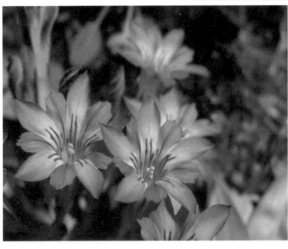 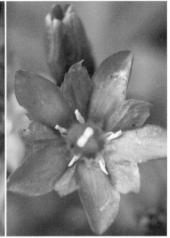

용담의 뿌리 줄기

• 식물의 특성과 형태

높이 20~60cm, 뿌리줄기는 짧고 굵은 수염뿌리가 있다. 잎은 마주나며 꽃은 8~10월에 자줏빛, 열매는 삭과이다.

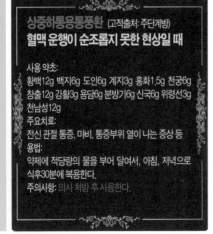

싱중하통용롱풍환 (고적출처: 주단계방)

혈맥 운행이 순조롭지 못한 현상일 때

사용 약초:
황백12g 백지6g 도인6g 계지3g 홍화1.5g 천궁6g 창출12g 강활3g 용담6g 분방기6g 신국6g 위령선3g 천남성12g
주요치료:
전신 관절 통증, 마비, 통증부위 열이 나는 증상 등
용법:
약제에 적당량의 물을 부어 달여서, 아침, 저녁으로 식후30분에 복용한다.
주의사항: 의사 처방 후 사용한다.

• 약초의 성미와 작용

맛은 쓰고 성질은 차갑다. 간과 담, 위에 작용한다.

• 약리효과와 효능

간과 담에 습열이 차 있어 나타나는 눈의 충혈과 두통, 귀가 울리는 증상과 가슴과 옆구리가 결리고 아픈 증상, 경련과 함께 팔다리가 움츠러들고 펴지지 않는 증상 등에 효과를 나타낸다.

• 주요 함유 성분과 물질

gentiopicrin 약 2%와 gentianine 약 0.15%, gentianose 약 4%를 함유하고 있다.

Tips 산나물 만들어 먹는방법

어린 싹과 잎을 식용한다. 봄에 나는 어린 잎을 나물로 먹는다. 쓴 맛이 강하므로 끓는 물에 데친 후 흐르는 물에 담가 충분히 우려내고 요리한다.

하루에 4~6g을 달여서 복용한다.

• 사용상 주의사항

소화기가 약하고 속이 찬 사람은 복용을 피해야 한다.

• 채취시기와 사용부위

봄과 가을에 뿌리를 채취하여 손질을 한 후 잘 씻어서 햇볕에 말려서 이용한다.

• 효과적인 용량과 용법

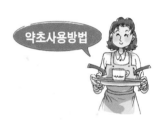

약초사용방법

동의보감 한가지 약초로 치료하는 단방

간과 담의 기를 보한다.
초룡담(용담초) 달여서 먹으면 간의 습열증을 치료한다[탕액].

야맹증 초기에는
용담 1양과 황련 1양을 가루 내어 1첩으로 만들어 이것을 3회로 나누어 복용하면 6~7첩에 효과를 얻을 수 있다.

녹내장으로 안압이 오를 때
용담 4전을 매일 복용하면서 양간을 먹으면 상당한 효과가 있다. 눈곱이 많이 끼고 심하면 농이 나올 때도 용담 2전을 달여 먹으면 좋다.

동의보감 민간요법

결막염(이음막염)일 때
용담 10g을 물 100ml에 넣고 30ml 되게 달여 잘 여과한 것에 자주 씻는다.

통증과 시력향상엔
용담 30g을 달여 건더기를 건져내고 고약처럼 다시 졸여 1일 3번 나눠 눈에 넣어주면 된다.

눈알의 충혈과 텁텁할 때
용담 12g에 물 120㎖ 을 넣고 30㎖ 양으로 달여 여과시켜 면봉에 적셔 자주 씻어내면 된다.

가슴이 두근거리면서 건망증이 있고 잠을 잘 이루지 못하는 증상에 좋은

용안육

학명: Dimocarpus longan, Euphoria longana, Nephelium longan
이명: 익지, 밀비, 용안건, Longanae arillus

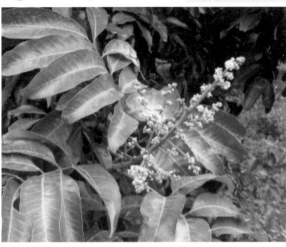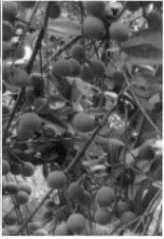

무환자과 용안나무 과실의 과육(임상에서는 원육이라 부름)

증상별 한약 제조방법

• 식물의 특성과 형태

잎은 2~5쌍이 어긋나고, 꽃은 작은 황백색, 꽃받침이 5개로 갈라지고 열매는 핵과로 황갈색, 2개 흑색 종자이다.

귀비탕 (고적출처: 제생방)

기혈이 부족한 것을 치료

사용 약초: 인삼6g 당귀9g 광목향(나중에 넣어 약 5~10분만 끓인다)6g 용안육12g 백출9g 황기2g 복신9g 산조인12g 자감초3g 원지6g

주요치료: 가슴 두근거림, 생각이 많고, 건망증 불면증, 정신 피로, 힘이 없고, 수면 시 땀이 많음, 식욕부진, 혈변, 혈뇨, 하혈, 생리주기 가너무 빠른 것 등

용법: 약제에 생강5편, 대추1개를 추가하여 적당량의 물을 부어 달여서, 아침, 저녁으로 식후에 복용한다.

주의사항:
의사 처방 후 사용한다.

• 약초의 성미와 작용

맛은 달고 성질은 따뜻하다. 심장과 비장에 작용한다.

• 약리효과와 효능

가슴이 두근거리면서 건망증이 있고 잠을 잘 이루지 못하는 증상, 빈혈로 얼굴이 누렇게 뜨는 증상 등에 효과가 있으며 신경성 심계항진에도 이용되고 있다.

• 주요 함유 성분과 물질

말리지 않은 용안육에는 수분 77.15%, 회분 0.61%, 지방 0.13%, 단백질 1.47%, 가용성 함질소화합물 등이 함유되어 있다.

• 채취시기와 사용부위

여름과 겨울에 열매가 성숙할 때 채취하여 껍질을 제거하고 햇볕에 말려서 이용한다.

• 복용방법

하루에 6~12g을 복용한다.

• 사용상 주의사항

몸에 불필요한 습기가 정체되어 답답하고 더부룩한 사람과 몸에 열이 많거나 가래가 많은 사람은 복용을 피해야 한다.

• 임상응용 복용실례

강장, 황산화, 면역기능 활성화 작용 등이 있다. 생지황, 인삼, 천문동, 맥문동, 백자인, 원지 등과 배합하여 신경쇠약을 다스린다.

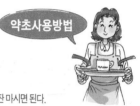

약초사용방법

동의보감 한방 약차 만들기
심장을 보하고 정신을 안정시키는 용안육차
준비할 재료 : 용안육 9~15g
만드는 방법 : 물 600mℓ를 부직포 주머니에 넣고 끓기 시작하면 약불에서 30분 정도 달인 후 1일 2~3잔 마시면 된다.

동의보감 한방 약 만들기
병후의 체력회복
용안육 10g을 1.5홉의 물에 넣고 1홉 가량이 되게 달인 후 1일 3회에 걸쳐서 나누어 복용하면 된다. 한 달가량 복용하면 체력이 붙는다.

동의보감 한방 약술 만들기
정신이 안정되고 피부가 윤택해지고 살결이 고와지는 용안술
준비할 재료 : 용안육 100g, 소주 1ℓ, 설탕 50g, 미림 50mℓ, 벌꿀 50mℓ
만드는 방법 : 용안육을 주둥이가 넓은 용기에 담는다. 소주를 붓고 밀봉해 서늘한 곳에 둔다. 침전을 막기 위해 5일간 매일 용기를 흔들어준다. 10일 후에 천으로 건더기를 걸러내고 설탕을 넣는다. 생약건더기 1/5를 넣고 미림과 벌꿀을 넣어 서늘한 곳에 둔다. 한 달 후 천으로 생약 건더기를 걸러내면 술이 완성된다.

동의보감 민간요법
불면증일 때
연씨 육질 30개, 용안육 120g에 물 6사발을 붓고 2사발이 되게 달여 3등분 하여 하루에 복용한다.

• 원육은 얼굴을 윤택하게 하고 탈모, 백발을 방지하는 효과가 있다. 이때는 8양을 중탕한 다음 2시간 정도 햇볕에 말리기를 5회 반복한 것을 꿀을 약간 넣고 물로 충분히 끓여 매일 복용하면 피부에 윤기가 생기고 탈모도 줄어들며 정신적으로도 생기가 돈다. 환약으로 할 때는 하수오, 당귀, 복분자와 같이 쓰면 좋다.

감기로 인한 발열, 기침과 함께 가래가 많이 끓을 때 좋은 약초

우방자(우엉)

학명: Arctium lappa
이명: 오실, 편복자, 서점자, 우엉씨, Arctii fructus

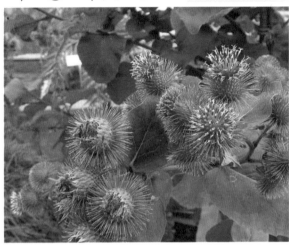
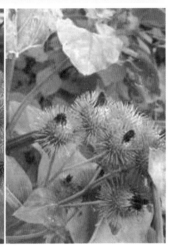

우방의 성숙한 열매

• 식물의 특성과 형태

높이 1.5m, 뿌리는 길고 굵음, 꽃은 7월에 두화가 산방상으로 핌, 열매는 둥근 삭과, 씨앗은 갈색 관모가 있다.

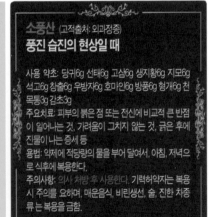

소풍산 (고적출처: 외과정종)

풍진 습진의 현상일 때

사용 약초: 당귀6g 선태6g 고삼6g 생지황6g 지모6g 석고6g 창출6g 우방자6g 호마인6g 방풍6g 형개6g 천목통3g 감초3g

주요치료: 피부의 붉은 점 또는 전신에 비교적 큰 반점이 일어나는 것, 가려움이 그치지 않는 것, 긁은 후에 진물이 나는 증세 등

용법: 약제에 적당량의 물을 부어 달여서, 아침, 저녁으로 식후에 복용한다.

주의사항: 의사 처방 후 사용한다. 기력허약자는 복용 시 주의를 요하며, 매운음식, 비린생선, 술, 진한 차종류는 복용을 금함.

• 약초의 성미와 작용

맛은 맵고 쓰며 성질은 차갑다. 폐와 위에 작용한다.

• 약리효과와 효능

체내의 풍열을 몰아내고 해열과 해독작용을 가지고 있어 유행성 감기로 인한 발열, 기침과 함께 가래가 많이 끓을 때, 두드러기와 종기 등의 피부 질환, 목이 붓고 아플 때 등에 효과가 있다.

• 주요 함유 성분과 물질

arctiin을 함유하고 있는데, 가수분해에 의해 arctigenin, glucose를 생성하며, 지방유

어린 순을 채취하여 나물로 먹는다. 끓는 물에 데친 후 찬물에 담가 우려내고 양념무침을 하며, 뿌리는 조려서 먹는다.

25~30%가 함유되어 있다.

• 채취시기와 사용부위

8~9월에 과실이 성숙할 때 채취하여 햇볕에 말려서 이용한다.

• 효과적인 용량과 용법

하루에 4~12g을 복용한다.

• 사용상 주의사항

기가 허하여 두드러기가 희게 돋아나고 설사가 있거나 종기가 이미 화농된 사람, 변비가 있는 사람은 복용을 피해야 한다.

약초사용방법

동의보감 한방 약차 만들기
가래를 제거하고 기침을 멈추게 하는 우방자차(우엉씨차)
준비할 재료 : 우방자 5~9g
만드는 방법 : 물 700㎖을 넣고 끓기 시작하면 약불로 줄여 30분 정도 달인 후 1일 2~3잔 마시면 된다.

동의보감 한가지 약초로 치료하는 단방
피부에 풍열이 있어 온몸에 은진이 나서 가려운 것을 치료한다.
우엉씨(대력자)와 개구리밥(부평초)을 각각 같은 양으로 가루를 내어 박하를 달인 물에 8g씩 타서 하루 두번 먹는다(본초).

동의보감 민간요법
탈모증일 때
우엉뿌리 기름을 머리카락이 빠지는 곳에 하루 한 번씩 문지르면서 바른다.

목구멍이 붓고 통증이 있을 때
타래붓꽃씨 25g, 우엉씨 15g을 가루로 만들어 1번에 1/2숟가락씩 따뜻한 물과 함께 1일 3번 나눠 복용하면 된다.

월경을 통하게 하고 통증을 멎게 하며 어혈을 없애는 효능이 있는

우슬(쇠무릎)

학명: Acyranthes bidentata, A. japonica
이명: 회우슬, 쇠무릎지기, Achyranthis bidentatae radix

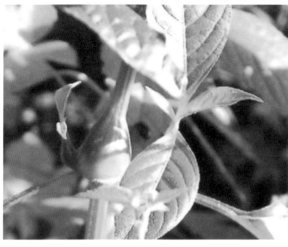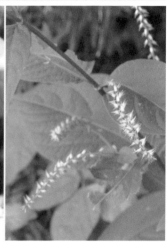

바름과 식물인 우슬(쇠무릎)의 근

• 식물의 특성과 형태

높이 50~100cm, 잎은 마주나며, 8~9월에 수상화서, 열매는 포과로 긴 타원형이며 1개의 종자가 들어 있다.

삼비탕 (고적출처 : 부인양방)

간장 신장 기혈부족일 때

사용 약초: 독활9g 당귀6g 두충6g 천궁6g 진교6g 작약6g 방풍6g 계심6g 인삼6g 세신6g 천우슬6g 감초6g 복령6g 생지황6g 황기6g 속단6g

주요치료: 기혈의 응고 막힘 증상, 손발이 오그라드는 증상, 허리 무릎 통증, 항상 냉기가 나오는 것 같이 느낌, 하체가 약하고 힘이 없음.

용법: 약제에 적당량의 물을 부어 달여서, 아침, 저녁으로 식후30분에 복용한다.

주의사항:
의사 처방 후 사용한다.

• 약초의 성미와 작용

맛은 쓰고 시며 성질은 평하다. 간과 신장에 작용한다.

• 약리효과와 효능

혈액의 순환을 원활하게 하고 어혈을 제거하는 작용을 가지고 있어 관절이 저리고 아픈 증상, 허리와 무릎이 시리고 아픈 증상, 근골이 힘이 없는 증상 등에 효과가 있다.

• 주요 함유 성분과 물질

회우슬에는 triterpenoid, saponin이 함유되어 있으며 가수분해하면 oleanol 산이 생성되며, 다량의 칼슘도 함유되어 있다.

• 채취시기와 사용부위

 겨울철에 줄기와 잎이 마른 후 뿌리를 채취하여 진흙을 제거한 다음 잘 씻어서 햇볕에 말려서 이용한다.

• 복용방법 하루에 6~12g을 복용한다.

• 사용상 주의사항

임산부와 월경량이 많은 사람은 복용을 피해야 한다.

• 임상응용 복용실례

 혈액순환촉진, 허혈제거, 이뇨, 항알레르기, 항균 작용이 있고, 월경조절, 관절염과 관절통, 요통 등에 약용한다. 도인, 홍화, 당귀, 천궁, 목향 등과 배합하여 어혈로 인해 월경이 멈추거나 생리통이 있는 증상, 산후의 복통 등을 다스린다.

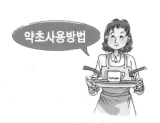

약초사용방법

동의보감 한방 약차 만들기
혈액순환을 잘되게 하고 생리통을 완화시키는 우슬차(쇠무릎차)
준비할 재료 : 우슬 6~15g
만드는 방법 :
물 600ml를 넣고 끓기 시작하면 약불로 줄여 30분 정도 달인 후 1일 2~3잔 기호에 따라 꿀이나 설탕을 가미해서 마시면 된다.
 • 임산부 및 월경과다자는 섭취를 금한다.

동의보감 한방 약술 만들기
중풍, 강정, 관절염, 근육통 등에 효능이 탁월한 우슬술(쇠무릎)
준비할 재료 : 우슬 150g, 소주 1ℓ, 설탕 100g
만드는 방법 : 씻어서 잘게 부순 우슬을 주둥이가 넓은 용기에 담는다. 소주를 붓고 밀봉해 서늘한 곳에 둔다. 침전을 막기 위해 5일 동안 하루 1회 가볍게 용기를 흔들어준다. 10일 후 천으로 생약찌꺼기를 걸러내고 설탕을 넣는다. 생약찌꺼기 1/10을 넣고 밀봉해 서늘한 곳에 둔다. 2개월 후 천으로 생약건더기를 걸러내면 술이 완성된다.

동의보감 한가지 약초로 치료하는 단방
다리와 무릎이 아프며 여위고 약해져 굽혔다 폈다 하지 못하는 것을 치료한다.
우슬(쇠무릎) 달여 먹거나 알약을 먹거나 술에 담가 두고 그 술을 마셔도 다 좋다. 허리나 다리 병에는 이 약을 반드시 써야 한다(본초).

동의보감 민간요법
뇌졸중일 때
오갈피 25g, 쇠무릎 풀 15g을 한데 가루 내어 한번에 2g씩 하루 3번 먹는다. 오갈피는 보약일 뿐 아니라 힘줄과 뼈가 약하여 다리를 쓰지 못하거나 아플 때에 쓴다.

항경련, 용혈, 혈압강하, 위점막자극, 자궁흥분, 항돌변, 항암 작용이 있는

원지

학명: Polygala tenuifolia
이명: 고원지, 애기풀, 아기풀, Polygalae radix

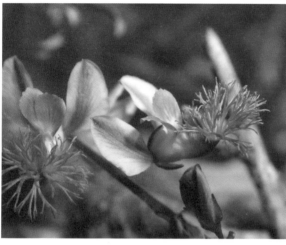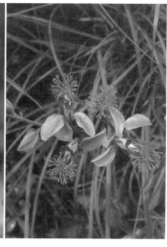

원지과식물인 원지의 근 혹은 근피

• 식물의 특성과 형태

높이 30cm, 뿌리는 굵고 잎은 어긋남, 꽃은 7~8월에 자줏빛으로 피고, 총상화서, 열매는 2개로 갈라진 삭과이다.

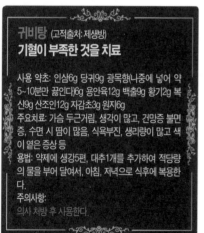

귀비탕 (고적출처: 제생방)

기혈이 부족한 것을 치료

사용 약초: 인삼6g 당귀9g 광목향(나중에 넣어 약 5~10분만 끓인다)6g 용안육12g 백출9g 황기2g 복신9g 산조인12g 자감초3g 원지6g

주요치료: 가슴 두근거림, 생각이 많고, 건망증 불면증, 수면 시 땀이 많음, 식욕부진, 생리량이 많고 색이 옅은 증상 등

용법: 약제에 생강5편, 대추1개를 추가하여 적당량의 물을 부어 달여서, 아침, 저녁으로 식후에 복용한다.

주의사항:
의사 처방 후 사용한다.

• 약리효과와 효능

영심안신, 거담개규, 소옹종, 항경련, 용혈, 혈압강하, 위점막자극, 자궁흥분, 항돌변, 항암 작용이 있어 심신불안, 불면, 건망증, 유정, 정신착란, 황홀감, 해수, 가래, 종기와 유방염 등에 사용한다.

• 주요 함유 성분과 물질

Saponin(Onjisaponin A-G, Tenuifolin), Xanthones(2,6,7,8-Tetramethoxyxanthone, 3-Hydroxyxanthone, 3-Hydroxy-2,6,7,8-Tetramethoxyxa polygalitol) 등이 함유되어 있다. 주요성분은 anhydro-D-sorbitol,

Pentamethoxyxanthone, trim ethoxycinnamic-acid, arsenic, β-amyrin, n-acetyl-D-glucosamine 등이 함유되어 있다.

• 채취시기와 사용부위

봄과 가을에 채취하여 심을 제거하고 음건한다. 정신안정용은 감초물에 구워서 사용, 거담진해용은 꿀에 볶아 사용한다.

• 효과적인 용량과 용법

3~9g을 사용한다.

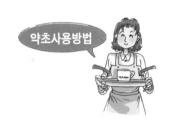
약초사용방법

동의보감 한방 약차 만들기
정신을 안정시키고 가래를 제거하는 원지차
준비할 재료: 원지 3~5g
만드는 방법: 물 600㎖를 넣고 끓기 시작하면 약불로 줄여 30분 정도 달인 후 1일 2~3잔 기호에 따라 꿀이나 설탕을 가미해서 음용한다.
• 원지 사용량: 3~9g. 상용량은 5g. 양이 너무 많으면 구토를 일으킨다.

동의보감 한가지 약초로 치료하는 단방
정신을 안정시키고 지혜를 도와주며 건망증을 치료하고 어지럽지 않게 한다.
원지를 감초 달인 물에 담갔다가 삶아서 심을 버리고 살만 가루를 내어 한번에 8g씩 술이나 미음으로 먹는다[본초].
• 원지는 소산옹종 작용이 있으므로 옹저종독이 오랫동안 짓무른 채 아물지 않을 때는 원지 5전을 진하게 달이고 찌꺼기를 찧어서 호박 5분, 주사 3분을 넣고 잘 섞어 환부에 바르면 좋다. 또 원지를 술에 담가 복용해도 된다.

동의보감 민간요법
식은땀이 날 때
원지 10g, 사삼 15g, 오미자 5g을 물로 달여서 하루에 2번 먹는다.

불면증과 건망증이 심할 때
흰복령과 원지 각 5g을 감초 5g 달인 물에 넣고 끓여 석창포뿌리 5g을 넣고 계속 달인 다음 1일 여러 번 나눠 복용하면 된다.

현기증, 이명, 약한 건망증일 때
측백씨 70g과 원지 40g을 섞어 가루로 만들어 1회 3g씩 1일 3번 나눠 끼니사이에 복용한다.

불면증과 건망증이 심할 때
흰복령과 원지 각 5g을 감초 5g 달인 물에 넣고 끓여 석창포뿌리 5g을 넣고 계속 달인 다음 1일 여러 번 나눠 복용하면 된다.

사지마비, 요통, 사지동통, 근육마비, 타박상을 치료하는

위령선

학명: Clematis manshurica
이명: 노호수, 능소, 영선, 위령선, 로선, 철선연, 소목통 등이 있다.

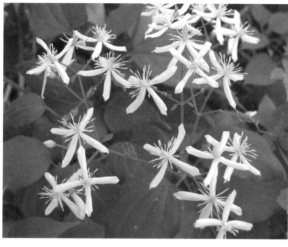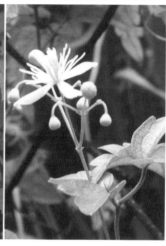

으아리의 뿌리와 줄기

• 식물의 특성과 형태

길이 2m, 잎은 마주나며 깃꼴겹잎, 꽃은 6~8월에 흰색 취산화서, 열매는 수과로 난형 9월에 익는다.

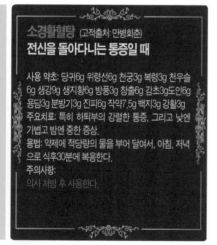

소경활혈탕 (고적출처 : 만병회춘)

전신을 돌아다니는 통증일 때

사용 약초: 당귀6g 위령선6g 천궁3g 복령3g 천우슬6g 생강9g 생지황6g 방풍3g 창출6g 감초3g도인6g 용담3g 분방기3g 진피6g 작약7.5g 백지3g 강활3g

주요치료: 특히 하퇴부의 강렬한 통증, 그리고 낮엔 가볍고 밤엔 중한 증상.

용법: 약제에 적당량의 물을 부어 달여서, 아침, 저녁으로 식후30분에 복용한다.

주의사항:
의사 처방 후 사용한다.

• 약초의 성미와 작용

냄새가 없고, 맛은 맵고 짜며 성질은 따뜻하다. 방광에 작용한다.

• 약리효과와 효능

위령선은 풍습을 제거하고 관절굴신불리, 사지마비, 요통, 사지동통, 근육마비, 타박상을 치료한다. 오장의 기능 항진, 경락이 막혀 생기는 통증에 사용한다.

• 주요 함유 성분과 물질

Anemonin, Anemol, Saponin, Clematoside, Hederagenin, Sitosterol, Oleanolic acid, 당류 등이 함유되어 있다.

Tips 산나물 만들어 먹는방법

연한 순을 따서 묵나물로 해서 먹는다. 유독성분이 함유되어 있으므로 데쳐서 우려낸 다음 말려서 저장해 두었다가 나물로 조리할 필요가 있다. 식용으로 하는 데에는 세심한 주의를 기울여야 하므로 조심해서 먹어야 한다.

3 - 9g, 전복한다.

• 사용상 주의사항

병이 풍습으로 인하지 않은 자, 기혈이 허한 사람은 사용을 하지 않는다.

• 채취시기와 사용부위

으아리, 큰꽃으아리, 참으아리의 뿌리를 가을에 채취하여 말려서 사용한다.

• 복용방법

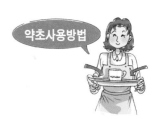

약초사용방법

동의보감 한방 약차 만들기
혈압강하, 요통, 좌골신경통에 좋은 위령선차(으아리차)
준비할 재료 : 6~12g
만드는 방법 : 물 600ml. 끓기 시작하면 약불로 줄여 30분 정도 달인 후 1일 2~3잔 기호에 따라 꿀이나 설탕을 가미해서 마시면 된다. 오래 섭취하면 정기를 손상하기 쉽고 체질이 허약한 사람은 신중하게 섭취한다.

동의보감 한가지 약초로 치료하는 단방
요통을 치료한다.
위령선(으아리)를 가루를 내어 한번에 8g씩 술에 타 먹는다[단심].

동의보감 민간요법
허리가 아플 때(요통)
위령선(으아리) 15g, 두충 20g을 물 300ml에 달여 하루 2~3번에 나누어 끼니 전에 먹는다. 또는 으아리 20g에 물 100ml를 넣고 달여서 하루 3번에 나누어 먹거나 가루 내어 한번에 3~5g씩 하루 2~3번 술에 타서 끼니 전에 먹기도 한다. 두충 한 가지만을 쓸 수 있는데 약한 불에 볶아 보드랍게 가루낸 것을 한번에 3~4g씩 하루 3번 술에 타서 먹는다.

편도염증과 통증을 가라앉힐 때
위령선 줄기와 잎을 1일 50g씩 달여 3번 나눠 끼니사이에 복용하면 된다.

임신부 붓기에
위령선 15g을 물에 달여 1일 3번 나눠 복용하거나, 위령선 15g을 볶아 가루로 만들어 꿀에 개어 환으로 제조해 1회 5g씩 1일 3번 나눠 복용해도 된다.

요통, 관절통증을 비롯해 허리를 다쳤을 때
위령선 15g과 두충 20g을 물 300㎖에 달여 1일 3번 나눠 끼니 전에 복용하거나, 위령선 20g을 물 100㎖에 달여 1일 3번 나눠 먹으면 효과가 있다.

손발이 찬데, 허리와 무릎이 시고 아픈데 사용하는

육계(계피)

학명: Cinnamomum loureirii, C, cassia
이명: 계피, 모계, 대계, Cinnamomi Cortex

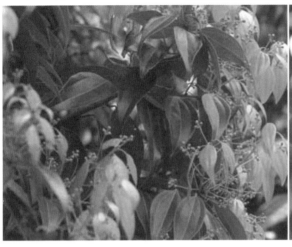
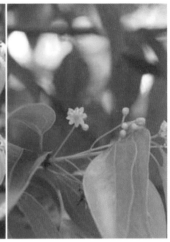

계피나무 줄기 껍질을 건조하여 말린 것

• 식물의 특성과 형태

육계나무의 수피를 약용하며 계수나무의 수피는 약용하지 않는다. 얇은 나무껍질은 손상을 최소화하기 위해서 대롱모양으로 만다.

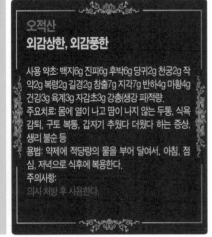

오적산
외감상한, 외감풍한

사용 약초: 백지6g 진피6g 후박6g 당귀2g 천궁2g 작약2g 복령2g 길경2g 창출2g 지각7g 반하4g 마황4g 건강3g 육계3g 자감초3g 강총(생강 파)적량.
주요치료: 몸에 열이 나고 땀이 나지 않는 두통, 식욕감퇴, 구토 복통, 갑자기 추웠다 더웠다 하는 증상, 생리 불순 등
용법: 약제에 적당량의 물을 부어 달여서, 아침, 점심, 저녁으로 식후에 복용한다.
주의사항:
의사 처방 후 사용한다.

• 약초의 성미와 작용

맛은 맵고 성질은 따뜻하다. 신장, 방광, 비장에 작용한다.

• 약리효과와 효능

민간에서 수정과 만들 때 쓰이는 계피의 한약명이다. 손발이 찬데, 허리와 무릎이 시고 아픈데, 비위가 차고 소화가 안 되며 설사하는 데 사용한다.

• 주요 함유 성분과 물질

휘발성 정유성분이 1~2%, 주성분은 Cinnamic aldehyde가 75~90%이고, 그 외 점액질, Tannine 등이 함유되어 있다.

• 채취시기와 사용부위

8~10월 사이에 5~6년 이상 자란 나무의 줄기껍질을 벗겨 처음에는 햇볕에 말리다가 다음 그늘에서 말려서 사용한다.

• 효과적인 용량과 용법

하루 1.5~6g을 탕약, 가루약, 알약의 형태로 복용한다.

• 사용상 주의사항

더운 성질의 약이므로 열증이 있거나 임신부에게는 쓰지 않는 것이 좋다.

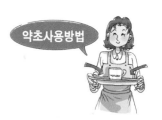

약초사용방법

동의보감 한방 약차 만들기

허리나 무릎이 시리며 통증에 좋은 계피차(육계차)

준비할 재료 : 계피 6g, 편썬 생강 5편

만드는 방법 : 계피를 흐르는 물에 깨끗이 씻어 잘게 자른 후 용기에 물 1L, 계피 6g, 편썬 생강 5편을 넣고 끓기 시작하면 약불로 30분 정도 달인 후 체에 받쳐 건더기를 건져내고 꿀이나 설탕을 가미해서 잣이나 대추채를 띄워 마신다.

동의보감 한방 약죽 만들기

한기를 물리치는 계피죽

준비할 재료 : 계피 3g, 백미 50g, 흑설탕 약간

만드는 방법 : 백미를 물에 넣어 충분히 불린 다음 물기를 제거한다. 계피를 씻은 다음 물에 넣어 달여 즙을 받아낸다. 질그릇냄비에 백미를 넣고 물을 붓고 흰죽을 쑨다. 쌀알이 퍼질 무렵 계피 씻은 약즙과 흑설탕을 넣는다. 3분가량 더 쑨 다음 불을 끄고 내리면 완성된다.

동의보감 한가지 약초로 치료하는 단방

땀이 나는 것을 멎게 하는데 표가 허하여 저절로 땀이 나는 데 쓴다.

계지를 가을과 겨울에 달여서 먹어야 한다[동원].

뱃속이 차서 참을 수 없이 아픈 것을 치료한다.

계피를 달여 먹거나 가루를 내어 먹어도 다 좋다. 가을과 겨울에 배가 아픈 데는 계피가 아니면 멈출 수 없다.[탕액]

동의보감 민간요법

술중독일 때

술을 마시고 탈이 난 데 산사 19g, 곶감 6g, 건강 10g, 계피 10g을 물에 달여서 사탕가루를 타서 먹는다.

장기간 복용하면 몸을 건강하게 하고, 수명을 연장하는 효과가 있는

육종용

학명: Cistanche deserticola
이명: 육송용, 지정, 오리나무더부살이, Cistanches herba

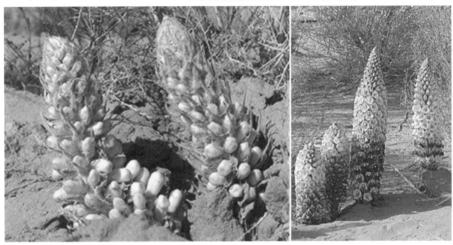

열당과의 육종용의 육질경

• 식물의 특성과 형태

높이 30~45cm, 줄기는 원주형이고, 잎은 침상, 꽃은 수상화서 원주형이고 꽃잎은 종모양. 열매는 타원상 구형이다.

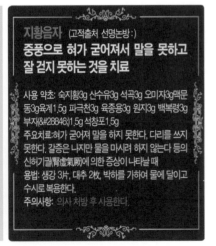

지황음자 (고적출처 선명논방:)

중풍으로 혀가 굳어져서 말을 못하고 잘 걷지 못하는 것을 치료

사용 약초: 숙지황3g 산수유3g 석곡3g 오미자3g 맥문동3g 육계1.5g 파극천3g 육종용3g 원지3g 백복령3g 부자(炮)1.5g 석창포1.5g
주요치료:혀가 굳어져 말을 하지 못한다, 다리를 쓰지 못한다. 갈증은 나지만 물을 마시려 하지 않는다 등의 신허기궐(腎虛氣厥)에 의한 증상이 나타날 때
용법: 생강 3片, 대추 2枚, 박하를 가하여 물에 달이고 수시로 복용한다.
주의사항: 의사 처방 후 사용한다.

• 약초의 성미와 작용

맛은 달고 시고 짜며 성질은 따뜻하다. 신장과 대장에 작용한다.

• 약리효과와 효능

정력감퇴, 고환 위축, 전립선염, 유정, 불임증, 골연화증, 허리와 무릎이 시리고 아픈데 쓰인다.

• 주요 함유 성분과 물질

Alo-cis-isoiridomyrmecine, Alo-cis-iridomyrcin, Alo-cis-dehydrolactone, Alo-cis-isodehydrone pelactone 등이 함유되어 있다.

• 채취시기와 사용부위

봄에 줄기를 채취하여 소금물에 절이다.

• 복용방법

하루 6~9g을 탕약, 알약 형태로 먹는다.

• 사용상 주의사항

실증의 열이 있는 경우와 설사에는 쓰지 않는다. 또한 장에 열이 있어 변비가 있는 사람은 복용을 하지 말아야 한다.

• 임상응용 복용실례

정력감퇴, 고환위축, 전립선염, 유정, 불임증, 골연화증, 요통, 노약자 변비, 여러 가지 출혈 등에 사용된다. 숙지황, 토사자, 오미자와 배합하여 신이 허하여 생긴 고환 위축을 다스린다.

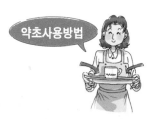

약초사용방법

🌿**동의보감** 한방 약술 **만들기**

성기능을 강화시켜주는 상비약으로 유명한 육종용술

준비할 재료 : 육종용 150g, 소주 1ℓ, 설탕 50g, 미림 50㎖, 벌꿀 50㎖

만드는 방법 : 잘게 썬 육종용을 주둥이가 넓은 용기에 넣는다. 소주를 붓고 밀봉해 서늘한 곳에 둔다. 침전을 막기 위해 5일 동안 하루 1회 용기를 흔들어준다. 7일 후 천으로 생약건더기를 걸러내고 설탕, 미림, 벌꿀을 넣는다. 생약찌꺼기 1/10을 넣고 밀봉해 서늘한 곳에 둔다. 한 달 후 천으로 생약찌꺼기를 걸러내면 완성된다.

🌿**동의보감** 한가지 약초로 **치료하는** 단방

정과 수를 보하고 남자가 정액이 절로 나오는 것을 치료한다.

육종용 160g을 물에 달여 보드랍게 잘 간 것에 양의 살코기를 넣어서 4몫으로 나누어 양념과 쌀을 두고 죽을 쑤어 빈속에 먹는다[본초].

🌿**동의보감** 민간요법

유정(정액이 무의식적으로 나오는 증)일 때

먼저 육종용 40g을 물에 달여 풀어지게 한 다음 잘 갈고 여기에 양고기 100g과 쌀 200g을 넣고 죽을 쑤어 양념을 쳐서 하루 3번에 갈라 빈속에 먹는다.

이뇨의 작용이 있으므로 주로 핍뇨 및 부종의 치료에 적용하는

의이인(율무)

학명: Coix lacryma-jobi var, mayuen, C, lacryma-jobi
이명: 의이인, 의인, 율무쌀, 율미, 올미, Coicis semen

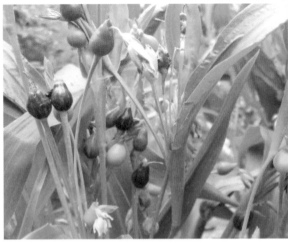
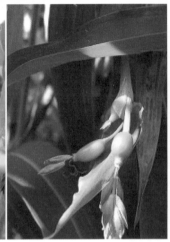

율무의 건조된 씨앗

• 식물의 특성과 형태

높이 1~1.5m, 꽃은 7월에 피고, 수꽃이삭은 암꽃이삭을 뚫고 위로 나와 3cm정도 자라며, 열매는 달걀 모양이다.

삼령백출산 (고적출처: 태평혜민화제국방)

허약체질과 몸이 마른 증상일 때

사용 약초: 인삼15g 백출15g 대조(으깬다)7g 복령15g 편두12g 산약15g 감초9g 길경6g 연자9g 사인6g 의이인9g

주요치료: 얼굴색이 누런 증세, 소화불량, 토하거나 설사, 흉복부 더부룩한 팽만감, 답답하고 불편함, 식욕부진, 사지무력증상 등

용법: 약제에 적당량의 물을 부어 달여서, 아침, 저녁으로 식후에 복용한다.

주의사항: 의사 처방 후 사용한다. 냉한 음식과 생 음식을 피한다.

• 약초의 성미와 작용

맛은 달고 담담하며 성질은 서늘하다. 비장과 위와 폐에 작용한다.

• 약리효과와 효능

부종, 소변이 잘 나오지 않는 증상, 설사, 부으면서 근육의 움직임이 둔해지는 증상, 폐나 장의 농양 등을 다스린다.

• 주요 함유 성분과 물질

단백질, 지방, 탄수화물, 소량의 비타민 B 등이 함유되어 있다.

●채취시기와 사용부위

가을에 과실이 성숙하였을 때 채취하여 쪄서 말린 다음 껍질을 제거한다.

• 효과적인 용량과 용법

하루에 12~40g을 복용한다.

• 사용상 주의사항

대변이 딱딱한 사람이나 소변 량이 적은 사람, 수분이 부족한 사람, 임신부는 피해야 한다.

• 임상응용 복용실례

복령, 저령, 목과 등을 배합하여 부종성 각기나 소변이 잘 안 나오는 것을 다스린다.

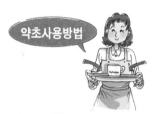

동의보감 한방 약차 만들기
기미와 주근깨 및 여드름 치료에 좋은 율무차
준비할 재료 : 율무는 껍질을 벗기지 않고 약한 불에 볶는다. 방습제를 넣어 보관한다.
만드는 방법 : 차관에 천 자루에 넣은 율무 20~25g과 600㎖의 물과 붓고 약한 불로 끓인다. 껍질을 벗긴 율무(볶은 것)를 사용할 때는 10~15g 정도가 적당하다.

동의보감 한방 약죽 만들기
대장암예방에 효과적인 우엉율무죽
준비할 재료 : 율무 1/2컵, 찹쌀 1/2컵, 우엉 50g, 감초물(감초 10g) 4컵, 소금 · 식초 약간
만드는 방법 : 현미찹쌀을 물에 불려둔다. 우엉을 껍질을 벗기고 적당하게 자른 후 식초에 담가 둔 다음 찬물로 헹군다. 물에 씻은 감초를 냄비에 넣어 달인 후 즙만 받아 놓는다. 율무를 충분하게 불려둔다. 질그릇냄비에 넣은 후 3을 붓고 죽을 쑨다. 쌀알이 퍼지면 2를 넣고 불을 줄인 다음 2분가량 더 쑤면 완성된다. 먹기 전에 소금으로 간을 하면 된다.

동의보감 한방 약술 만들기
여성들의 피부미용에 율무쌀은 최고인 율무주
준비할 재료 : 율무쌀 500g, 소주 1ℓ
만드는 방법 : 준비한 재료를 깨끗이 씻어 물기를 제거 한다. 주둥이가 넓은 용기에 넣는다. 소주를 붓고 밀봉해 서늘한 곳에 둔다. 침전을 막기 위해 2일 동안 하루에 1번씩 용기를 흔들어준다. 2개월 후 천으로 건더기를 건져내면 완성된다.

동의보감 한가지 약초로 치료하는 단방
열과 풍으로 근맥이 가느라들고 땅기는 것과 힘줄에 갑자기 경련이 일어 가느라드는 데 치료한다.
의이인(율무쌀) 죽을 쑤어 늘 먹는다[본초].

동의보감 민간요법
폐암일 때
너삼(고삼), 율무쌀(의이인) 너삼뿌리 15~24g을 하루 양으로 하여 너삼과 율무쌀을 1:2 비로 섞어 달여서 3번에 나누어 먹는다.

혈액순환촉진, 혈압조정, 체력강화 등의 효과가 있는

인삼

학명: Panax ginseng
이명: 백삼, 홍삼, 토정, 신초, 혈삼, Ginseng radix

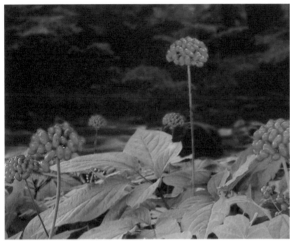 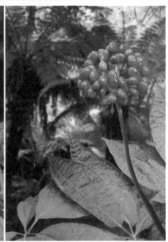

두릅나무과 식물인 인삼의 근

• 식물의 특성과 형태

높이 50~60cm, 꽃은 4월에 연한 녹색으로 피고, 둥근 열매는 여러 개가 산형으로 모여 달리며 붉은색으로 익는다.

인삼패독산 (고적출처: 소아약증직결)

정기부족, 풍한 습사의 현상을 치료

사용 약초: 인삼9g 강활9g 복령9g 독활9g 길경9g 시호9g 천궁9g 지각9g 감초5g 전호9g 생강5g 박하나중에 넣어 약 5~10분만 끓인다)1.5g

주요치료: 추위를 타고, 열이 많으며, 땀이 나지 않고, 머리 목 부분의 강직성통증, 기침과 가래가 있고, 가슴이 답답한 증상.

용법: 약제에 적당량의 물을 부어 달여, 아침, 저녁으로 식후에 복용한다.

주의사항:
의사 처방 후 사용한다.

• 약초의 성미와 작용

맛은 달고 약간 쓰며 성질은 약간 따뜻하다.

• 약리효과와 효능

비장과 폐와 심장에 작용한다. 인삼은 기를 보하는 약 중에서 으뜸으로 인체 오장육부의 원기를 보하는 중요한 약재이다.

• 주요 함유 성분과 물질

주요성분으로 인삼사포닌, 폴리아세틸렌, 항산화활성 페놀계화합물, 간장보호물질인 고미신, 인슐린 유사작용 산성펩티드, 강압작용 Cholin등이 함유되어 있다.

• 채취시기와 사용부위 일반적으로 재배 4~7년 후, 가을에 잎과 줄기가 마르면 채취하여 생용하거나 법제하여 사용한다.

• 복용방법 하루 2~10g을 탕약, 가루약, 알약, 약엿, 약술 형태로 먹는다. 허탈위증에는 25-50g을 쓸 수 있다.

• 사용상 주의사항

인삼은 성질이 더운 약재이므로 열이 많이 나는 증세, 고혈압병에는 쓰지 않는다.

• 임상응용 복용실례

임파세포수증가, 혈압상승, 혈구수증가, 혈당강하, DNA와 RNA생합성증가, 동맥경화 예방 작용 등이 있다.

약초사용방법

동의보감 한방 약차 만들기
빈혈과 냉증 및 당뇨병 등에 좋은 인삼차
준비할 재료 : 건삼 3g, 물 400㎖
만드는 방법 : 인삼을 잘게 썰어 차관에 담고 물을 붓는다. 물이 절반으로 졸아들 때까지 천천히 달인다. 건더기를 건져내고 달인 물을 1일 3회로 나눠 마시면 된다.
잠깐! 고혈압은 의사와 상담해서 복용하고, 금속용기로 달이지 말아야 한다.

동의보감 한방 약죽 만들기
무병장수를 보장해주는 인삼죽
준비할 재료 : 인삼분말 3g, 백미 150g, 생강즙 10g
만드는 방법 : 백미를 물에 넣어 충분하게 불려둔다. 질그릇냄비에 넣어 불을 붓고 흰죽을 쑨다. 거의 완성될 때 인삼분말과 생강즙을 골고루 섞는다. 3분가량 약한 불에서 은은하게 쑤면 완성된다. 죽이 완성되면 불에서 내리면 된다.

동의보감 한방 약술 만들기
기를 보해주고 기력을 북돋워주며 허함을 치료하는 인삼술
준비할 재료 : 인삼 20g, 백출 20g, 자감초 20g, 생강 1쪽, 소주 1ℓ, 설탕 80g
만드는 방법 : 생약을 잘게 썰어 용기에 넣는다. 소주를 붓고 밀봉해 서늘한 곳에 둔다. 4~5일 동안 침전을 막기 위해 매일 1회 용기를 흔들어준다. 10일 후에 생약찌꺼기를 천으로 걸러 내고 설탕을 넣는다. 생약건더기 1/5를 넣어 밀봉한 후에 서늘한 곳에 둔다. 한 달이 지난 후 맑은 술을 먼저 따라낸다. 천으로 찌꺼기를 걸러내고 합치면 완성된다.

동의보감 한가지 약초로 치료하는 단방
5장의 기가 부족한 것을 보한다.
인삼을 달이거나 가루를 내거나 고약처럼 만들어 많이 먹으면 좋다.

동의보감 민간요법
정력부족과 강정 불안증
인삼 5g을 잘게 썰어서 반홉의 쌀과 섞어 죽을 쑤면 1회분의 인삼죽이 된다. 이 죽에 소금을 약간 쳐서 먹어도 좋은데, 식기 전에 먹어야 된다.

우수한 이담작용이 있는

인진호(사철쑥)

학명: Artemisia capillaris
이명: 인진, 면인진, 더위지기, Artemisiae capillaris herba

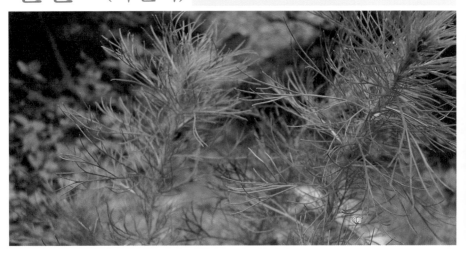

사철쑥을 건조한 것

• 식물의 특성과 형태

크기는 30~100cm, 잎이 가늘고 꽃이 없이 열매가 열린다. 겨울을 넘겨 봄에 마른 줄기에서 새순이 나온다.

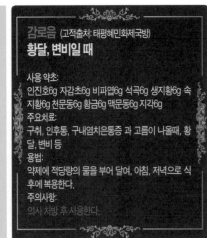

감로음 (고적출처: 태평혜민화제국방)
황달, 변비일 때

사용 약초:
인진호6g 자감초6g 비파엽6g 석곡6g 생지황6g 속
지황6g 천문동6g 황금6g 맥문동6g 지각6g
주요치료:
구취, 인후통, 구내염치은통증 과 고름이 나올때, 황
달, 변비 등
용법:
약제에 적당량의 물을 부어 달여, 아침, 저녁으로 식
후에 복용한다.
주의사항:
의사 처방 후 사용한다.

• 채취시기와 사용부위

• 약초의 성미와 작용

맛은 쓰고 매우며 성질은 서늘하다.

• 약리효과와 효능

열기와 습기를 제거하며 이뇨작용이 있다. 간염, 지방간, 담낭염, 담낭 결석, 황달에 효과가 있다.

• 주요 함유 성분과 물질

Abscisic acid(S-form), Aesculetin dimethyl ether, αCopaene, αPinene, αTerpineol, Apigenin, Arcapillin, Artemisia ketone 등이 함유-되어 있다.

여름철 꽃이 핏기 전에 전초를 베어 그늘에서 말린다.

• 효과적인 용량과 용법

하루 8~20g을 달여 먹는다. 엑기스를 뽑아 환약이나 알약에도 넣기도 한다.

• 사용상 주의사항

간이 원인이 된 황달에만 사용한다.

• 임상응용 복용실례

대황, 치자 등과 배합하여 황달을 다스린다.

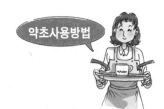

약초사용방법

동의보감 한방 약차 만들기
혈압을 내리고 간 기능을 보호하는 인진호차(사철쑥차)
준비할 재료 : 인진호 15g
만드는 방법 : 물 600㎖을 넣고 끓기 시작하면 약불로 줄여 30분 정도 달인 후 1일 2~3잔 기호에 따라 꿀이나 설탕을 가미해서 마시면 된다.

동의보감 한가지 약초로 치료하는 단방
황달로 온몸이 누렇게 되고 오줌이 벌건 것을 치료한다.
인진호(더위지기) 진하게 달여서 먹는데 생것으로 먹어도 역시 좋다[본초].

• 인진은 간염예방에도 좋다. 단독으로는 1양을 복용시키고, 함께 쓸 때는 울금, 황금 각 3전과 쓰거나 금전초 1양, 시호 3전과 쓴다. 이것은 간염환자가 있는 가정이나 이웃에서 예방약으로 쓰면 좋다.

• 황달형전염성간염에 특히 좋으며 보통 인진 1양, 대황 2전, 치자, 황금, 울금 각 3전을 쓰면 좋다.

동의보감 민간요법
황달일 때
더위지기(인진) 거칠게 가루 내어 한번에 10~16g씩 하루 2~3번 물에 달여 끼니 사이에 먹는다.

열로 황달이 왔을 때
인진쑥을 거칠게 간 다음 18g을 물에 달여 1일 3번 나눠 복용하면 좋다.

간염으로 황달이 나타났을 때
말린 녹반과 인진쑥을 1대1의 비율로 섞어 가루로 만든 다음 환으로 제조해 1회 15알씩 1일 3번 나눠 15일 동안 끼니 뒤에 복용하면 된다.

손상된 간 실질 회복엔
인진쑥 20g을 달여 1일 3번 나눠 끼니 뒤에 복용하면 된다.

기침에 가래가 있는 데에 좋은 효과가 있는

자원(개미취)

이명 : 자채, 자영, 청원, 산백채, 협판, 반혼초
학명 : Aster tataricus LINNE fil

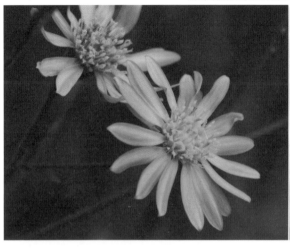
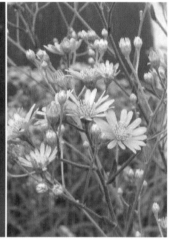

국화과에 속하는 여러해살이풀인 개미취의 뿌리를 말린 것

• 식물의 특성과 형태

높이 1~2m로 자라는 숙근초로서 봄에 나오는 잎은 땅에 붙어 군생하며 뻣뻣한 털이 나있어서 거칠다. 길게 자라나는 줄기에 붙는 잎은 좁고 작다.

사간마황탕 (고적출처: 금궤요략)

기관지기침으로 인한 호흡곤란을 치료

사용 약초: 사간9g 관동화6g 자원6g 마황9g 세신3g 반하9g 오미자3g 생강9g 대조(으깬다)3개
주요치료: 체내에 적체 되어 있는 담음과, 목 속의 가래소리와 가래를 맑고 묽게 하고, 가슴 답답함을 치료한다.
용법: 적당량의물에 마황을 넣어 끓인 후 거품을 걷어낸 다음 다른 약제를 넣어 달인다. 약은 두 번 달인다. 약은 아침, 점심, 저녁으로 식후 복용한다.
주의사항:
의사 처방 후 사용한다.

• 약초의 성미와 작용

맛은 쓰고 매우며 성질은 따뜻하다. 폐에 작용한다.

• 약리효과와 효능

자완은 주로 폐에 작용하여 기침하는 것과 기침에 가래가 있는데 잘 안나오는 것을 치유한다. 가래를 없애면서도 그 성질이 부드러워 폐를 지나치게 마르게 하지 않는다. 따라서 외감, 내상을 막론하고 기침에 가래가 있는 데에 좋은 효과가 있으며 특히 감기가 오래되어 잘 낫지 않으면서 마른 기침이 있고 가래가 잘 배출이 되지 않는 경우에 좋은 효과를 보인

Tips 산나물 만들어 먹는방법

어린 순을 채취하여 쓴맛이 강하므로 데쳐서 여러 날 흐르는 물에 우려낸 다음 말려 오래 동안 갈무리해 두었다가 조리한다. 오래도록 갈무리해 두는 것은 쓴맛을 없애기 위한 것이다.

다.

• 주요 함유 성분과 물질

사포닌, 쿠에르세틴, 시오논, 프리델린, 프로사포게닌 등이 함유되어 있다.

• 복용방법

가을에 뿌리를 캐서 줄기를 잘라버리고 물에 씻어 햇볕에 말린다. 하루 6~12g을 탕약, 알약, 가루약 형태로 먹는다.

• 사용상 주의사항

감기초기에 열이 심하면서 기침하는 경우와 진액이 부족한 이가 기침하면서 피나는 증상에는 사용하지 않는다.

• 임상응용 복용실례

약리실험 결과 거담작용, 진해작용, 항암작용, 항균작용이 밝혀졌다. 백전, 길경, 감초 등과 배합하여 해수와 담이 잘 토해지지 않는 것을 다스린다.

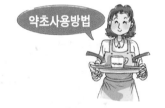

약초사용방법

동의보감 민간요법

폐를 보하고 폐의 열을 내린다.
자원(개미취) 달여서 먹으면 좋다[본초].

가래, 염증, 기침, 편도염, 급·만성기관지염, 기관지확장증일 때 개미취뿌리 7g을 물 220㎖로 달여 1일 3번 나눠 끼니 뒤에 복용하면 효과가 있다.

어혈로 인한 월경통, 옆구리 통증에 사용하는

작약

학명: Paeonia lactiflora, P. veitchii
이명: 목작약, 홍작약, Paeonia radix rubra

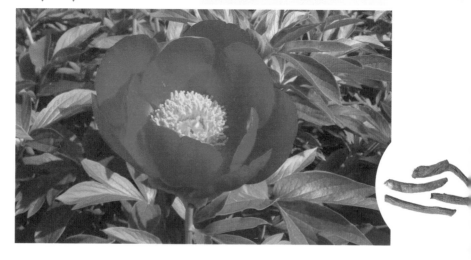

• 식물의 특성과 형태

높이 50~80cm, 뿌리는 방추형이며 자르면 붉은색, 뿌리잎은 1~2회 깃꼴로 3출엽, 꽃은 5~6월에 흰색 또는 붉은색으로 피고, 열매는 골돌과이다.

• 약초의 성미와 작용

맛은 쓰고 성질은 약간 차갑다. 간에 작용한다.

• 약리효과와 효능

어혈로 인한 월경통, 옆구리 통증, 배에 덩어리 있으면서 아픈 것, 타박상 등을 다스리며, 기타 반진이나 혈열로 인한 코피나 피를 토하는 것에 효능이 있다.

• 주요 함유 성분과 물질

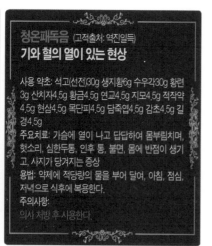

청온패독음 (고적출처: 역진일득)
기와 혈의 열이 있는 현상

사용 약초: 석고(선전)30g 생지황6g 수우각30g 황련 3g 산치자4.5g 황금4.5g 연교4.5g 지모4.5g 적작약 4.5g 현삼4.5g 목단피4.5g 담죽엽4.5g 감초4.5g 길경4.5g

주요치료: 가슴에 열이 나고 답답하여 몸부림치며, 헛소리, 심한두통, 인후 통, 불면, 몸에 반점이 생기고, 사지가 당겨지는 증상

용법: 약제에 적당량의 물을 부어 달여, 아침, 점심, 저녁으로 식후에 복용한다.

주의사항:
의사 처방 후 사용한다.

paeonol, paeonin, paeoniflorin, 안식향산, 정유, 지방유, 수지, 탄닌, 당, 전분 등이 함유되

어 있다.

• 채취시기와 사용부위 봄, 가을에 채취하여 쪄서 말린다.

●복용방법 8~16g을 복용한다.

• 사용상 주의사항

허약하고 배가 찬 사람의 생리통이나 무월경에는 복용을 피해야 한다.

• 임상응용 복용실례

진정, 진통, 진경, 해열, 항암, 항궤양, 혈압강하 작용이 있다.당귀, 천궁 등과 배합하여
생리통, 무월경 등을 다스린다.

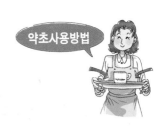
약초사용방법

동의보감 한방 약차 만들기
자궁출혈, 월경통, 생리통에 좋은 작약차
준비할 재료 : 작약 10~15g
만드는 방법 : 물 600ml을 넣고 끓기 시작하면 약불로 줄여 30분 정도 달인 후 1일 2~3잔 기호에 따라 꿀이나 설탕을 가미해서 마시면 된다.

동의보감 한가지 약초로 치료하는 단방
뱃속에 몹시 아픈 것을 치료한다.
작약(함박꽃뿌리) 뿌리를 주약으로 하고 감초를 좌약으로 하여 달여 먹는다.

달거리가 중단되어 나오지 않는 것을 치료한다.
작약(함박꽃뿌리) 달여서 먹거나 가루를 내어 먹거나 알약을 만들어 먹어도 다 좋다[본초].

동의보감 민간요법
구토가 날 때
구토 설사가 심할 때 이질풀과 함박꽃뿌리 각각 100g에 물 1ℓ를 넣고 달여서 1주일분으로 나누어 하루에 세 번씩 먹는다. 이질풀은 수렴, 진통제로 쓰인다.

만성대장염일 때
황경피나무껍질(황백피), 함박꽃뿌리(작약), 오이풀뿌리(지유) 각각 같은 양을 보드랍게 가루 내어 한번에 3~4g씩 하루 3번 끼니 뒤에 먹는다.

저령은 자양효능은 없고 이뇨작용은 복령보다 강한

저령

학명: Polyporus umbellatus
이명: 지오도, 야저령, 야저뇨, 주령, Polyporus

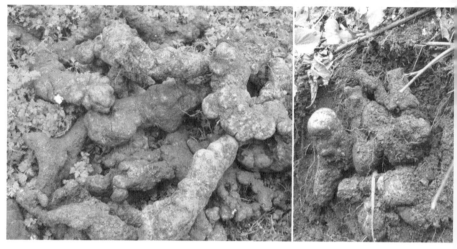

단풍나무, 상수리나무, 떡갈나무의 기생하는 저령의 균핵

• 식물의 특성과 형태

균핵체는 가랑잎이 쌓인 땅 속에서 생김, 생강처럼 울퉁불퉁한 덩어리, 겉은 검은 밤색이다.

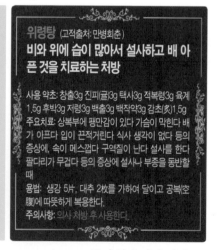

위령탕 (고적출처: 만병회춘)
비와 위에 습이 많아서 설사하고 배 아픈 것을 치료하는 처방

사용 약초: 창출3g 진피(귤)3g 택사3g 적복령3g 육계1.5g 후박3g 저령3g 백출3g 백작약3g 감초(炙)1.5g
주요치료: 상복부에 팽만감이 있다 가슴이 막힌다 배가 아프다 입이 끈적거린다 식사 생각이 없다 등의 증상에, 속이 메스껍다 구역질이 난다 설사를 한다 팔다리가 무겁다 등의 증상에 설사나 부종을 동반할 때
용법: 생강 5片, 대추 2枚를 가하여 달이고 공복(空腹)에 따뜻하게 복용한다.
주의사항: 의사 처방 후 사용한다.

• 약초의 성미와 작용

맛은 달고 담담하며 성질은 평하다. 신장과 방광에 작용한다.

• 약리효과와 효능

습을 없애고 소변을 잘 보게 하여 수종과 배뇨장애를 치료하는 데 이뇨시켜 부종, 설사, 소변이 뿌옇게 나오는 것, 대하 등에 효능이 있다.

• 주요 함유 성분과 물질

수용성 다당류인 α-hydroxy-tetracosanoic acid, ergosterol, Biotin 등이 함유되어 있다.

• 채취시기와 사용부위

봄과 가을에 채취하여 말린다.

• 효과적인 용량과 용법

하루에 8~16g을 복용한다.

• 사용상 주의사항

증상이 없으면 쓰지 않는다.

• 임상응용 복용실례

택사, 복령 등과 배합하여 소변이 잘 나오지 않는 것을 다스린다.

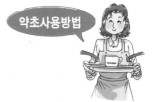

약초사용방법

동의보감 한방 약차 만들기

혈압강하작용, 항암, 간 기능 보호 작용을 하는 저령차

준비할 재료 : 저령 6~15g

만드는 방법 : 물 600㎖을 넣고 끓기 시작하면 약불로 줄여 30분 정도 달인 후 1일 2~3잔 음용한다.

동의보감 한가지 약초로 치료하는 단방

오줌을 잘 나오게 하는데 저령을 썰어서 달여 먹는다[본초].

오령산에는 저령이 있기 때문에 오줌을 잘 나오게 한다. 여러 가지 달임 약에서 이것처럼 효과가 좋은 약은 없다[탕액].

감기로 인해 열이 나고 기침과 머리 아픈데 사용하는

전호(바디나물)

학명: Angelica decursiva
이명: 전호, 야근채, 생치나물뿌리, Peucedani radix

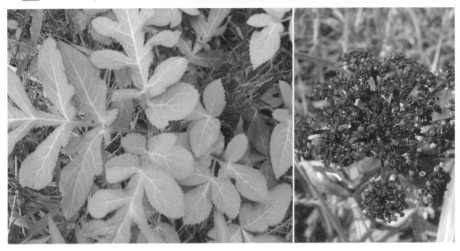

산형과 식물인 자전호의 근

증
상
별

한
약

제
조
방
법

• 식물의 특성과 형태

높이 1m, 뿌리가 굵고 줄기 속은 비어 있다. 잎은 2~3회 깃꼴겹잎, 꽃은 5~6월에 흰색, 열매는 분과로 바늘 모양이다.

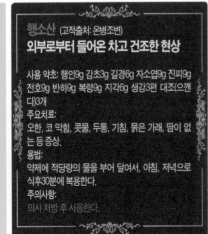

행소산 (고적출처: 온병조변)

외부로부터 들어온 차고 건조한 현상

사용 약초: 행인9g 감초3g 길경6g 자소엽9g 진피9g 전호9g 반하9g 복령9g 지각6g 생강3편 대조(으깬다)3개
주요치료:
오한, 코 막힘, 콧물, 두통, 기침, 묽은 가래, 땀이 없는 등 증상.
용법:
약제에 적당량의 물을 부어 달여서, 아침, 저녁으로 식후30분에 복용한다.
주의사항:
의사 처방 후 사용한다.

• 약초의 성미와 작용

맛은 쓰고 매우며 성질은 약간 차갑다. 폐에 작용한다.

• 약리효과와 효능

가슴이 답답하고 가래가 잘 나오지 않는 경우나 감기로 인해 열이 나고 기침과 머리 픈데 사용하며 기타 백일해, 노인 야뇨증 등에 사용한다.

• 주요 함유 성분과 물질

Badinin, Bergapten, Coumarin, Decursin, Decursinol, Decursidin 정유 등이 함유되어 있다.

• 채취시기와 사용부위

가을과 겨울에 채취하며 불순물을 제거하고 그늘에서 건조한 후 사용한다.

• 사용상 주의사항

기운이 쇠약하고 혈이 부족하거나 진액이 부족하여 열이 있는 사람의 기침에는 적당하지 않는다.

• 임상응용 복용실례

거담, 진해, 자궁수축 작용이 있고, 가래가 끓거나 감기 열, 기침과 두통, 기타 백일해, 노인야뇨증 등에 사용한다. 상백피, 행인 등과 배합하여 기침이 나며 가래가 노랗고 끈적한 것을 다스린다.

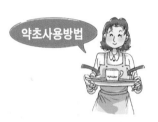

약초사용방법

❁동의보감 한방 약차 만들기

기를 아래로 내리고 가래를 삭히는 전호차(바디나물차)

준비할 재료 : 전호 3~9g

만드는 방법 : 물 600㎖을 넣고 끓기 시작하면 약불로 줄여 30분 정도 달인 후 1일 2~3잔 기호에 따라 꿀이나 설탕을 가미해서 마시면 된다.

❁동의보감 한가지 약초로 치료하는 단방

열담을 치료한다. 또한 담이 가슴에 가득 차서 막힌 것도 낫게 한다.

전호를 12g을 썰어서 물에 달여 먹는다[본초].

❁동의보감 민간요법

가래(담, 담음)가 있을 때

전호 잘게 썰어서 한번에 12g씩 하루 2~3번 물에 달여 끼니 사이에 먹는다. 가루 내어 한번에 4~6g씩 하루 2~3번 찬물에 타서 끼니 사이에 먹어도 된다.

병소에 직접 작용하여 혈을 잘 돌게 하는

조협

학명: Gleditsia sinensis
이명: 조자, 조각침, 주엽나무

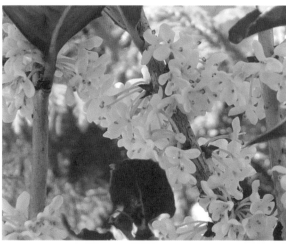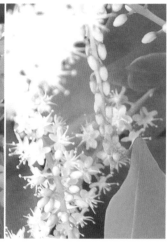

콩과 조각자나무의 성숙한 과실(조각자, 조협)

• 식물의 특성과 형태

높이 15~20m, 편평한 가시가 있고, 잎은 어긋나고 1~2회 깃꼴겹잎, 꽃은 6월에 연황색,
열매는 꼬투리이다.

• 약초의 성미와 작용

맛은 맵고 성질은 따뜻하다. 간과 위에 작용한다.

• 약리효과와 효능

성질이 예리하여 병소에 직접 작용하여 혈을 잘 돌게 하고 부은 것을 내리며 고름을 빼내고 벌레를 죽인다.

• 주요 함유 성분과 물질

tannin, triacnthine 등이 함유되어 있다.

• 채취시기와 사용부위

조협, 조각자, 조협자 모두 약용하며 수시로 혹은 봄과 가을에 채취하여 물에 담갔다가

증상별 한약 제조방법

햇볕에 건조하여 사용한다.

• 복용방법

하루 3~9g을 탕약, 가루약, 알약 형태로 먹는다.

• 사용상 주의사항

곪은 것이 이미 터진 데와 임신부에게는 쓰지 않는다. 신체허약자, 유증풍이 음허로 인한 자, 노인, 유아는 사용하지 않는다.

• 임상응용 복용실례

평활근진경, 혈압강하, 호흡중추흥분 작용이 있으며 부스럼, 곪은 악창, 나병 등에 약용한다. 금은화, 감초 등과 배합하여 옹저의 초기를 다스린다.

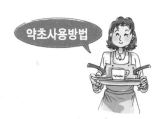

약초사용방법

동의보감 한가지 약초로 치료하는 단방
두풍증과 머리가 아픈 것을 치료한다.
조협(주염열매) 가루를 내어 콧구멍에 불어넣는데 목욕시키는 약으로도 쓴다(본초).

동의보감 민간요법
가래(담, 담음)가 있을 때
무씨, 주염열매(조협), 천남성을 시루에 쪄서 백반 6g과 함께 하룻밤 담가두었다가 건져내어 햇빛에 말린 무씨 40g을 모두 가루 내어 졸인 꿀로 반죽해서 10~15g 되게 알약을 만든다. 한 번에 한 알씩 하루 1~2번 생강즙이나 꿀물로 씹어 먹는다.

기침, 가래, 숨참 등을 치료하고 위의 열로 인한 구토, 딸꾹질 등에 쓰이는

죽엽

학명: Phyllostachys nigra var, henonis, Bambusa tuldoides
이명: 죽피, 참대속껍질, Bambusae caulis in taeniam

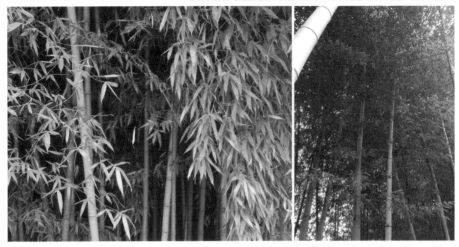

참대 곧 왕대의 속껍질을 말린 것

• 식물의 특성과 형태

엷은 막편~띠상 또는 불규칙한 실모양으로 너비와 두께가 고르지 않으나 바깥면은 엷
은 녹색~황록색 또는 회백색이며 가루로 된 것도 있다.

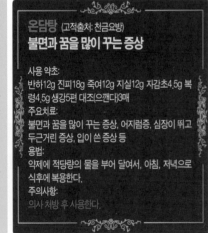
● 채취시기와 사용부위

• 약초의 성미와 작용

맛은 달고 성질은 약간 차갑다. 폐와 위, 담(담
낭)에 작용한다.

• 약리효과와 효능

폐의 담으로 인한 기침, 가래, 숨참 등을 치료
하고 위의 열로 인한 구토, 딸꾹질 등에 쓰이
는 약이다.

• 주요 함유 성분과 물질

Pentosan, Lignen, Cellulos, Triterpene류 등이
함유되어 있다.

증상별 한약 제조방법

258

연중 채취가 가능하며 신선한 줄기를 취하여 외피를 제거한 다음 약간 녹색을 띠는 중간층을 가늘고 기다랗게 깎아 다발로 묶고 그늘에서 말린다. 담이 있을 때에는 주로 생것을 쓰고 구역질에는 생강즙을 볶아 사용한다.

• 효과적인 용량과 용법
하루에 5~6g을 복용한다.

• 사용상 주의사항 속이 차면서 구토를 하는 사람은 복용을 피해야 한다.

• 임상응용 복용실례
폐담으로 인한 기침, 가래, 숨이 찬데, 위의 열로 인한 구토, 딸꾹질 등에 사용한다.
지실, 반하, 복령, 진피 등과 배합하여 가슴이 답답하여 편치 않고 잠을 잘 못자는 증상을 다스린다.

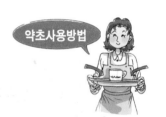

약초사용방법

🌺동의보감 한방 약차 만들기
만성두통과 불안증해소에 효과적인 죽엽대추차
준비할 재료 : 푸른 대 잎 15, 대추 20개, 물 600㎖, 꿀 약간
만드는 방법 : 대 잎을 따서 깨끗이 씻은 후 말리거나 바로 사용한다. 차관에 대 잎, 대추, 꿀을 넣고 물을 부어 달인다. 물이 끓기 시작하면 약불로 은근하게 오랫동안 달인다. 건더기를 건져내고는 달인 물을 식혀서 마시면 된다.

🌺동의보감 한방 약차 만들기
비장과 위가 허약하고 차가움에 좋은 죽엽차(대나무잎차)
준비할 재료 : 죽엽 5g
만드는 방법 : 물 600㎖를 넣고 끓어오르면 약불로 줄여 30분간 은근하게 달여 준다. 달인 물을 용기에 담아 냉장보관하고 1회 100㎖씩 1일 2회 마시면 된다.

🌺동의보감 한가지 약초로 치료하는 단방
번열을 없앤다.
죽엽(참대잎)잎을 물에 달여 먹는다.

🌺동의보감 민간요법
당뇨병일 때
참대잎(죽엽) 20~40g을 물에 달여 하루 3번에 나누어 끼니 뒤에 먹는다. 가슴이 답답하고 찬물이 당기는 상소에 쓴다.

지각(탱자나무)

학명: Poncirus trifoliata
이명: 지실, 점자, 선탱자, Aurantii immaturus fructus

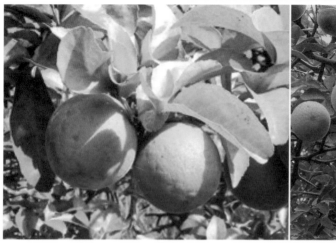
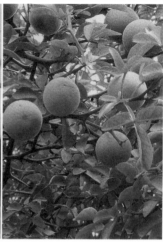

탱자나무

• 식물의 특성과 형태

높이 3m, 잎은 어긋나며 3출엽, 꽃은 5월에 흰색을 피고, 열매는 둥글고, 향기가 좋다. 미숙과는 녹색이다.

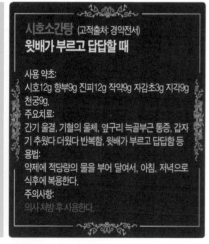

시호소간탕 (고적출처: 경악전서)
윗배가 부르고 답답할 때

사용 약초:
시호12g 향부9g 진피12g 작약9g 자감초3g 지각9g 천궁9g.
주요치료:
간기 울결, 기혈의 울체, 옆구리 늑골부근 통증, 갑자기 추웠다 더웠다 반복함, 윗배가 부르고 답답함 등
용법:
약제에 적당량의 물을 부어 달여서, 아침, 저녁으로 식후에 복용한다.
주의사항:
의사처방후 사용한다.

• 약초의 성미와 작용

맛은 쓰고 맵고 시며 성질은 약간 차갑다. 비장과 위에 작용한다.

• 약리효과와 효능

기가 정체하여 가슴과 배가 그득하고 부푼 것, 가슴이 답답하고 누르면 아픈 것, 부종, 소화불량, 변비 등을 다스리며 근래에 위하수, 자궁하수, 탈항 등에도 효과가 있다.

• 주요 함유 성분과 물질

열매에 Limonene, Linalool, Poncirin, Naringin 등이 함유되어 있다.

• 채취시기와 사용부위

5~6월에 저절로 떨어진 것을 수집하여 가로로 쪼개어 쪄서 말린다.

• 효과적인 용량과 용법

하루에 4~8g을 복용한다.

• 사용상 주의사항

소화기가 약한 사람과 임신부는 복용을 피해야 한다.

• 임상응용 복용실례

대황, 후박 등과 배합하여 복통, 변비를 다스린다.

약초사용방법

🌺동의보감 한방 약차 만들기
기가 몰린 것을 헤치고 뭉친 것을 풀어주는 탱자차
준비할 재료 : 탱자를 반으로 갈라 속을 제거한 후 잘게 썰어 그늘에서 말린 후 팬에 넣고 볶아서 사용한다.
만드는 방법 : 볶은 탱자 4~10g을 물 600ml. 용기에 넣고 끓기 시작하면 약불로 줄여서 30분 정도 달인후 1일 2~3잔 음용한다.

🌺동의보감 한방 약술 만들기
피부가 노쇠해 건조해지고 지방분이 부족해 가려울 때도 좋은 탱자주
준비할 재료 : 탱자 150g, 설탕 50g, 소주 2ℓ
만드는 방법 : 준비한 재료를 깨끗이 씻어 물기를 제거 한다. 주둥이가 넓은 용기에 넣는다. 소주를 붓고 설탕을 넣어 밀봉해 서늘한 곳에 둔다. 침전을 막기 위해 4일 동안 하루에 1번씩 용기를 흔들어준다. 한 달 후 탱자를 천으로 건져내 술을 짜면 완성된다.

🌺동의보감 한가지 약초로 치료하는 단방
담을 삭이고 가슴에 몰려 있는 담을 헤친다.
지각을 달여 먹거나 가루 내어 먹어도 좋다[본초].

🌺동의보감 민간요법
흉통(가슴아픔)이 있을 때
지각(지실) 가루 내어 한번에 4~6g씩 하루 2~3번 미음이나 더운 술에 타서 끼니 사이에 먹는다.

몸이 허약하면 잇몸이 붓고 출혈의 증상에 좋은

지골피(구기자)

학명: Lycium chinense L, barbarum
이명: 지골, 구기근, 구기자뿌리껍질

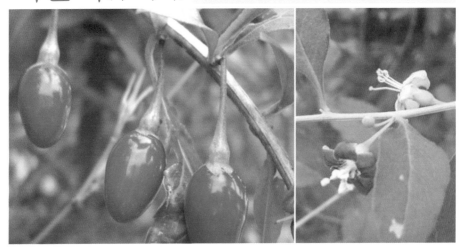

구기자의 뿌리

• 식물의 특성과 형태

구기자는 높이 1~2m, 꽃은 6~9월에 연한 자색, 열매는 붉은 타원상 구형이다. 약재는 구기자 뿌리이다.

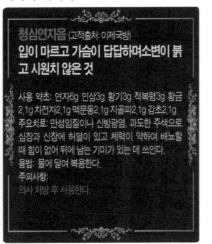

청심연자음 (고적출처: 이제국방)

입이 마르고 가슴이 답답하며 소변이 붉고 시원치 않은 것

사용 약초: 연자6g 인삼3g 황기3g 적복령3g 황금2.1g 차전자2.1g 맥문동2.1g 지골피2.1g 감초2.1g
주요치료: 만성임질이나 신방광염, 과도한 주색으로 심장과 신장에 허열이 있고 체력이 약하여 배뇨할 때 힘이 없어 뒤에 남는 기미가 있는 데 쓰인다.
용법: 물에 달여 복용한다.
주의사항:
의사 처방 후 사용한다.

• 약초의 성미와 작용

맛은 달며 성질은 차갑다. 폐와 간, 신장에 작용한다.

• 약리효과와 효능

강장, 해열제로 폐결핵, 당뇨, 간과 신의 허약증이나 신경통, 두통, 어깨통증, 근육통, 요통, 허리와 무릎의 무력감, 절상, 화상 등에 이용한다.

• 주요 함유 성분과 물질

Betaine, βsitosterol, Zeaxanthin, Physalien, Meliscic acid, Rutin, Kukoamine A, Steroid Saponin 등이 함유되어 있다.

🌸 Tips 산나물 만들어 먹는방법

이른 봄에 연한 순을 나물 또는 나물밥으로 해먹는다. 쓰거나 떫은 맛이 없으므로 가볍게 데쳐 찬물에 한 번 행구면 바로 조리할 수 있다. 나물밥은 연한 순을 잘게 썰어 쌀과 섞어서 밥을 지으면 된다.

• 사용상 주의사항

소화기가 약한 사람은 복용을 피해야 하며, 설사를 하거나 식욕부진이 있는 사람은 복용량을 줄여서 복용해야 한다.

• 채취시기와 사용부위

입춘이나 입추 후에 채취하여 근피를 벗겨 그늘에서 말린다.

• 효과적인 용량과 용법

하루에 9~15g을 끓여서 마신다.

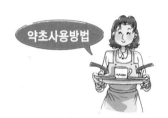

🌸 동의보감 한방 약차 만들기
열을 내리고 뜨거운 피를 식혀주는 지골피차
준비할 재료 : 지골피 6~12g
만드는 방법 : 물 600㎖을 넣고 끓기 시작하면 약불로 줄여 30분 정도 달인 후 1일 2~3잔 마시면 된다.

🌸 동의보감 한가지 약초로 치료하는 단방
소갈을 치료한다.
지골피(구기자나무뿌리껍질) 물에 달여서 먹거나 잎을 따서 즙을 내어 마신다[본초].

• 고혈압에도 지골피 2양을 달여 1일 4회로 나누어 먹으면 강압효과가 있다.

• 구강궤양 초기에 지골피 8전, 석고 1양 진하게 달여 양치질을 하면 즉각 낫는다. 궤양이 완전히 형성되어 있는 경우에는 황련, 금은화를 넣고 달여 계속 복용시킨다.

🌸 동의보감 민간요법
당뇨병일 때
지골피, 석고, 밀을 4:2:3의 비율로 가루로 만들어 잘 섞은 다음 한번에 12g씩 하루 2~3번 물에 달여서 끼니 사이에 복용하면 된다. 잘게 썬 지골피 15~20g을 물에 넣어 달여서 하루 2~3번에 나누어 끼니 뒤에 복용해도 된다. 이것 역시 소갈로 찬물이 당기고 속이 답답한 데 사용된다.

티눈확산을 예방할 때
말린 구기자나무뿌리껍질과 홍화 각 10g을 섞어 만든 가루를 바늘로 티눈을 파낸 자리에 넣어 반창고로 1일 1회 5일간 반복적으로 붙여주면 된다.

해열, 진정, 혈당량강하 작용이 있으며 갈증, 변비, 마른기침 등에 사용하는

지모

학명: Anemarrhena asphodeloides
이명: 야료, 기모, 창지, Anemarrhena rhizoma

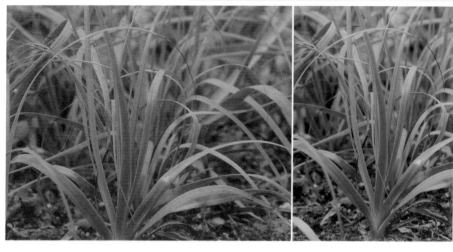

지모의 뿌리줄기

• 식물의 특성과 형태

뿌리줄기는 굵으며 끝에서 잎이 모여 난다. 잎은 바늘모양이고, 꽃은 6~7월에 피고, 열매는 긴타원형 삭과이다.

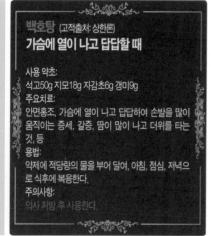

백호탕 (고적출처 : 상한론)
가슴에 열이 나고 답답할 때

사용 약초:
석고50g 지모18g 자감초6g 갱미9g
주요치료:
안면홍조, 가슴에 열이 나고 답답하여 손발을 많이 움직이는 증세, 갈증, 땀이 많이 나고 더위를 타는 것, 등
용법:
약제에 적당량의 물을 부어 달여, 아침, 점심, 저녁으로 식후에 복용한다.
주의사항:
의사 처방 후 사용한다.

• 약초의 성미와 작용

맛은 쓰고 달면서 성질은 차갑다. 폐와 위, 신장에 작용한다.

• 약리효과와 효능

열을 내리고 진액이 부족해진 것을 촉촉하게 적셔주는 효능이 있다.

• 주요 함유 성분과 물질

뿌리줄기에 Asphonin, Sarasapogenin, Pantothenic acid, 점액, Tannin질이 있고, 잎에는 Mangiferin, Timsaponin A-I 등이 함유되어 있다.

• 채취시기와 사용부위

가을에 채집하여 수근을 버리고, 햇볕에 말려 쓰기 좋게 가공한 약재를 물에 담가 수분을 가한 다음 털을 깎아 버리고 썰어서 그대로 쓰거나 소금물로 볶아서 사용한다.

• 복용방법

하루에 3~15g을 달여서 복용한다.

• 사용상 주의사항

소화기가 약하고 속이 찬 사람이나 변이 묽고 설사를 하는 사람은 복용을 피해야 한다.

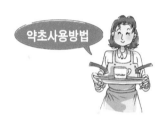

약초사용방법

🌿동의보감 한가지 약초로 치료하는 단방

신음이 부족한 것을 보하고 신에 있는 열을 없앤다.
지모를 소금물에 축여 볶아서 알약을 만들어 먹거나 달여서 먹는대[본초].

🌿동의보감 민간요법

당뇨병일 때
생 갈뿌리 120g, 지모 20g을 물에 넣어 달여서 하루 2~3번에 나누어 끼니 뒤에 복용하면 된다. 소갈로 심하게 목이 마르거나 배고프고 번열이
나는 데 쓰면 좋다. 지모는 혈당을 낮추는 작용을 한다.

혈당을 낮출 때
인삼과 지모를 각 7g, 석고 6g을 섞어 달인 다음 1일 3번 나눠 끼니사이에 복용한다.

맛이 쓰지만 적체를 제거하고 식욕을 증진하는 효과가 있는

지실

학명: Poncirus trifoliata
이명: 지실, 점자, 선탱자, Aurantii immaturus fructus

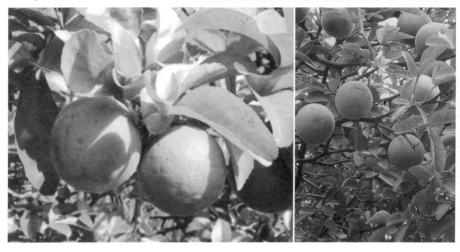

탱자나무의 어린 과실

• 식물의 특성과 형태

높이 3m, 잎은 어긋나며 3출엽, 꽃은 5월에 흰색을 피고, 열매는 둥글고, 향기가 좋다. 미숙과는 녹색이다.

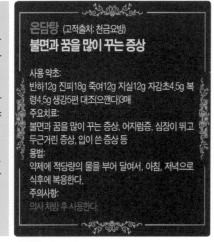

온담탕 (고적출처: 천금요방)
불면과 꿈을 많이 꾸는 증상

사용 약초:
반하12g 진피18g 죽여12g 지실12g 자감초4.5g 복령4.5g 생강5편 대조(으깬다)3매
주요치료:
불면과 꿈을 많이 꾸는 증상, 어지럼증, 심장이 뛰고 두근거린 증상, 입이 쓴 증상 등
용법:
약제에 적당량의 물을 부어 달여서, 아침, 저녁으로 식후에 복용한다.
주의사항:
의사 처방후 사용한다.

• 약초의 성미와 작용

맛은 쓰고 맵고 시며 성질은 약간 차갑다. 비장과 위에 작용한다.

• 약리효과와 효능

기가 정체하여 가슴과 배가 그득하고 부푼 것, 가슴이 답답하고 누르면 아픈 것, 부종, 소화불량, 변비 등을 다스리며 근래에 위하수, 자궁하수, 탈항 등에도 효과가 있다.

• 주요 함유 성분과 물질

열매에 Limonene, Linalool, Poncirin, Naringin 등이 함유되어 있다.

• 채취시기와 사용부위

5~6월에 저절로 떨어진 것을 수집하여 가로로 쪼개어 쪄서 말린다.

• 효과적인 용량과 용법

하루에 4~8g을 복용한다.

• 사용상 주의사항

소화기가 약한 사람과 임신부는 복용을 피해야 한다.

• 임상응용 복용실례

대황, 후박 등과 배합하여 복통, 변비를 다스린다.

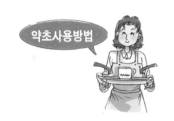

약초사용방법

동의보감 한방 약차 만들기
기를 순환시키며 가슴과 배가 답답한 것을 없애주는 지실차(탱자열매차)
준비할 재료 : 지실 3~9g
만드는 방법 :
물 600ml를 넣고 끓기 시작하면 약불로 줄여 30분 정도 달인 후 1일 2~3잔 기호에 따라 꿀이나 설탕을 가미해서 마시면 된다.
• 비장과 위장의 기능이 허약한 사람과 임산부, 만성장염 환자는 섭취를 금한다.

동의보감 한가지 약초로 치료하는 단방
풍으로 옆구리가 아픈 것을 치료한다.
지실을 달여 먹거나 가루를 내어 먹어도 다 좋다(본초).

동의보감 민간요법
비만증일 때
지실(탱자열매)을 밀기울과 함께 볶아서 가루낸 것을 한번에 7~8g씩 하루 2~3번 미음에 타서 아무 때나 먹는다.

마비감이나 감각이 둔화될 때나 황달, 고혈압, 장출혈 등에 쓰는

진교

학명: Gentiana macrophylla
이명: 진교, 진규, Gentiana macrophyllae radix

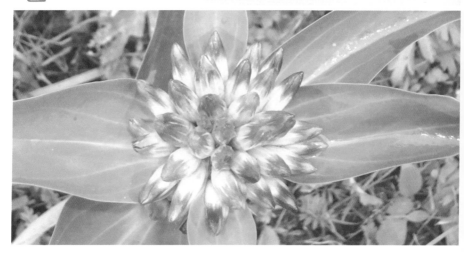

진교의 뿌리

• 식물의 특성과 형태

높이 50~80cm, 자줏빛이 돌고, 뿌리잎은 원심형으로 5~7개로 갈라진다.

• 약초의 성미와 작용

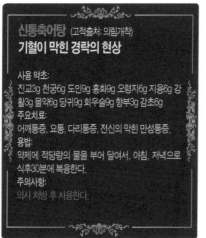

맛은 매우 쓰고 매우며 성질은 평하다. 위와 대장, 간, 담에 작용한다.

• 약리효과와 효능

팔다리가 오그라들면서 아픈데, 마비감이나 감각이 둔화될 때나 황달, 오후에 미열 나는데, 고혈압, 장출혈 등에 쓴다.

• 주요 함유 성분과 물질

리카코니틴, 미오스틴 등이 함유되어 있다.

• 채취시기와 사용부위

가을 또는 봄에 뿌리를 캐서 잔뿌리를 다듬

어버리고 물에 씻어 햇볕에 말린다.

증상별 한약 제조방법

• 복용방법

하루 6~12g을 탕약, 가루약, 알약 형태로 먹는다.

• 사용상 주의사항

오랜 질환으로 몸이 허약해진 사람과 변이 묽은 사람은 복용을 피하는 것이 좋다.

• 임상응용 복용실례

강활, 독활, 방풍, 상지 등과 배합하여 사지가 저리거나 마비되고 관절이 아픈 증상을 개선한다.

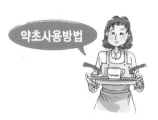

동의보감 한방 약차 만들기
황달을 없애주는 진교차(진범차)
준비할 재료 : 진교 3~12g
만드는 방법 : 물 600ml를 넣고 끓기 시작하면 약불로 줄여 30분 정도 달인 후 1일 2~3회 꿀이나 설탕을 가미해서 마시면 된다.

동의보감 민간요법
중풍(뇌졸증, 뇌출혈)
진교를 9~10월에 뿌리를 캐어 그늘에서 말린 다음 썰어 10~15ml를 물에 달여 2번에 나누어 끼니 사이에 먹는다. 중풍으로 팔다리를 쓰지 못하거나 입과 눈이 비뚤어진 데 쓴다. 약을 쓰는 도중 가슴이 답답하면서 두근거리는 증세가 있거나 혈압이 갑자기 떨어지면 그 양을 줄이거나 끊는다. 혈압을 낮추는 작용이 있다.

어깨가 뻐근하고 쑤실 때
뽕나무가지 10g, 직교 8g을 물 200㎖에 달여 1일 3번 나눠 장복하면 좋다.

여러 가지 고혈압에
진교 15g을 달여 1일 3번 나눠 끼니사이에 복용하면 좋다.

진피는 보약이나 사약을 가리지 않고 광범위하게 쓰이는 약재

진피(귤껍질)

학명: Citrus unshiu
이명: 진피, 귤피, 광진피, 귤껍질, Citri pericarpium

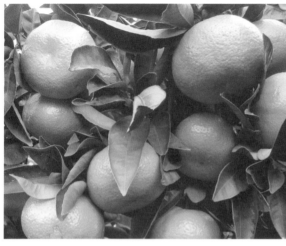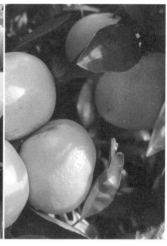

귤껍질 말린것

• 식물의 특성과 형태 높이 5m, 꽃은 6월에 흰색, 열매는 장과로서 편구형으로 지름은 3~4cm이고, 10월에 등황색으로 익는다.

증상별 한약 제조방법

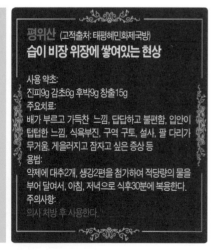

평위산 (고적출처: 태평혜민화제국방)

습이 비장 위장에 쌓여있는 현상

사용 약초:
진피9g 감초6g 후박9g 창출15g

주요치료:
배가 부르고 가득찬 느낌, 답답하고 불편함, 입안이 텁텁한 느낌, 식욕부진, 구역 구토, 설사, 팔 다리가 무거움, 게을러지고 잠자고 싶은 증상 등

용법:
약제에 대추2개, 생강2편을 첨가하여 적당량의 물을 부어 달여서, 아침, 저녁으로 식후30분에 복용한다.

주의사항:
의사 처방 후 사용한다.

• 약초의 성미와 작용 맛은 맵고 쓰며 성질은 따스하다. 비장과 폐에 작용한다.

• 약리효과와 효능
가래가 나오고 기침이 있는 경우에도 좋다. 진피는 보약이나 사약을 가리지 않고 광범위하게 쓰이는 약재이다.

• 주요 함유 성분과 물질
d~limonine, hesperidin, 비타민 C, 플라보노이드 등이 함유되어 있다.

• 채취시기와 사용부위
가을에 완숙과실을 채취하여 과피를 벗겨서 햇볕에 말린다.

- 복용방법 오래된 것일수록 좋으며 4~12g을 복용한다.
- 사용상 주의사항 몸 기운이 없는 사람이나 진액이 부족하여 마른기침을 하는 사람은 복용을 피해야 한다.
- 임상응용 복용실례

위액분비촉진, 소화 작용이 있고, 속이 거북하고 식욕이 부진한데, 구토, 기침, 가래에 좋다. 후박, 목향 등과 배합하여 배가 더부룩하고 부풀며 미식거리고 식욕없는 증상 등을 다스린다.

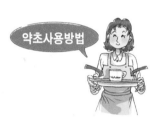

약초사용방법

동의보감 한방 약차 만들기
복부창만과 트림 및 헛배가 부를 때 좋은 진피차
준비할 재료 : 진피 20g, 물 300㎖
만드는 방법 : 진피를 물에 씻어 차관에 넣고 물을 붓는다. 물이 끓으면 약한 불로 줄여서 은은하게 달인다. 건더기는 건져내고 달여진 물에 설탕이나 꿀을 타서 마시면 된다.

동의보감 한방 약술 만들기
식욕을 돋워주고, 오심과 헛배증상을 비롯해 구토증상에 좋은 진피술
준비할 재료 : 진피 100g, 소주 1ℓ, 설탕 50g, 과당 50g
만드는 방법 : 잘게 썬 진피를 주둥이가 넓은 용기에 넣는다. 소주를 붓고 밀봉해 서늘한 곳에 둔다. 침전 방지를 위해 5일 동안 하루에 한 번씩 용기를 흔들어준다. 10일 후 천으로 생약건더기를 걸러내고 설탕과 과당을 넣는다. 생약건더기 1/10을 넣고 밀봉해 서늘한 곳에 둔다. 한 달 후 천으로 생약건더기를 걸러내면 술이 완성된다.

동의보감 한가지 약초로 치료하는 단방
기를 내리며 또는 기가 치미는 것을 치료한다[본초].
진피(귤껍질) 탕액에는 가슴에 막힌 기를 잘 돌아가게 한다. 또한 기를 보하기도 한다. 만약 체기를 없애려면 귤껍질 1.2g, 선귤껍질 0.4g을 넣어 달여 먹는다.

동의보감 민간요법
비타민B1 부족한 각기병일 때
각기병으로 가슴이 뛰는 증세에는 진피 600g과 행인 300g을 가루 내어 꿀로 반죽한 다음 오동나무열매 크기로 알약을 만들어 매일 식전에 30알씩 미음으로 먹으면 효과가 좋다.

가래의 양이 많을 때
귤껍질 9g을 가루로 만들어 1회 3g씩 물에 달여 1일 3번 나눠 끼니사이에 복용하면 된다.

혈압상승작용, 항염작용, 이뇨작용, 혈액응고억제작용 등이 밝혀진

진피(물푸레나무)

학명 : Fraxinus rhynchophylla HANCE
이명 : 잠피, 진백피, 백심목피, 물푸레 껍질

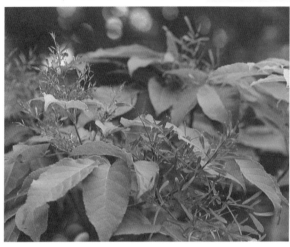
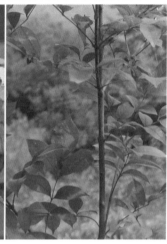

청서익기탕 (고적출처: 비위론)
습을 제거하고, 위장을 튼튼히 하는

사용 약초 : 황기9g 창출9g 승마9g 백출4.5g 진피4.5g
당귀3g 황백3g 인삼4.5g 청피3g 맥문동3g 신국4.5g
자감초3g 택사4.5g 갈근3g 오미자1.5g

주요치료 : 원기허약, 열사병. 주로 두통, 갈증, 움직이
지 않아도 땀이 나는 증상, 사지가 불편함, 식욕감퇴,
가슴이 답답하고 몸이 무거운 증상, 설사, 소변이 적고
붉은색 등.

용법 : 약제에 적당량 의 물을 부어 달여, 아침, 저녁으
로 식후에 복용한다.

주의사항 :
의사 처방 후 사용한다.

• 식물의 특성과 형태

높이 길이는 약 10~60cm이고 두께는 약 1.5~3mm이다. 외표면은 회백색이거나 회갈색 등으로 평탄하거나 엉성하며 회백색의 원점 상의 피공과 가는 주름 및 흔적이 있다.

• 약초의 성미와 작용

맛은 쓰고 떫으며 성질은 차갑다. 간과 담, 대 장에 작용한다.

• 약리효과와 효능

진피는 차고 수렴하는 성질이 있어 습열을 없애주고 간담의 화를 내려 준다. 뇨산증, 이 질, 장염, 여성의 대하 등 습열이 원인이 되는 질환과 간담의 화로 눈에 염증이 생겨 붓고 아 픈 경우, 눈에 예막이 생겨 잘 보이지 않는 경 우 등에 광범위하게 사용한다.

• 주요 함유 성분과 물질 aesculin, aesculetin 등이 함유되어 있다.

• 채취시기와 사용부위

봄과 가을에 채취하여 그늘에서 말린다.

• 복용방법 6~12g을 복용한다.

• 사용상 주의사항

소화기가 허약한 사람은 복용을 피해야 한다.

• 임상응용 복용실례

장연동운동억제작용, 혈압상승작용, 항염작용, 이뇨작용, 혈액응고억제작용 등이 밝혀졌다. 백두옹, 황련, 황백 등과 배합하여 열성 이질로 변을 보고도 뒤가 무거운 증상을 다스린다.

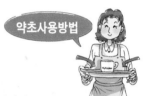

약초사용방법

❋동의보감 한가지 약초로 치료하는 단방

눈에 푸른 예막과 흰 예막이 생긴 것과 두 눈이 피지고 부으며 아프고 눈물이 멎지 않는 것을 치료한다.
진피(물푸레나무껍질) 1되를 물에 달여 가라앉힌 다음 그 웃물을 받아 차게 해서 눈을 씻으면 눈을 좋게 하고 잘 보이게 하는 데 매우 좋다.

❋동의보감 민간요법

눈알 검은자위에 궤양(패임)이 생길 때(각막궤양)
물푸레껍질(진피)을 잘게 썬 것 15g을 물에 달이면서 그 김을 눈에 쏘이고 또 약물에 담근 약천으로 눈을 씻는다.

발열, 복통, 혈액 등이 섞인 설사
잘게 썬 물푸레나무껍질 30g을 달여 1일 3번 나눠 끼니 뒤에 복용하면 된다.

대장에 생기는 염증
물푸레나무껍질 20g을 달여 1일 3번 나눠 끼니 뒤에 복용하면 장운동을 원활하게 하고 염증을 제거해준다.

눈이 부시고 통증이 올 때
잘게 썬 물푸레껍질 12g을 달일 때 나오는 김을 눈에 쐬고 달인 물에 적신 면봉으로 눈을 씻어낸다.

다래끼 초기에
물푸레나무껍질 10g, 대황 7g을 달여 1일 2번 나눠 끼니사이에 복용하면 좋다.

폐에 열이 있어 기침을 하면서 가래가 나오는 경우에 효과가 있는

차전자

학명: Plantago asiatiea, P. depressa, P. major var japonica
이명: 차전자, 차전실, 하마의자, Plantaginis semen

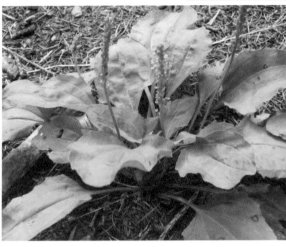
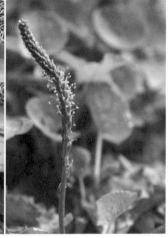

질경이씨

• 식물의 특성과 형태

타원형이거나 불규칙한 긴원형으로 약간 납작하고 길이는 약 2mm정도이다.

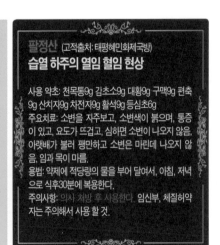

팔정산 (고적출처: 태평혜민화제국방)
습열 하주의 열임 혈임 현상

사용 약초: 천목통9g 감초소9g 대황9g 구맥9g 편축9g 산치자9g 차전자9g 활석9g 등심초6g
주요처료: 소변을 자주보고, 소변색이 붉으며, 통증이 있고, 요도가 뜨겁고, 심하면 소변이 나오지 않음, 아랫배가 불러 팽만하고 소변은 마린데 나오지 않음, 입과 목이 미름.
용법: 약체에 적당량의 물을 부어 달여서, 아침, 저녁으로 식후30분에 복용한다.
주의사항: 의사 처방 후 사용한다. 임신부, 체질허약자는 주의해서 사용 할 것.

• 약초의 성미와 작용

맛은 달고 성질은 차갑다. 간과 신장, 폐, 소장에 작용한다.

• 약리효과와 효능

소변이 잘 나오지 않는 증상, 간의 열로 눈이 침침하고 잘 보이지 않는 증상, 폐에 열이 있어 기침을 하면서 가래가 나오는 경우에 효과가 있다.

• 주요 함유 성분과 물질

차전자에는 Disaccharide, Plantenolic acid, Succinic acid, Adenine 등이 함유되어 있다.

• 채취시기와 사용부위 여름과 가을에 성숙한 종자를 채취하여 생용을 하거나 소금물에

Tips 산나물 만들어 먹는방법

이른 봄에 연한 잎과 뿌리를 나물이나 국거리로 먹는다. 끓는 물에 데친 후 찬물에 헹구고 요리한다. 생잎을 쌈채로 쓰고 김치를 담근다.

담근 다음 약한 불로 볶아서 사용한다.

• 효과적인 용량과 용법

12~20g을 복용한다.

• 사용상 주의사항

스트레스성 무기력증이나 양기가 부족한 사람, 유정이 있는 사람은 복용을 피해야 한다.

• 임상응용 복용실례

목통, 활석 등과 배합하여 소변이 잘 안 나오면서 아픈 것을 다스린다.

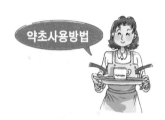
약초사용방법

동의보감 한방 약차 만들기
기침을 멈추고 가래를 삭히는 길경이차
준비할 재료 : 마른 질경이잎 10g(생초 20g)
만드는 방법 : 물 1L를 붓고 끓기 시작하면 약불로 줄여 30분 정도 달여 1일 2~3회 마시면 된다.

동의보감 한방 약죽 만들기
만성기관지염과 방광염에 좋은 질경이죽
준비할 재료 : 차전자 30g, 백미 60g
만드는 방법 : 백미를 물에 넣어 충분하게 불려둔다. 차전자를 천주머니에 싼 다음 질그릇냄비에 넣고 물을 부어 끓인다. 끓으면 5분가량 지난 다음에 주머니를 건져내고 물을 받아놓는다. 모두를 넣어 죽을 쑤면 완성된다.

동의보감 한가지 약초로 치료하는 단방
간을 보호한다.
차전자(길짱구씨) 가루 내어 먹거나 닦아서 달여 먹는다. 연한 잎으로 국을 끓여서 먹어도 좋다[본초].

동의보감 민간요법
늑막염일 때
강냉이수염 1kg과 길짱구씨 50g에 물 1.5를 넣고 절반이 되게 달여 한번에 100㎖씩 하루 3~4번 끼니 뒤에 먹는다.

눈을 밝게 할 때
토사자, 숙지황, 차전자 각 6g을 섞어 가로로 만들어 1회 6g씩 1일 3번 나눠 복용하면 좋다.

소변양이 적을 때
댑사리씨와 차전자를 각 8g, 옥수수수염 3g을 물 250㎖에 달여 1일 3번 나눠 먹이면 해결된다.

중풍, 배뇨곤란, 결막염, 고혈압, 현기증, 노인의 천식 등에 사용하는

창출

학명: Atractylodes japonica
이명: 창출, 선출, 삽주, 산정, Atractylodis rhizoma

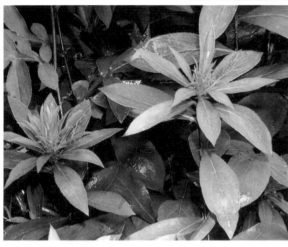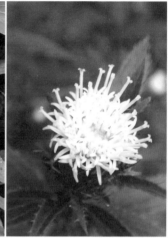

삽주의 덩이줄기를 건조한 것

증상별 한약 제조방법

• 식물의 특성과 형태

높이 30~100cm, 뿌리줄기가 굵고 마디가 있다. 줄기 잎은 긴 타원형, 열매는 수과로 긴 털과 관모가 있다.

구미강활탕 (고적출처: 차사난지)
안으로 열이 쌓여 있는 것을 치료

사용 약초: 강활6g 천궁3g 방풍6g 백지3g 창출6g 세신2g 황금3g 생지황3g 감초3g

주요치료: 차가운 것을 싫어하고, 몸에 열이 나며, 땀이 나지 않고, 두통, 목 뻣뻣함, 사지통증, 입이 쓰고, 약간의 구갈 현상 등 증상

용법: 약제에 적당량의 물을 부어 달여, 아침, 저녁으로 식후에 복용한다.

주의사항:
의사 처방 후 사용한다. 음기부족, 체내진액부족, 중기 부족 자는 복용을 피할 것.

• 약초의 성미와 작용

맛은 쓰고 매우며 성질은 따듯하다. 비장과 위, 간에 작용한다.

• 약리효과와 효능

체온이 낮아져 생기는 모든 병과 기가 허해서 생기는 병, 발열, 중풍, 배뇨곤란, 결막염, 고혈압, 현기증, 노인의 천식 등에 사용한다.

• 주요 함유 성분과 물질

정유에는 Hinesol, βEudesmol, Elemol, Atractylodin, β-Selinene, 2-Furaldehyde, Atractylon, Atractylodinol 등이 함유되어 있다.

Tips 산나물 만들어 먹는방법

이른 봄에 어린순은 나물로 해 먹는다. 쓴맛이 나므로 데쳐서 여러 번 물을 갈아가면서 잘 우려낸 후 조리한다. 산채 가운데서도 맛이 좋은 것으로 손꼽힌다. 때로는 생채로 먹기도 하는데 쓴맛이 입맛을 돋우어 준다.

• 채취시기와 사용부위

가을 또는 봄에 뿌리줄기를 캐서 흙을 털어 버리고 물에 씻어 햇볕에 말린다.

• 복용방법

하루 6~12g을 탕약, 알약, 가루약, 약엿 형태로 먹는다.

• 사용상 주의사항

기가 약하고 부족하여 땀이 나는 자와 음이 허하여 몸에 열이 나는 사람은 복용을 피해야 한다.

• 임상응용 복용실례

후박, 진피 등과 배합하여 식욕이 부진하고 배가 더부룩하면서 설사하는 것을 다스린다.

약초사용방법

🌸 **동의보감 한방 약차 만들기**
중풍, 배뇨곤란, 결막염, 고혈압에 좋은 삽주차(백출)
준비할 재료 : 삽주뿌리 15~20g, 물 400ml
만드는 방법 : 뿌리를 캐어 물이나 쌀뜨물에 하루정도 담가둔다. 이후 잘게 썰어서 햇볕에 말려준다. 잘 마른 삽주뿌리 20g을 물과 함께 넣고 달인다. 건더기는 건져내고 냉장 보관한다. 찻잔의 2/3분량을 1일 조석으로 2회 마신다.

🌸 **동의보감 한방 약술 만들기**
이뇨작용, 혈당강하, 항암작용도 있는 삽주주
준비할 재료 : 말린 삽주뿌리 200g, 소주 2ℓ
만드는 방법 : 재료를 깨끗이 씻어서 물기를 닦아내고 잘게 썬다. 주둥이가 넓은 용기에 넣는다. 소주를 붓고 밀봉해 서늘한 곳에 둔다. 침전을 막기 위해 4일 동안 하루에 1번씩 용기를 흔들어준다. 6개월 후 건더기를 건져내면 완성된다.

🌸 **동의보감 한가지 약초로 치료하는 단방**
비를 든든하게 하고 습을 마르게 한다.
창출(삽주)를 쌀 씻은 물에 하룻밤 동안 담가 두었다가 썰어서 말린 다음 가루 내어 먹거나 달여 먹어도 다 좋대(본초).

🌸 **동의보감 민간요법**
입맛이 없고 소화력이 약할 때
창출이나 백출을 가마솥에 넣고 달인 즙을 다른 냄비로 옮겨서 계속해서 달이면 고약처럼 된다. 이것을 먹을 때마다 당귀와 백복령을 넣어서 1회에 한 그릇 정도를 데워서 복용하는데, 1일 2~3차례 공복에 복용한다.

혈압강하, 항균, 자궁수축, 혈액순환촉진 작용 등이 있는

천궁

학명: Cnidium officinale, Lingustieum chuangxiong
이명: 향과, 호궁, 경궁, 궁궁, Cnidii rhizoma

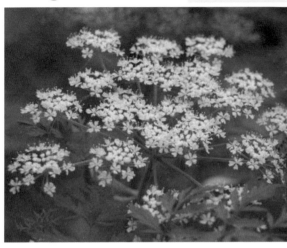
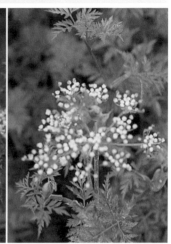

• 식물의 특성과 형태

높이 30~60cm, 뿌리줄기는 굵다, 꽃은 8월에 흰색으로 피며, 열매는 타원형이고, 날개 같은 흰색 능성이 있다.

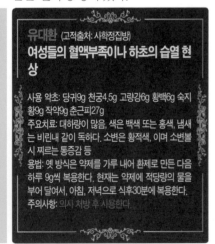

유대환 (고적출처 : 시학정집방)

여성들의 혈액부족이나 하초의 습열 현상

사용 약초: 당귀9g 천궁4.5g 고량강6g 황백6g 숙지황9g 작약9g 춘근피27g
주요치료: 대하량이 많음, 색은 백색 또는 홍색, 냄새는 비린내 같이 독하다. 소변은 황적색, 이며 소변볼 시 찌르는 통증감 등
용법: 옛 방식은 약제를 가루 내어 환제로 만든 다음 하루 9g씩 복용한다. 현재는 약제에 적당량의 물을 부어 달여서, 아침, 저녁으로 식후30분에 복용한다.
주의사항: 의사 처방 후 사용한다.

• 약초의 성미와 작용

맛은 맵고 따뜻하다. 간과 담, 심포에 작용한다.

• 약리효과와 효능

인체 내에서 혈액이 잘 돌지 못하면 월경부조, 월경통, 부월경, 두통, 복통 등 여러 가지 증상에 좋은 효과가 있다.

• 주요 함유 성분과 물질

정유와 크니드리드, 세다노익산, 아미노산, 알카로이드, 페루릭산 등이 함유되어 있다.

• 채취시기와 사용부위   늦은 가을에 서리가 내린 다음 뿌리를 캐서 줄기를 버리고 물에

✿ **Tips** 산나물 만들어 먹는방법

봄에 갓 자라나는 어린순을 뜯어 나물로 무치거나 국을 끓여도 좋다. 살짝 데쳐 잠깐 우려내면 된다. 독특한 향기가 있고 씹히는 맛이 좋아 먹을만하다.

씻어 햇볕에 말린다. 썰어서 물에 담가 기름기가 빠지도록 우려내서 써야한다.

• 복용방법 하루 6~12g을 탕약, 가루약, 알약 형태로 먹는다.

• 사용상 주의사항 몸에 진액이 부족하면서 두통이 있거나, 월경과다, 임신부 등의 사람은 복용을 피하는 것이 좋다.

• 임상응용 복용실례

진정, 혈압강하, 항균, 자궁수축, 혈액순환촉진 작용 등이 있고, 월경부조, 월경통, 부월경, 두통, 복통 등과 외상이나 타박상 통증에도 좋다.

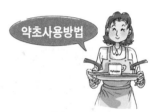

약초사용방법

✿ **동의보감 한방 약차 만들기**
어혈해소와 원기회복에 좋은 당귀천궁차
준비할 재료 : 당귀 20g, 천궁 12g, 물 600㎖, 꿀 약간
만드는 방법 : 당귀와 천궁은 깨끗이 씻는다. 차관에 재료와 물을 넣고 달인다. 물이 끓기 시작하면 약한 불로 은근하게 달인다. 건더기는 건져내고 달인 물에 꿀이나 설탕을 타서 마시면 된다.

✿ **동의보감 한방 약차 만들기**
혈액순환을 잘되게 하고 기의 소통을 원활히 해주는 천궁차
준비할 재료 : 천궁 3-5g
만드는 방법 : 물 600ml을 넣고 끓기 시작하면 약불로 줄여 30분 정도 달인 후 1일 2~3잔 기호에 따라 꿀이나 설탕을 가미해서 음용한다.

✿ **동의보감 한방 약술 만들기**
보혈과 조혈작용으로 피로회복에 좋은 산수유황궁술
준비할 재료 : 산수유 20g, 숙지황 10g, 생지황 10g, 건지황 5g, 천궁 15g, 소주 2ℓ , 벌꿀 40㎖
만드는 방법 : 씨를 제거한 산수유를 씻어서 말린다. 천궁과 지황도 씻어서 물기를 제거한다. 주둥이가 넓은 용기에 넣는다. 소주를 붓고 밀봉해 서늘한 곳에 둔다. 2개월 후에 천으로 생약찌꺼기를 걸러내고 벌꿀을 넣는다. 20일 후면 약술이 완성된다.

✿ **동의보감 한가지 약초로 치료하는 단방**
피를 토하는 것, 코피가 나오는 것, 피똥이나 피오줌을 누는 것 등 여러 가지 피나오는 증상을 다 치료한다. 천궁을 달여 먹거나 가루를 내어 먹어도 좋다[본초].

✿ **동의보감 민간요법**
심장신경증일 때
궁궁이 150g, 길초 80g을 70% 알코올 1ℓ에 담그어 방안 온도에서 72시간 우린 다음 걸러서 한번에 3ml를 물 20ml에 타서 하루 3번 먹는다.

목이 간질간질 하고 기침이 나는데 이러한 증상에 효과가 있는

천문동

학명: Asparagus cochinchinensis
이명: 천동, Asparagi radix

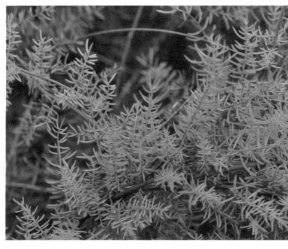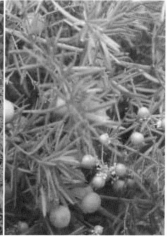

백합과 식물인 천문동의 괴근

• 식물의 특성과 형태

뿌리줄기는 짧고, 방추형 뿌리가 사방으로 퍼짐, 잎은 가시모양, 꽃은 5~6월에 연한 노란색, 열매는 흰색이다.

천왕보심단 (고적출처: 섭생비부)
음이 고갈되고 혈액이 적을 때

사용 약초: 생지황12g 현삼5g 단삼5g 당귀9g 오미자5g 맥문동9g 원지5g길경5g 천문동9g 산조인9g 인삼5g 복령5g 백자인9g
주요치료: 음이 허하여 가슴이두근거리고 뛰고 불안함, 수면이 부족함, 정신피로, 몽유, 건망증, 대변이 건조, 입과 혀의 염증 등
용법: 약제를 가루 내어 꿀로 반죽한 다음 직경6~8mm의 환으로 만들어 아침, 저녁으로 약9g을 식전에 복용한다. 또는, 약제에 적당량의 물을 부어 달여서, 아침, 점심, 저녁으로 식후에 복용한다.
주의사항: 의사 처방 후 사용한다. 무, 마늘은 피할 것.

• 약초의 성미와 작용

맛은 달고 쓰며 성질은 차갑다. 폐와 신장에 작용한다.

• 약리효과와 효능

폐의 열로 진액이 마르게 되면 목이 간질간질 하고 기침이 나는데 이러한 증상에 효과가 있다.

• 주요 함유 성분과 물질

아스파라긴, 점액질, 베타시토스테롤 등이 함유되어 있다.

• 채취시기와 사용부위

가을과 겨울에 채취하여 외피를 제거한 다음 말려서 이용한다.

• 복용방법

하루에 6~12g을 복용한다.

• 사용상 주의사항

소화기가 약한 사람과 감기로 인한 기침에는 사용을 피해야 한다.

• 임상응용 복용실례

거담, 진해, 항암, 약한 이뇨, 해수토혈에 약용한다.

맥문동, 백부근, 상백피, 현삼, 비파엽 등과 배합하여 기침, 가래를 다스린다.

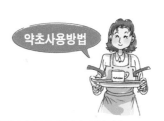

동의보감 한방 약차 만들기
몸을 건강하고 혈기 왕성하게 하는 천문동차
준비할 재료 : 천문동 6~15g
만드는 방법 : 물 600㎖을 넣고 끓기 시작하면 약불로 줄여 30분 정도 달인 후 1일 2~3잔 기호에 따라 꿀이나 설탕을 가미해서 마시면 된다.

동의보감 한방 약술 만들기
안정, 안면 등에 효과가 탁월한 천문동술
준비할 재료 : 천문동 적당량, 소주는 재료의 5배
만드는 방법 : 생약 천문동을 추말을 내어 주둥이가 넓은 용기에 넣는다. 소주를 붓고 밀봉해 서늘한 곳에 둔다. 3개월 후 술이 익는데, 이때 생약찌꺼기를 그대로 두는 것이 좋다.

동의보감 한가지 약초로 치료하는 단방
오랫동안 먹으면 몸이 가뿐해지고 오래 살며 배고프지 않다.
천문동 뿌리를 캐 겉껍질과 심을 버린 다음 가루 내어 술에 타 먹는다. 혹은 생것을 짓찧어 즙을 내 달인 다음 고약을 만들어 1-2숟가락씩 술에 타 먹는다. 한나라 태원사람 감시는 천문동을 먹고 300여 년이나 살았다고 한다[본초].

동의보감 민간요법
백혈병일 때
천문동 100g을 시루에 푹 쪄서 하루 세 번에 나누어 먹는다. 가루 내어 먹거나 꿀로 알약을 만들어 먹을 수도 있다.

유방암 초기엔
천문동 50g을 시루에 쪄 1일 3번 나눠 복용하면 효과가 있다.

가슴이 답답하고 잠이 안 오는 것과 소갈에 좋은

치자

학명: Gardenia jasminoides for, grandiflora
이명: 목단, 산치자, 황치자, Gardeniae fructus

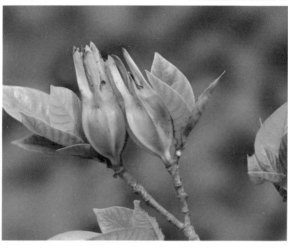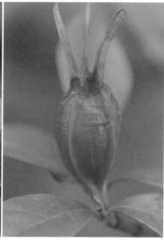

치자나무 열매

• 식물의 특성과 형태

높이 1.5~2m, 잎은 대생, 꽃은 6~7월에 흰색, 열매는 긴 타원형으로 9월에 노란빛을 띤 붉은색으로 익는다.

• 약초의 성미와 작용

맛은 쓰고 성질은 차갑다. 심장과 간, 위, 폐, 삼초에 작용한다.

• 약리효과와 효능

가슴부위에 번열이 있으면 가슴이 답답하고 불편하면서 잠이 잘 오지 않고 뒤척이게 되며 눈이 벌개지고 구강과 인후에 염증이 생기기도 하는데, 치자는 상초의 열을 내려주어 이러한 증상들을 개선시켜 준다.

• 주요 함유 성분과 물질

주성분은 색소인 Crocin과 Iridoid 배당체인 Genipin, Geniposide, Gardenoside이 있다.

Tips 산나물 만들어 먹는방법

옛부터 치자열매는 음식물을 노랗게 물들이는 물감으로 쓴다. 열매를 물에 담그면 노란 색소가 녹아나오므로 이 물에 빈대떡이나 튀김 또는 단무지를 담그면 노랗게 물든다.

• 채취시기와 사용부위

여름과 가을에 잘 익은 열매를 채집하여 햇볕에 말린 후 약으로 하는데 생것을 쓰거나 볶아서 사용한다.

• 효과적인 용량과 용법

하루에 3~10g을 달여서 복용한다.

• 사용상 주의사항

식욕이 없이 속이 더부룩하면서 설사를 하는 사람은 복용을 피해야 한다.

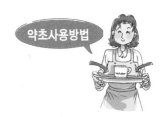

약초사용방법

동의보감 한방 약차 만들기
구취, 입마름, 혈뇨, 이담, 황달에 좋은 치자차
준비할 재료 : 치자 10g, 대추 5알
만드는 방법 : 물 600㎖을 넣고 끓기 시작하면 약불로 줄여 30분 정도 달인 후 1일 2~3잔 마시면 된다.

동의보감 한방 약죽 만들기
눈 충혈을 완화해주는 치자죽
준비할 재료 : 치자 5g, 백미 50g
만드는 방법 : 백미를 물에 넣어 충분하게 불려둔다. 치자를 깨끗하게 물에 씻어 그늘에서 말린다. 믹서에 넣어 곱게 간다. 백미를 넣고 묽게 쑨 죽이 끓을 때 믹서에 간 치자를 넣은 후 3분가량 더 쑤면 완성된다.

동의보감 한방 약술 만들기
급성황달형 간염에 효능이 있는 치자술
준비할 재료 : 치자 열매나 꽃 500g, 소주 2ℓ
만드는 방법 : 료를 깨끗이 씻은 다음 주둥이가 넓은 용기에 넣는다. 소주를 붓고 밀봉해 서늘한 곳에 둔다. 꽃술은 2개월 후에 엷은 황색을 띤다. 열매는 4개월 지나면 등황색이 된다. 익지 않은 열매는 녹갈색이 된다. 따라서 꽃술은 2개월, 열매 술은 4개월 후 천으로 건더기를 걸러내면 완성된다.

동의보감 한가지 약초로 치료하는 단방
소장에 열이 있는 것을 치료한다.
치자(산치자) 물에 달여서 먹는다[본초].

동의보감 민간요법
단독(급성 염증)일 때
속썩은풀(황금)뿌리, 치자(산치자) 각각 같은 양을 보드랍게 가루 내어 물에 개어서 단독이 생긴 부위에 바른다.

부종이 있어 몸이 부은 것, 고지혈증, 어지럼 등에 사용하는

택사

학명: Alisma canaliculatum, A. orientale
이명: 수사, 급사, 택지

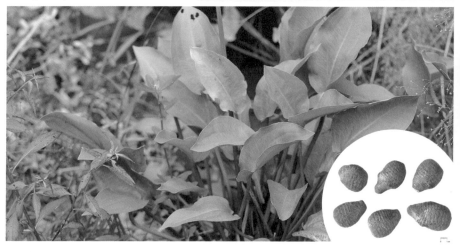

택사의 덩이뿌리를 건조한 것

• 식물의 특성과 형태

뿌리줄기는 짧고 둥글며 수염뿌리가 있음, 잎은 난상 타원형, 꽃은 7~8월에 흰색, 열매는 수과로 환상으로 배열되어 있다.

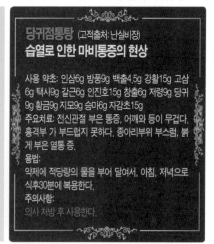

당귀점통탕 (고적출처: 난실비장)
습열로 인한 마비통증의 현상

사용 약초: 인삼6g 방풍9g 백출4.5g 강활15g 고삼6g 택사9g 갈근6g 인진호15g 창출6g 저령9g 당귀9g 황금9g 지모9g 승마6g 자감초15g
주요치료: 전신관절 부은 통증, 어깨와 등이 무겁다. 흉격부가 부드럽지 못하다. 종아리부위 부스럼, 붉게 부은 열통 증.
용법:
약제에 적당량의 물을 부어 달여서, 아침, 저녁으로 식후30분에 복용한다.
주의사항:
의사 처방 후 사용한다.

• 약초의 성미와 작용

맛은 달고 성질은 차갑다. 신장과 방광에 작용한다.

• 약리효과와 효능

소변이 잘 나오지 않는 것, 설사하고 소변 량이 적은 것, 배뇨시 소변이 잘 나오지 않으면서 아픈 것, 배가 그득하면서 붓는 것, 부종이 있어 몸이 부은 것, 고지혈증, 어지럼 등에 사용한다.

• 주요 함유 성분과 물질

트리터페노이드화합물, 알리솔A 모노아세테이트, 알리솔B 모노아세테이트, 알리솔C

Tips 산나물 만들어 먹는방법

어리고 연한 잎을 나물로 먹는다. 독성이 있으므로 끓는 물에 데친 후 여러 번 물을 갈아가면서 찬물에 담가 충분히 우려내고 조리한다. 또 가을에 땅 속의 덩이줄기를 캐내 조려 먹기도 하는데 독성을 충분히 우려내야 한다.

모노아세테이트 등이 함유되어 있다.

• 채취시기와 사용부위

겨울에 채취하며 술에 축여서 볶거나 소금물에 넣고 볶아서 사용한다.

• 효과적인 용량과 용법 하루 6~12g을 복용한다.

• 사용상 주의사항

유정이 있거나 신장이 안 좋아 몸이 붓고 배뇨장애가 있는 사람은 복용을 피해야 한다.

• 임상응용 복용실례

복령, 저령, 백출 등을 배합하여 소변이 잘 나오지 않는 것과 부종 등을 다스린다.

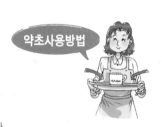

약초사용방법

동의보감 한방 약차 만들기

이뇨, 혈당강하, 혈압강하, 콜레스테롤저하를 시키는 택사차

준비할 재료 : 택사 6~15g
만드는 방법 : 물 600㎖를 넣고 끓기 시작하면 약불로 줄여 30분 정도 달인 후 1일 2~3잔 음용한다.

동의보감 한가지 약초로 치료하는 단방

방광에 있는 열을 없애고 오줌을 잘 나오게 한다.
택사를 물에 달여서 먹는다[본초].

동의보감 민간요법

부종(붓기)이 있을 때

택사, 흰삽주(백출) 각각 12g을 물에 달여서 하루 3번에 나누어 먹는다. 또는 택사 한 가지를 8~12g을 물에 달여서 하루 3번 먹거나 가루 내어 한번에 4g씩 하루 2~3번 끼니 뒤에 먹어도 된다.

심장병, 신장염, 임신부 붓기와 복수가 찰 때

택사와 흰 삽주를 각 10g씩 물에 달여 1일 3번 나눠 복용한다.

붓기와 소변에 단백이 섞여 나올 때

2㎏짜리 호박꼭지를 도려내고 속을 파낸 다음 꿀 300g과 택사 18g을 넣고 꼭지를 덮고 솥에서 찐다. 이때 호박에 고인 꿀물을 1회 70㎖ 씩 복용하면 된다.

허약성으로 인한 다뇨, 빈뇨, 요실금에 대한 치료효과가 있는

토사자

학명: Cuscuta japonica, C. australis
이명: 토사자, 토사실, Cuscutae semen

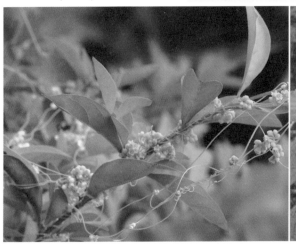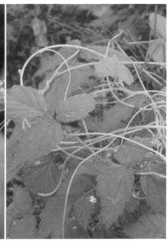

메꽃과 식물인 갯실새삼 종자

• 식물의 특성과 형태

종자는 땅에서 발아하지만 기주 식물(주로 활엽수)에 붙게 되면 뿌리가 없어진다.

• 약초의 성미와 작용

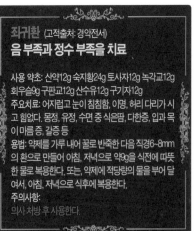

좌귀환 (고적출처: 경악전서)
음 부족과 정수 부족을 치료

사용 약초: 산약12g 숙지황24g 토사자12g 녹각교12g 회우슬9g 구판교12g 산수유12g 구기자12g
주요치료: 어지럽고 눈이 침침함, 이명, 허리 다리가 시고 힘없다. 몽정, 유정, 수면 중 식은땀, 다한증, 입과 목이 마름증, 갈증 등
용법: 약제를 가루 내어 꿀로 반죽한 다음 직경6-8mm의 환으로 만들어 아침, 저녁으로 약9g을 식전에 따뜻한 물로 복용한다. 또는, 약제에 적당량의 물을 부어 달여서, 아침, 저녁으로 식후에 복용한다.
주의사항:
의사 처방 후 사용한다.

맛은 달고 매우며 성질은 평하다. 간과 신장, 비장에 작용한다.

• 약리효과와 효능

간과 신장이 허하여 생기는 요통과 무릎이 시리고 아픈 것을 치료 한다. 비장이 허하여 생기는 설사에도 효과가 있다.

• 주요 함유 성분과 물질

Glycoside, βCarotene, γCarotene, 5,6-Epoxy-α carotene, Tetraxanthine, Lutein 등이 함유되어 있다.

• 채취시기와 사용부위

가을철에 종자가 성숙했을 때 채취하여 술과 같이 볶으며 술에 넣고 4~5일이 지난 다음 4~5번 쪄서 익힌 후 덩어리를 만들어서 햇볕에 말린 후 사용한다.

• 사용상 주의사항

몸에 열이 많아 소변이 붉고 배뇨 시 통증이 있는 사람은 복용을 피해야 한다.

• 임상응용 복용실례

강근육 및 명안, 신장을 튼튼하게 하여 유정과 소변을 자주보고, 정력감퇴, 요통과 무릎 통증 등에 사용한다. 구기자, 복분자, 오미자 등과 배합하여 발기부전이나 유정 등을 다스린다.

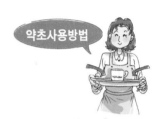

약초사용방법

동의보감 한방 약차 만들기
성교불능과 시력강화 및 몽정에 좋은 토사자차
준비할 재료 : 토사자 10g, 물 300㎖
만드는 방법 : 토사자를 깨끗이 씻어 물기를 제거한다. 절구에 넣고 찧는다. 차관에 끓는 물을 부어 우려낸다. 우려낸 물에 약간의 꿀을 타서 마시면 된다.

동의보감 한방 약술 만들기
성기능감퇴, 피로회복, 발기부전 등 효과가 있는 사상자술
준비할 재료 : 사상자 100g, 소주 1ℓ, 설탕 70g
만드는 방법 : 짧게 쓴 사상자를 용기에 넣는다. 소주를 붓고 밀봉해 서늘한 곳에 둔다. 5일 동안 침전을 막기 위해 1일 1회 정도 용기를 흔들어준다. 1주일 후 천으로 생약건더기를 건져내고 설탕을 넣는다. 생약찌꺼기 1/10을 넣고 밀봉해 서늘한 곳에 둔다. 한 달 후 천으로 생약찌꺼기는 걸러내면 완성된다.

동의보감 한가지 약초로 치료하는 단방
허리가 아프고 무릎이 시린 것을 치료한다.
토사자(새삼씨) 술에 달여 가루를 낸 다음 한번에 8g씩 데운 술로 먹는다.

동의보감 민간요법
성의 활력강정제
토사자 7.5g을 1홉의 물에 0.6홉 정도가 되도록 달인 후 1일 3회에 걸쳐 나누어 장기간 복용한다. 또 가루로 만들어 1회에 2g을 따스한 물과 함께 1일 3회 장복하면 놀라운 효과가 있다.

약시(시력장애)일 때
새삼씨(토사자), 찐지황, 길짱구씨(차전자) 각각 같은 양을 섞어 가루 내어 한번에 6~8g씩 하루 3번 먹는다. 눈을 밝게 한다.

위염, 소화불량, 장염, 복부의 덩어리, 심한 붓기, 옴, 악창 등에 사용하는

파두

학명: Croton tiglium
이명: 강자, 노양자, 파숙, Tiglii semen

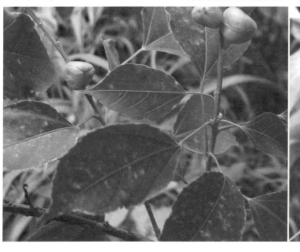
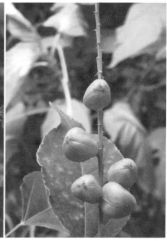

• 식물의 특성과 형태

높이 5m, 잎은 어긋나며 꽃은 4~9월에 피며, 황백색의 작은 홑꽃이 많이 핀다.

• 약초의 성미와 작용

맛은 맵고 성질은 뜨거우며 독성이 있다. 위와 대장에 작용한다.

• 약리효과와 효능

속이 찬 사람의 한성 변비, 위염, 소화불량, 장염, 복부의 덩어리, 심한 붓기, 옴, 악창 등에 사용한다.

• 주요 함유 성분과 물질

croton oil, glycerol, phorbol ester 및 crotin 등이 함유되어 있다.

• 채취시기와 사용부위

가을에 채취하여 껍질을 제거하고 종자만 그늘에서 말린다.

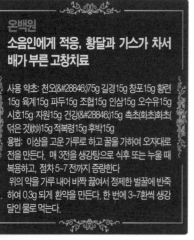

온백원

소음인에게 적응, 황달과 가스가 차서 배가 부른 고창치료

사용 약초: 천오(炮)75g 길경15g 창포15g 황련15g 육계15g 파두15g 조협15g 인삼15g 오수유15g 시호15g 자원15g 건강(炮)15g 촉초(화초화초(닦은 것)(炒)15g 적복령15g 후박15g

용법: 이상을 고운 가루로 하고 꿀을 가하여 오자대로 전을 만든다. 매 3전을 생강탕으로 식후 또는 누울 때 복용하고, 점차 5~7 전까지 증량한다.

위의 약을 가루 내어 바짝 끓여서 정제한 벌꿀에 반죽하여 0.3g 되게 환약을 만든다. 한 번에 3~7환씩 생강 달인 물로 먹는다.

- 복용방법

보통은 0.07~0.375g, 중량은 0.4~0.7g, 대량은 0.9~1.5g을 사용하되, 반드시 한의사의 지도 하에 복용한다.

- 사용상 주의사항

자극성과 독성이 세므로 쓸 때 반드시 기름을 짜버리고 사용한다. 견우자와 같이 쓰면 안된다.

- 임상응용 복용실례

일본뇌염바이러스에 대한 억제, 적혈구용혈, 세포괴사 작용 등이 있다.

대황, 건강 등과 배합하여 속이 차면서 생긴 복통과 변비를 다스린다.

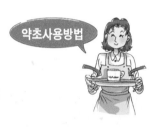

약초사용방법

동의보감 한가지 약초로 치료하는 단방
위 속에 몰린 한사를 없애고 대소변이 잘 나가게 한다.
파두껍질을 버리고 기름을 뺀 다음 가루내서 알약이나 가루약에 넣어 쓴다[본초].

동의보감 민간요법
축농증(상악동염)일 때
8월에 채취한 파두를 그늘에 말려서 보드랍게 가루 내어 콩알 크기만 하게 솜에 싸서 콧구멍을 막는다. 하루에 두세 번씩 갈아 넣는데, 약 10일간 계속한다.

가래에 피가 약간 끼는 증상 등에 사용하는

패모

학명: Fritillaria verticillata var, thunbergii, F. cirrhosa
이명: 천패모, 평패모, Fritillariae cirrhosae bulbus

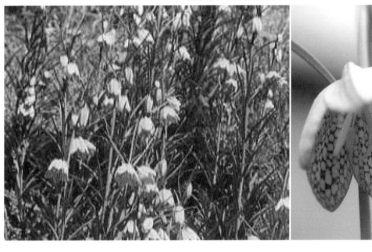

백합과 식물인 권엽패모의 인 경

증상별 한약 제조방법

• 식물의 특성과 형태

비늘줄기는 흰색이고, 육질비늘 조각이 모여 둥글게 되어 수염뿌리가 달린다.

• 약초의 성미와 작용

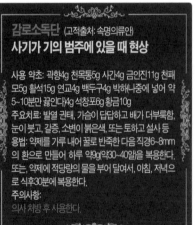

감로소독단 (고적출처 : 속명의류안)

사기가 기의 범주에 있을 때 현상

사용 약초: 곽향4g 천목통5g 시간4g 금인진11g 천패
모5g 활석15g 연교4g 백두구4g 박하(나중에 넣어 약
5~10분만 끓인다)4g 석창포6g 황금10g
주요치료: 발열 권태, 가슴이 답답하고 배가 더부룩함,
눈이 붓고, 갈증, 소변이 붉은색, 또는 토하고 설사 등
용법: 약제를 가루 내어 꿀로 반죽한 다음 직경6~8mm
의 환으로 만들어 하루 약9g(약30~40알)을 복용한다.
또는, 약제에 적당량의 물을 부어 달여서, 아침, 저녁으
로 식후30분에 복용한다.
주의사항:
의사 처방 후 사용한다.

맛은 맵고 쓰며 성질은 약간 차갑다. 폐와 심에 작용한다.

• 약리효과와 효능

마른기침이나 마른기침하면서 가래를 조금 뱉는 증상, 가래에 피가 약간 끼는 증상 등에 사용한다.

• 주요 함유 성분과 물질

Alkaloid Fritilline, Fritillarine, Verticine, Peiminoside, Peimine 등이 함유되어 있다.

• 채취시기와 사용부위

여름부터 가을사이에 채취하여 물에 씻어 잔뿌리를 다듬어서 버린 다음에 햇볕이나 건

조실에서 말린다.

- 복용방법 하루 3~9g을 탕약, 가루약, 알약 형태로 먹는다.
- 사용상 주의사항

가래가 묽으면서 많은 사람은 복용을 피해야 한다.

- 임상응용 복용실례

마른기침과 피나는 가래를 개선하며 주로 기관지 질환에 효과가 좋다. 행인, 맥문동, 자원 등과 배합하여 폐가 허약하여 가래가 끓으면서도 뱉어지지는 않고 인후가 건조하고 입이 마르는 증상을 다스린다.

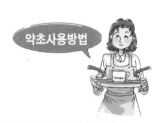

🌸**동의보감** 한방 약차 만들기
기침과 가래를 제거해 주는 패모차
준비할 재료 : 패모 5~9g
만드는 방법 : 물 600ml를 넣고 끓기 시작하면 약불로 줄여 30분 정도 달인 후 1일 2~3잔 기호에 따라 꿀이나 설탕을 가미해서 마시면 된다.

🌸**동의보감** 한가지 약초로 치료하는 단방
담을 삭이는 데는 가슴에 생긴 담병을 잘 낫게 한다[본초].
패모환은 패모를 동변에 3일 동안 담갔다가 씻어서 햇볕에 말린 다음 가루 내어 사탕 물에 반죽해서 만드는데 아무 때나 먹는다[입문].

🌸**동의보감** 민간요법
가래(담, 담음)가 있을 때
곶감의 속씨를 파내고 그 안에 패모 가루 4g을 넣고 쪄서 한 번에 먹는다. 하루에 2번씩 먹으면 더 좋다.

결핵균이 임파절에 침입해 발병하는 만성염증
현삼, 모려, 패모를 각 10g으로 만든 가루를 환으로 제조해 1회 10g씩 1일 3번 나눠 복용하면 좋다.

갑상샘항진증
굴조개살, 듬북, 패모가루 15g을 섞어 1회 5g씩 1일 3번 나눠 끼니 전에 복용한다.

갑상선기능항진증이 심해 가슴이 답답하거나 두근거릴 때
패모, 연교 각 10g을 달여 1일 3번 나눠 복용한다.

감기 초기에 발열, 해수, 인후통, 백색담이 많을 때 사용하는

행인

학명: Prunus armeniaca
이명: 행인, 고행인, Armeniacae amarum semen

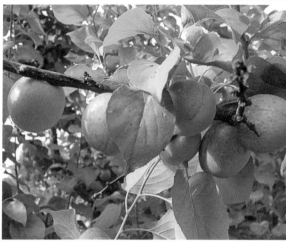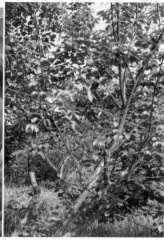

장미과 식물인 살구의 성숙한 종자

• 식물의 특성과 형태

높이 5~10m, 잎은 어긋나며 넓은 타원형, 꽃은 4월에 연한 붉은색, 열매는 7월에 황적색으로 익는다.

• 약초의 성미와 작용

맛은 달고 쓰며 성질은 따뜻하다. 폐와 대장에 작용한다.

• 약리효과와 효능

행인은 폐에 작용하여 폐기가 위로 치솟고 건조하여 발생하는 기침, 가래, 천식 등에 효과가 있다.

• 주요 함유 성분과 물질

구연산, 말산, 아미그달린, 올레인 등이며 그외 칼륨과 인이 특히 많이 들어 있고, 당질, 칼슘, 나트륨, 섬유질, 비타민A, B, C 등을 함유하고 있다.

행소산 (고적출처: 온병조변)

외부로부터 들어온 차고 건조한 현상

사용 약초: 행인9g 감초3g 길경6g 자소엽9g 진피9g 전호9g 반하9g 복령9g 지각6g 생강3편 대조(으깬다)3개

주요치료: 오한, 코 막힘, 콧물, 두통, 기침, 묽은 가래, 땀이 없는 등 증상.

용법:
약제에 적당량의 물을 부어 달여서, 아침, 저녁으로 식후30분에 복용한다.

주의사항:
의사 처방 후 사용한다.

• 채취시기와 사용부위

익은 열매를 채취하여 껍질과 과육을 제거한 후 끓는 물에 담가서 씨의 껍질을 없애고 그대로 또는 볶아서 사용한다.

• 복용방법 하루 6~12g을 복용한다.

• 사용상 주의사항 진액이나 혈이 부족한 사람은 복용을 피해야 한다.

• 임상응용 복용실례

거담, 진해 작용이 있으며 기침, 가래, 천식 등에 좋고, 변비, 위장의 연동운동을 촉진으로 소화에도 좋다. 마황, 감초 등과 배합하여 감기로 인한 기침, 가래를 다스린다.

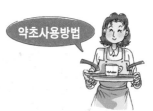

약초사용방법

✿**동의보감 한방 약차 만들기**
진해와 거담 및 이뇨에 좋은 행인차
준비할 재료 : 살구씨 6g, 쌀 6g, 물 600㎖
만드는 방법 : 행인을 끓인 물에 살짝 데쳐서 속껍질을 벗기고 쌀과 함께 갈아 놓는다. 차관에 재료를 넣고 물을 부어 끓인다. 끓기 시작하면 약한 불로 은근하게 달인 후 설탕을 타서 마시면 된다. 복용방법은 하루 1회만 먹는다.
잠깐! 행인을 많이 복용하면 중독되기 때문에 용량을 확실하게 지켜야 한다.

✿**동의보감 한방 약죽 만들기**
건강증진과 암 예방에 효과적인 살구씨(행인)죽
준비할 재료 : 불린 백미 1/2컵, 살구 씨 7개
만드는 방법 : 불린 백미와 살구 씨를 믹서에 넣어 곱게 단다. 질그릇냄비에 1을 넣고 물을 무어 약한 불로 은근하게 쑨다. 눋지 않도록 천천히 저어준다. 완성되면 소금으로 간을 맞춰 먹으면 된다.

✿**동의보감 한방 약술 만들기**
두통, 기침, 묽은 가래에 좋은 살구주
준비할 재료 : 잘 익은 살구 600g, 소주 2ℓ, 성탈 150g
만드는 방법 : 준비된 재료를 깨끗하게 씻어 물기를 제거한다. 주둥이가 넓은 용기에 넣는다. 소주를 붓고 설탕을 넣는다. 밀봉해 서늘한 곳에 둔다. 침전을 막기 위해 3일 정도 하루에 1번씩 용기를 흔들어준다. 1년 후 건더기를 건져내면 완성된다.

✿**동의보감 한가지 약초로 치료하는 단방**
얼굴에 생긴 기미를 없앤다.
행인(살구씨) 가루를 내어 달걀 흰자위에 타서 잠잘 무렵에 얼굴에 발랐다가 이튿날 아침에 데운 술로 씻어 버린다.

✿**동의보감 민간요법**
기침이 나고 호흡이 곤란할 때
오미자 20g과 살구씨 5개를 물 500㎖로 절반이 되게 달인 다음 1일 3번 나눠 끼니 뒤에 복용하면 된다.

간이나 위장에 정체하여 나타나는 창통에 효과가 있는

향부자

학명: Cyperus rotundus
이명: 향부미, 뇌공두, 사초근, Cyperi rhizoma

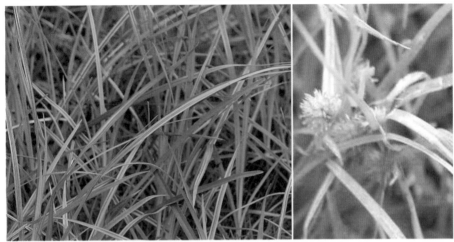

향부자의 가는 뿌리를 제거한 괴경

• 식물의 특성과 형태

높이 15~40cm, 땅속의 뿌리줄기 끝에 덩이줄기가 생김, 꽃은 7~8월에 피며, 열매 수과는 흑갈색의 긴 타원형이다.

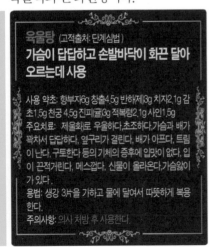

육울탕 (고적출처: 단계심법)

가슴이 답답하고 손발바닥이 화끈 달아 오르는데 사용

사용 약초: 향부자6g 창출4.5g 반하(제)3g 치자2.1g 감초1.5g 천궁 4.5g 진피(귤)3g 적복령2.1g 사인1.5g
주요치료: 제울화로 우울하다, 초조하다, 가슴과 배가 꽉차서 답답하다. 옆구리가 결린다. 배가 아프다. 트림이 난다. 구토한다 등의 기체의 증후에 입맛이 없다, 입이 끈적거린다, 메스껍다, 신물이 올라온다, 가슴앓이가 있다.
용법: 생강 3쪽을 가하고 물에 달여서 따뜻하게 복용한다.
주의사항: 의사 처방 후 사용한다.

• 약초의 성미와 작용

맛은 맵고 약간 쓰면서 달고 성질은 평하다. 간과 비장, 삼초에 작용한다.

• 약리효과와 효능

간의 기가 울체하면 옆구리가 아프고 정신적으로 우울해 지는데 이렇게 간기가 울결된 데에 다스린다.

• 주요 함유 성분과 물질

글루코오즈, 과당, 전분, 정유를 함유한다.

• 채취시기와 사용부위

가을에 채취하여 말려서 이용한다.

• 효과적인 용량과 용법

하루에 6~12g을 복용한다.

• 사용상 주의사항

몸에 기가 부족하거나 진액이 부족하면서 혈에 열이 있는 사람은 복용을 피해야 한다.

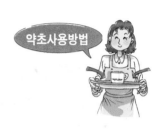

약초사용방법

동의보감 한방 약차 만들기
월경을 고르게 하고 통증을 멈추는 향부자차
준비할 재료 : 향부자 6~9g
만드는 방법 : 물 600ml를 넣고 끓기 시작하면 약불로 줄여 30분 정도 달인 후 1일 2~3잔 기호에 따라 꿀이나 설탕을 가미해서 마시면 된다.

동의보감 한방 약술 만들기
여성건강과 보건을 위한 약술 우향연육술
준비할 재료 : 향부자 30g, 연육 30g, 우슬 30g, 소주 2ℓ, 꿀 100g
만드는 방법 : 말린 향부자 뿌리와 줄기를 잘게 썰어둔다. 흑갈색의 연육과 황갈색의 우슬 역시 깨끗하게 씻어둔다. 재료들을 주둥이가 넓은 용기에 넣는다. 소주를 붓고 밀봉해 서늘한 곳에 둔다. 2개월이 지난 후 맑은 술만 따라낸다. 천으로 생약건더기는 걸러내고 따라낸 술과 합친다. 꿀을 넣으면 약술이 완성된다.

동의보감 한가지 약초로 치료하는 단방
기를 잘 내린다[본초]
○ 단계는 향부자는 기분의 병에 주로 쓰는데 목향을 좌약으로 하면 막힌 기를 헤치고 폐기를 잘 내보낸다. 침향을 좌약으로 쓰면 기가 잘 오르내리게 된다. 또한 침향은 향부자를 도와서 모든 기를 잘 돌아가게 하는데 매우 좋다. 대체로 사람이 병들면 기가 막혀서 여위기 때문에 향부자는 기분에 들어가서 주약이 된다. 향부자를 가루를 내어 먹거나 달여 먹거나 알약을 만들어 먹기도 하는데 다 좋다.

동의보감 민간요법
두통(머리아픔)이 왔을 때
궁궁이 80g, 닦아서 잔뿌리를 다듬어 버린 향부자 160g을 가루 내어 한번에 4g씩 하루 3번 차 달인 물에 타서 끼니 뒤에 먹는다. 옆머리나 정수리가 아픈 데 쓴다.

머리를 다쳐 혼미하고 건망증이 심할 때
향부자 15g과 복숭아씨 7g을 달여 1일 2번 나눠 끼니사이에 복용하면 된다.

위경련을 멈출 때
잘게 썬 향부자 9g을 달여 1일 3번 나눠 끼니 뒤에 복용하면 효과가 있다.

해열, 발한촉진, 혈액순환촉진, 진경, 소화, 항균 작용 등이 있는 약초

형개

학명: Schizonepeta tenuifolia var. japonica
이명: 향형개, 선개, 가소, Schizonepetae herba

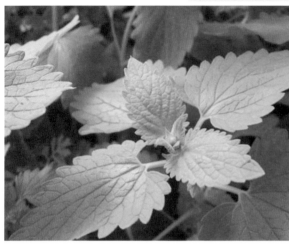
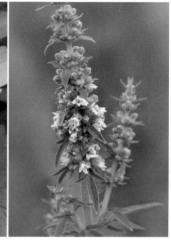

증상별 한약 제조방법

• 식물의 특성과 형태

높이 60cm, 원줄기는 네모지고, 잎은 마주나며 꽃은 8~9월에 피며 원줄기 윗부분에는 층층으로 달린다.

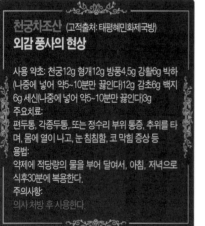

천궁차조산 (고적출처: 태평혜민화제국방)
외감 풍사의 현상

사용 약초: 천궁12g 형개12g 방풍4.5g 강활6g 박하(나중에 넣어 약5~10분만 끓인다)12g 감초6g 백지6g 세신(나중에 넣어 약5~10분만 끓인다)3g
주요치료:
편두통, 각종두통, 또는 정수리 부위 통증, 추위를 타며, 몸에 열이 나고, 눈 침침함, 코 막힘 증상 등
용법:
약제에 적당량의 물을 부어 달여서, 아침, 저녁으로 식후30분에 복용한다.
주의사항:
의사 처방 후 사용한다.

• 약초의 성미와 작용

맛은 맵고 성질은 따뜻하다. 간과 폐에 작용한다.

• 약리효과와 효능

풍한이 인체에 침입하면 열과 오한이 나고 두통, 인후통 등의 증상에 효과가 있다.

• 주요 함유 성분과 물질

정유를 함유하며 그 성분은 d-methone, dl-methone, d-limonene이다.

• 채취시기와 사용부위

여름과 가을에 꽃이 피고 이삭이 파랄 때 채취하여 햇볕에 말려서 이용한다.

• 효과적인 용량과 용법

하루에 4~12g을 복용한다.

• 사용상 주의사항

땀이 많은 사람과 열이 심하면서 오한은 약한 사람, 진액이나 혈이 부족하여 발생하는 두통에는 복용을 피해야 한다.

• 임상응용 복용실례

해열, 발한촉진, 혈액순환촉진, 진경, 소화, 항균 작용 등이 있다. 방풍, 강활, 백지 등과 배합하여 오한, 발열, 땀이 안 나면서 두통 있는 것, 몸이 아픈 것 등을 다스린다.

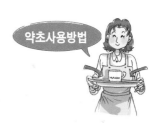

약초사용방법

🌿 **동의보감 한가지 약초로 치료하는 단방**
땀을 나게 하여 표를 푼다.
형개를 물에 달여 먹는다[본초].

🌿 **동의보감 민간요법**
산후열이 있을 때
형개를 보드랍게 가루낸 것을 한번에 한 숟가락씩 하루 3번 끼니 사이에 먹는다.

자궁경관에 염증과 이슬이 많고 허리가 아프며 출혈이 약간 있을 때
형개이삭 27g을 태워 가루로 만들어 1회 9g을 1일 3번 나눠 끼니 뒤에 복용하면 낫는다.

출산 후 고열과 함께 온몸에 통증이 날 때
형개를 볶아 만든 가루를 1회 1큰 술씩 1일 3번 나눠 끼니사이에 나눠 복용하면 좋다.

잔등과 허리가 시리면서 고열과 통증이 심할 때
잘게 썬 형개와 방풍 각 15g을 물에 달여 1일 3번에 나눠 끼니 뒤에 복용하면 낫는다.

모발이 일찍 세는 것, 병후에 머리 빠지는 것 등을 치료하는

호마인

학명: Sesamum indicum
이명: 호마, 흑지마, 오마, 참깨, Sesami Semen nigrum

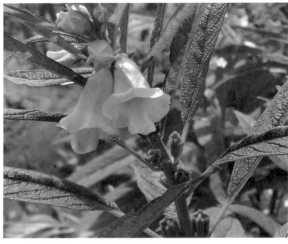
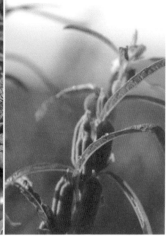

흑지마, 참깨의 건조한 흑색 종자

• 식물의 특성과 형태

높이 1m, 원줄기는 사각형이며 잎과 함께 털이 많고, 잎은 마주나며 꽃은 7~8월에 연한 자줏빛으로 핀다.

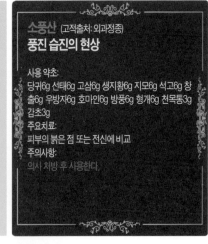

소풍산 (고적출처: 외과정종)
풍진 습진의 현상

사용 약초:
당귀6g 선태6g 고삼6g 생지황6g 지모6g 석고6g 창출6g 우방자6g 호마인6g 방풍6g 형개6g 천목통3g 감초3g
주요치료:
피부의 붉은 점 또는 전신에 비교
주의사항:
의사 처방 후 사용한다.

• 약초의 성미와 작용

맛은 달고 성질은 평하다. 간과 신장, 대장에 작용한다.

• 약리효과와 효능

신장의 기운이 허약하여 생기는 이명증, 어지럼증, 모발이 일찍 세는 것, 병후에 머리 빠지는 것 등을 치료한다.

• 주요 함유 성분과 물질

지방이 40~50% 정도 함유하며 주요 지방산은 Oleic acid, Linoleic acid, Palmitic acid 등이 함유되어 있다.

• 채취시기와 사용부위

8~9월에 털어서 종자를 분리한 후 말려서 이용한다.

• 복용방법

하루에 12~20g을 복용한다.

• 사용상 주의사항

변이 무른 사람은 복용을 피해야 한다.

• 임상응용 복용실례

신장의 허약하여 생기는 이명증, 어지럼증, 모발이 일찍 세는 것, 병후에 탈모 등을 치료하고, 지방이 많아 변비에도 사용한다. 당귀, 육종용, 백자인 등과 배합하여 변비를 다스린다.

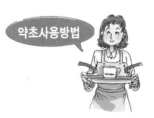

약초사용방법

동의보감 한방 약차 만들기
어지럼증, 모발이 일찍 하얀것에 좋은 호마인(참깨)차}
적당량의 참깨를 깨끗이 씻어 이물질 등을 제거하고 채반에 받쳐 물기를 빼주고 팬에 탈듯 말듯 할 때까지 잘 볶은 후 믹서에 넣고 분말로 만든다. 용기에 담아 방습제를 넣고 냉장 보관 후 필요시 사용한다. 뜨거운 물 한 잔과 참깨분말 2T를 넣고 꿀을 적량 타서 마신다.

동의보감 한가지 약초로 치료하는 단방
요통을 치료한다.
호마(참깨)를 고소하게 닦아서 가루를 내어 한번에 12g씩 술이나 미음, 꿀물이나 생강을 달인 물에 타 먹되 하루 세 번 먹으면 다시 도지지 않는다[본초].

동의보감 민간요법
살갗이 텄을 때
참깨를 잘 볶아 작은 주머니에 넣고 동여맨 다음 술에 적셔 비비면 즙이 나온다. 이 즙을 튼 부위에 바른다. 상처들이 깨끗해지면서 피 나오는 것도 멎는다.

일반적으로 가슴이 쓰릴 때
참깨에 소금을 넣어 볶은 다음 끼니때마다 밥에 뿌려 복용한다.

몸이 약해 땀을 많이 흘릴 때
참깨기름 1숟가락을 끓여 식힌 다음 달걀 2개를 넣고 골고루 섞어 1일 3번 나눠 끼니 전에 복용하면 좋다.

어혈정체에 의한 질병을 제거하는 효능이 있는

홍화

학명: Carthamus tinctorius
이명: 자홍화, 초홍화, 홍란, 잇꽃, Carthami flos

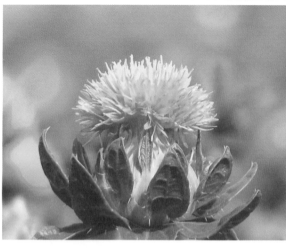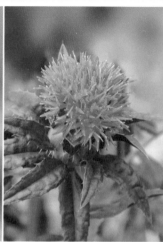

잇꽃의 꽃을 말린 것

• 식물의 특성과 형태

높이 1m, 꽃은 7~8월에 노란색으로 피며 엉겅퀴와 모양이 비슷하며 시간이 지나면 붉은색으로 변한다.

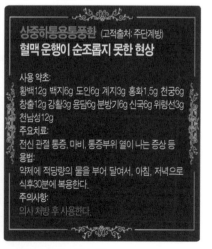

상중하통용통풍환 (고적출처: 주단계방)
혈맥 운행이 순조롭지 못한 현상

사용 약초:
황백12g 백지6g 도인6g 계지3g 홍화1.5g 천궁6g
창출12g 강활3g 용담6g 분방기6g 신국6g 위령선3g
천남성12g

주요치료:
전신 관절 통증, 마비, 통증부위 열이 나는 증상 등

용법:
약제에 적당량의 물을 부어 달여서, 아침, 저녁으로
식후30분에 복용한다.

주의사항:
의사 처방 후 사용한다.

• 채취시기와 사용부위

• 약초의 성미와 작용

맛은 맵고 성질은 따뜻하다. 심장과 간에 작용한다.

• 약리효과와 효능

어혈로 인한 생리통이나 생리가 나오지 않는 것, 산후 오로가 완전히 나오지 않는 것, 삐거나 타박상에 좋다.

• 주요 함유 성분과 물질

칼륨, 마그네슘, 칼슘, 백금, carthamin, saflor yellow, carthamidin, lignan 등이 함유되어 있다.

이른 여름 노란꽃이 빨갛게 변할 때 꽃을 채취하여 그늘에서 건조하여 이용한다.

• 복용방법

3-9g, 전복한다. 혹은 환․산제로 사용한다.

• 사용상 주의사항

임산부는 복용을 피해야 한다.

• 임상응용 복용실례

자궁수축, 관상동맥확장, 혈압강하, 어혈제거, 혈액순환촉진 작용이 있다. 도인, 유향, 몰약 등과 배합하여 타박상으로 멍들고 아픈 것을 다스린다.

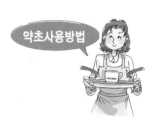

약초사용방법

❊동의보감 한방 약차 만들기
혈중콜레스테롤저하, 동맥경화, 고지혈, 고혈압에 좋은 홍화씨차(잇꽃씨차)
준비할 재료 : 홍화씨 10g
만드는 방법 : 물 1L를 넣고 끓기 시작하면 약불로 줄여 1시간 정도 달인 후 1일 2~3잔 마시면 된다.

❊동의보감 한방 약술 만들기
동맥경화증예방과 치료에 효과가 있는 홍화주
준비할 재료 : 홍화 50g, 소주 1ℓ, 설탕 100g
만드는 방법 : 깨끗하게 장만한 홍화를 용기에 넣는다. 소주를 붓고 밀봉해 서늘한 곳에 둔다. 10일 후 천으로 생약건더기를 걸러내고 설탕을 넣는다. 생약건더기 1/10을 넣고 밀봉해 서늘한 곳에 둔다. 한 달 후 천으로 생약건더기를 걸러내며 술이 완성된다.

❊동의보감 한가지 약초로 치료하는 단방
몸 푼 뒤에 혈훈으로 이를 악물고 까무러쳤을 때 치료한다.
홍화(잇꽃) 40g을 술 두 잔에 넣고 달여 한 잔이 될 때 두 번에 나누어 먹이면 곧 효과가 난다[십삼방].

❊동의보감 민간요법
식은땀이 날 때
홍화 15g을 물로 달여서 하루에 2번 먹는다.

월경곤란증(월경통)
밀린 홍화 6g을 볶아 만든 가루를 1회 2g씩 하루 3번 나눠 복용하면 효과가 좋다.

혈관을 깨끗하게 해 주는 홍화

말린 잇꽃으로 어혈을 없애거나 월경을 잘 나오게 하는 데 사용한다. 즉 혈관 속을 정제하는 효과가 있는데 고혈압증에 많이 사용되고 있다. 단미로 사용하면 복용하기 어렵기 때문에 하루에 3g씩 다른 한방약과 섞어서 복용해야 한다.

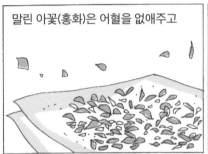

말린 아꽃(홍화)은 어혈을 없애주고

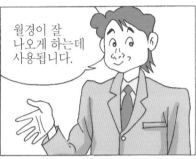

월경이 잘 나오게 하는데 사용됩니다.

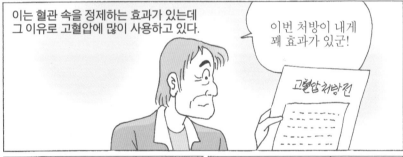

이는 혈관 속을 정제하는 효과가 있는데 그 이유로 고혈압에 많이 사용하고 있다.

이번 처방이 내게 꽤 효과가 있군!

고혈압 처방전

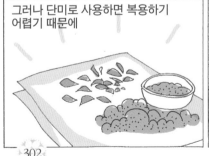

그러나 단미로 사용하면 복용하기 어렵기 때문에

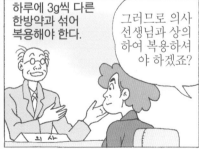

하루에 3g씩 다른 한방약과 섞어 복용해야 한다.

그러므로 의사 선생님과 상의 하여 복용하서 야 하겠죠?

땀을 많이 흘리는 중풍환자에게 좋은
황기와 방풍

먹는 방법은 황기와 방풍을 각각 10g을 물에 넣어 달인 다음 하루 2~3번에 나누어 끼니사이에 복용하면 된다. 땀을 흘리고 맥없어 하면서 말을 잘하지 못하는 데 사용한다.

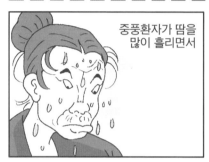

중풍환자가 땀을 많이 흘리면서

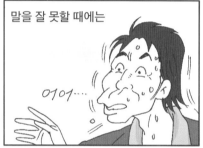

말을 잘 못할 때에는

이야····

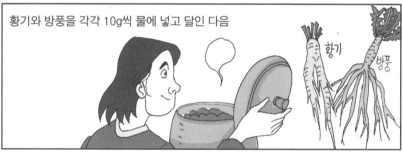

황기와 방풍을 각각 10g씩 물에 넣고 달인 다음

황기

방풍

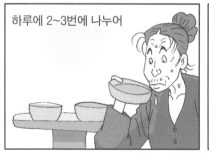

하루에 2~3번에 나누어

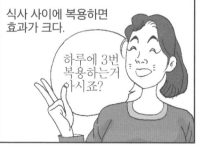

식사 사이에 복용하면 효과가 크다.

하루에 3번 복용하는거 아시죠?

가슴이 답답하고 갈증이 나는 것을 해소해 주는

활석

학명: Talc
이명: 액석, 탈석, 석냉, Talcum

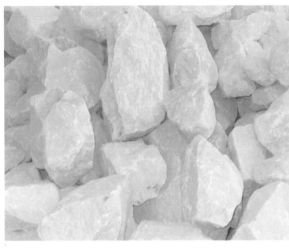
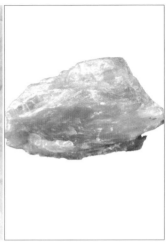

활석의 덩어리

• 식물의 특성과 형태

백색이나 황백색 덩어리로 질은 연하고, 손으로 만지면 까끌까끌한 느낌이 있으며 수분을 흡수하는 성질이 없다.

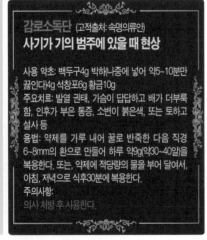

감로소독단 (고적출처: 속명의류안)
사기가 기의 범주에 있을 때 현상

사용 약초: 백두구4g 박하(나중에 넣어 약5~10분만 끓인다)4g 석창포6g 황금10g
주요치료: 발열 권태, 가슴이 답답하고 배가 더부룩함, 인후가 부은 통증, 소변이 붉은색, 또는 토하고 설사 등
용법: 약제를 가루 내어 꿀로 반죽한 다음 직경 6~8mm의 환으로 만들어 하루 약9g(약30~40알)을 복용한다. 또는, 약제에 적당량의 물을 부어 달여서, 아침, 저녁으로 식후30분에 복용한다.
주의사항:
의사 처방 후 사용한다.

증상별 한약 제조방법

• 약초의 성미와 작용

맛은 달고 담담하며 성질은 차갑다. 방광과 폐, 위에 작용한다.

• 약리효과와 효능

폐와 위에 열이 쌓이거나 더위를 먹었을 때 가슴이 답답하고 갈증이 나는 것을 해소해 준다. 외용으로 쓰면 습진에 효과가 있다.

• 주요 함유 성분과 물질

규산마그네슘으로 이루어져 있다. 소량의 점토, 석회, 철 등을 함유한다.

• 채취시기와 사용부위

충주에서 다량 생산되며 물속에서 갈아서 물에 떠오르는 미세 분말을 건져 내서 사용한다.

• 효과적인 용량과 용법

하루에 12~32g을 복용한다.

• 사용상 주의사항

소화기가 약하고 기운 없는 사람이나 열병을 앓은 후 진액이 고갈된 사람은 복용을 피해야 한다.

• 임상응용 복용실례

차전자, 목통 등과 배합하여 소변이 잘 나오지 않거나 찔끔거리면서 아픈 것을 다스린다.

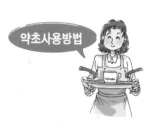

약초사용방법

동의보감 한가지 약초로 치료하는 단방

반위와 뭉친 담음을 치료한다.
활석(곱돌) 가루를 생강 제 몸의 즙에 가라앉힌 녹말로 반죽하여 알약을 만들어 때때로 먹는대[단심].

동의보감 민간요법

외과적 창상을 당했을 때
황단, 곱돌(활석) 가루 내어 피가 나오는 곳에 뿌린다.

입안의 염증과 통증이 있을 때
구운 백반 25g, 붕산 45g, 곱돌 30g을 섞어 가루로 만들어 1일 4번 5일간 입안에 발라주면 효과가 좋다.

염증이 심할 때
붉나무 35g, 곱돌 15g, 꿀을 발라 구운 황백(황경피나무껍질) 15g을 섞어 가루로 만들어 1일 3번 끼니 전에 양치질을 하면서 발라주면 된다.

부인과 질환에도 광범위하게 이용되는

황금

학명: Scutellaria baicalensis
이명: 내허, 편금, 황금초, Scutellariae radix

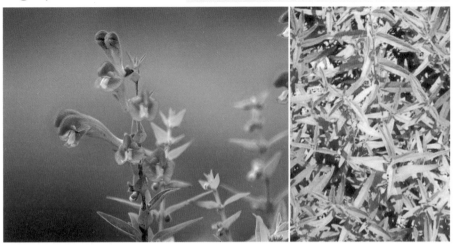

속썩은 풀의 주피를 벗긴 뿌리

• 식물의 특성과 형태

황금은 60센티미터 정도 자라고, 잎은 마주 나고 양쪽 끝이 좁고 가장자리는 밋밋한다.
7~8월에 자주색의 꽃이 핀다.

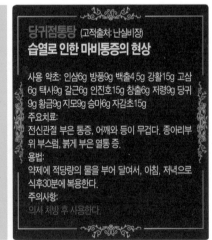

당귀점통탕 (고적출처: 난실비장)
습열로 인한 마비통증의 현상

사용 약초: 인삼6g 방풍9g 백출4.5g 강활15g 고삼
6g 택사9g 갈근9g 인진호15g 창출6g 저령9g 당귀
9g 황금9g 지모9g 승미6g 자감초15g
주요치료:
전신관절 부은 통증, 어깨와 등이 무겁다. 종아리부
위 부스럼, 붉게 부은 열통 증.
용법:
약제에 적당량의 물을 부어 달여서, 아침, 저녁으로
식후30분에 복용한다.
주의사항:
의사 처방 후 사용한다.

• 채취시기와 사용부위

• 약초의 성미와 작용

맛은 쓰고 성질은 차갑다. 폐와 담, 위, 대장에
작용한다.

• 약리효과와 효능

폐의 열로 인한 기침, 가래 등에 많이 사용한
다. 또한 대장에 작용하여 이질과 설사를 치료
한다.

• 주요 함유 성분과 물질

뿌리에는 Bicalein, Bicalin, Wogonin,
Wogonoside, Neobicalein 등이 함유되어 있다.

봄에서 가을에 재배 3~4년생 뿌리를 채취하여 사용한다.

• 효과적인 용량과 용법

하루 4~12g을 복용한다.

• 사용상 주의사항

상백피, 지모 등과 배합하여 폐의 열로 인한 기침, 가래를 다스린다.

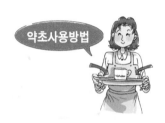

약초사용방법

동의보감 한가지 약초로 치료하는 단방
폐열을 치료한다.
편황금(속썩은풀) 알약을 만들어 먹거나 달여서 먹거나 가루 내어 먹으면 좋다[본초].

동의보감 민간요법
편도에 붓기와 통증이 있을 때
황련, 황금, 황백(황경피나무껍질)을 섞어 만든 가루 2g을 컵에 넣고 끓는 물을 부어 우려낸 다음 1일 7번 가글하면 효과가 있다.

단독이 곪지만 고름이 나오지 않을 때
유근피 가루 7g을 달걀흰자로 갠 다음 1일 2회 3일간 부위에 발라주면 효과가 좋다.

적리균과 대장균 억제와 위경련으로 나타나는 배 통증에는
황금과 집작약 각 8g, 감초 4g을 물로 달여 1일 3번 나눠 복용하면 효과가 있다.

혈압강하, 반신불수, 구안와사, 소갈증, 각종 암 등에 사용하는

황기

학명: Astragalus membranaceus, A, mogolicus
이명: 황기, 면황기, 황초, 단너삼, Astragali radix

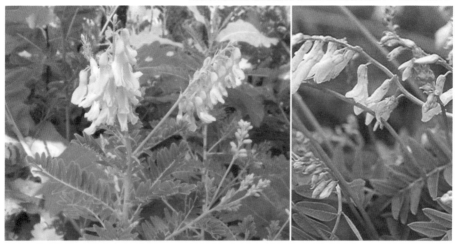

콩과 식물인 동북황기(황기)의 근

• 식물의 특성과 형태

높이 1m, 꽃은 연한 노란색으로 7~8월에 총상화서, 열매 꼬투리는 난형이다. 약재는 원주형으로 황색이다.

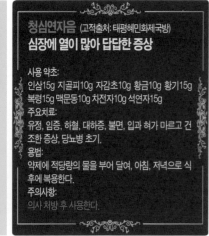

청심연자음 (고적출처: 태평혜민화제국방)
심장에 열이 많아 답답한 증상

사용 약초:
인삼15g 지골피10g 자감초10g 황금10g 황기15g
복령15g 맥문동10g 차전자10g 석연자15g

주요치료:
유정, 임증, 하혈, 대하증, 불면, 입과 혀가 마르고 건조한 증상, 당뇨병 초기.

용법:
약제에 적당량의 물을 부어 달여, 아침, 저녁으로 식후에 복용한다.

주의사항:
의사 처방 후 사용한다.

• 약초의 성미와 작용

맛은 달고 성질은 약간 따뜻하다. 비장과 폐를 다스린다.

• 약리효과와 효능

기가 허하여 지나치게 많은 땀이 흐르거나 상처가 잘 아물지 않는 것을 치료하는데 이때는 말린 것을 그대로 사용한다.

• 주요 함유 성분과 물질

포르모노네틴, 아스트라이소플라반, 아스트라프테로카르판, 베타시토스테롤 등이 함유되어 있다.

• 채취시기와 사용부위

가을 또는 봄에 뿌리를 캐어 물에 씻어 햇볕에서 말려서 이용한다.

• 복용방법

하루 6~15g을 복용한다. 대제로는 120g까지 사용한다.

• 사용상 주의사항

백선피와 함께 쓰면 효과가 떨어진다. 피부에 사기가 왕성하여 생긴 단독, 종기가 있는 사람과 상처 부위가 아프고 열이 나는 증상에는 복용을 피해야 한다.

• 임상응용 복용실례

혈압강하, 소염 작용이 있고, 혈행장애로 인한 피부와 감각마비, 반신불수, 구안와사, 소갈증, 각종 암 등에 사용한다.

🌸동의보감 한방 약차 만들기
식은땀과 정력부족 및 불면증에 효과적인 황기마늘차
준비할 재료 : 황기 60, 마늘 10쪽, 물 600㎖ , 꿀 약간
만드는 방법 : 황기를 깨끗이 손질하고 마늘은 껍질을 벗긴다. 차관에 황기, 마늘, 꿀을 넣고 물을 부어 달인다. 물이 끓기 시작하면 약한 불로 은근하게 오랫동안 달인다. 건더기를 체로 걸러내고 달인 물만 마시면 된다.

🌸동의보감 한방 약죽 만들기
만성간염과 만성설사에 좋은 황기죽
준비할 재료 : 황기 채 30g, 인삼 1뿌리, 불린 백미 1/2컵, 황설탕약간, 잣 3알, 대추 1개
만드는 방법 : 백미를 물에 넣어 충분하게 불려둔다. 채 썬 황기를 기름 없이 프라이팬에 넣어 갈색으로 변할 때까지 볶는다. 씻은 인삼을 썰어서 볶은 황기와 함께 물 1ℓ 를 붓고 2/3가 될 때까지 졸인다. 완성되면 천으로 받쳐 황기수삼 즙을 낸다. 불린 백미를 믹서에 넣어 거칠게 간다. 모두를 넣어 죽을 쑤면 완성된다. 고명으로 잣과 대추를 올려놓으면 된다.

🌸동의보감 한방 약술 만들기
류머티즘 관절염과 견관절 주위염에 효과적인 황기술
준비할 재료 : 황기 100g, 소주 1ℓ , 설탕 50g
만드는 방법 : 잘게 부순 황기를 용기에 넣는다. 소주를 붓고 밀봉해 서늘한 곳에 둔다. 침전을 막기 위해 5일 동안 매일 한 번씩 용기를 흔들어준다. 10일 후 천으로 생약찌꺼기를 건져내고 설탕을 넣는다. 생약찌꺼기 1/10을 넣고 밀봉해 서늘한 곳에 둔다. 한 달 후 윗부분의 맑은 술만 따라낸다. 천으로 생약찌꺼기를 걸러내고 합치면 술이 완성된다.

🌸동의보감 한가지 약초로 치료하는 단방
허로로 몸이 여윈 것과 여러 가지 허손증을 보하며 허화를 내린다.
황기(단너삼)를 썰어서 꿀물로 축여 볶아서 달여 먹는다[동원].

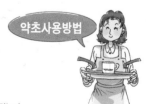

약초사용방법

🌸동의보감 민간요법
위 및 십이지장궤양일 때
황기를 잘게 썰어 물을 넣고 물엿처럼 걸쭉해지게 졸여서 한번에 150~200g씩 하루 3번 끼니 뒤에 먹는다.

열이 나는 불면증, 갱년기 수족이 아픈데, 심장이 두근거리는 홍안에 사용하는

황련(깽깽이풀)

학명: Coptis chinensis, C, japonica
이명: 천련, 왕련, 지련, 깽깽이풀뿌리, Coptidis rhizoma

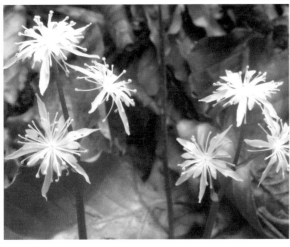
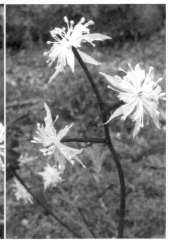

황련(깽깽이풀)의 뿌리를 제거한 뿌리 줄기

• 식물의 특성과 형태

뿌리줄기가 굵고 담황색이며 차츰 색이 짙어진다.

• 약초의 성미와 작용

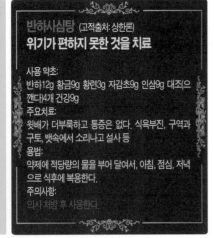

반하사심탕 (고적출차: 상한론)

위기가 편하지 못한 것을 치료

사용 약초:
반하12g 황금9g 황련3g 자감초9g 인삼9g 대조(으깬다)4개 건강9g

주요치료:
윗배가 더부룩하고 통증은 없다. 식욕부진, 구역과 구토, 뱃속에서 소리나고 설사 등

용법:
약제에 적당량의 물을 부어 달여서, 아침, 점심, 저녁으로 식후에 복용한다.

주의사항:
의사 처방 후 사용한다.

맛은 쓰고 성질은 차갑다. 심장과 간과 위와 대장에 작용한다.

• 약리효과와 효능

열이 있으면서 가슴이 답답하고 잠을 못 이루는 증상과 코피나 피를 토하는 증상을 다스리고 위장에 작용하여 배가 더부룩하고 설사하면서 아픈 것에 효과가 있다.

• 주요 함유 성분과 물질

berberine, coptisine, woorenine 등 여러가지 알칼로이드를 함유하고 있다.

• 채취시기와 사용부위 가을에 채취하여 흙을 제거한 후 햇볕에 건조시켜 이용한다.

• 효과적인 용량과 용법

하루 1~5g을 달여 복용한다.

• 사용상 주의사항

소화기가 약한 사람은 복용을 피해야 한다.

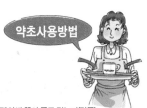

약초사용방법

동의보감 한가지 약초로 치료하는 단방

소갈을 치료하는 묘한 약이다.

황련을 술에 담갔다가 쪄서 햇볕에 말린 다음 가루 낸다. 다음 꿀에 반죽하여 알약을 만들어 한번에 50-70알씩 끓인 물로 먹는다[강목].

동의보감 민간요법

위산과다일 때

황련을 잘게 썰어서 작은 술잔으로 한잔 정도를 360ml의 물로 달여서 물이 180ml 가량 되면 하루 3번에 나누어 복용한다. 가루를 내어 하루에 3,8g씩 3번에 나누어 복용한다.

혈당강하에

생지황 70g과 황련 7g을 1회분으로 물에 달여 1일 3번 나눠 복용한다.

속눈썹부위가 빨갛게 되면서 통증이 있을 때

황련 3g을 달여 1일 2번 나눠 복용하거나 달인 물로 눈을 씻어도 괜찮다.

입안이 붓고 궤양일 때

황련, 황금, 황백(황경피나무껍질) 각 3g을 가루로 만들어 컵에 담고 끓인 물을 부어 우려낸 다음 1일 8번 정도 입안을 가글하면 좋다.

설사와 이질, 방광의 습열로 인해 소변이 뿌옇게 나오는 것에 효과적인

황백

학명: Phellodendron amurense, P. molle, P. insulare
이명: 황벽, 황경피, 황백피, Phellodendri cortex

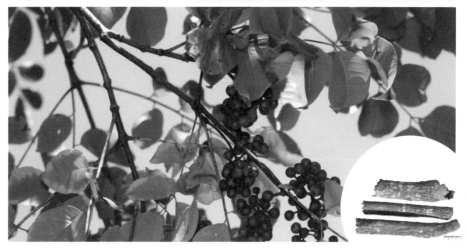

황백나무의 줄기 껍질

• 식물의 특성과 형태

다년생 초본 식물이며 높이는 30~80cm이다. 줄기는 사각형이며 녹색 혹은 자주색도 있고 세밀한 문양이 있다. 개화기는 6~9월이고 결실기는 8~10월이다. 주로 양지의 건조한 산비탈과 황무지에서 자란다. 길가에서 자주 볼 수 있다.

지백지황환 (고적출처: 의종금감)

신장의 음액 부족, 열을 느끼는 현상 등을 치료

사용 약초: 숙지황24g 산수유12g 산약12g 택사9g 복령9g 목단피9g 지모6g 황백6g

주요치료: 답답함과 식은땀, 허리 무릎이 시고 통증, 어지럽고 이명 현상, 혀가 마르며 목통증, 유정 등

용법: 약제를 가루 내어 꿀로 반죽한 다음 직경6~8mm의 환으로 만들어 아침, 저녁으로 약6g을 식전에 따뜻한 물로 복용한다. 또는, 약제에 적당량의 물을 부어 달여서, 아침, 저녁으로 식후에 복용한다.

주의사항: 의사 처방 후 사용한다.

• 약초의 성미와 작용

맛은 쓰고 성질은 차갑다. 신장과 대장, 방광에 작용한다.

• 약리효과와 효능

설사와 이질, 방광의 습열로 인해 소변이 뿌옇게 나오는 것, 대하가 있는 것, 신장에 허열이 생겨서 식은땀이 흐르고 정액이 새며 다리가 약해지는 것 등을 다스린다.

• 주요 함유 성분과 물질 berberine, palmatine 등이 함유되어 있다.

• 채취시기와 사용부위 한여름 전후에 채취하여 수피를 벗기고 햇볕에 말려서 이용한다. 4월경에 수피를 벗기고 조피를 제거하여 양건한 것을 쓴다.

• 효과적인 용량과 용법

하루에 3~10g을 복용한다.

말린 약제 5~10g에 물 800ml를 넣고 약한 불에서 반으로 줄 때까지 달여 하루 2~3회로 나누어 마신다.

• 사용상 주의사항

소화기가 약해 설사를 할 때와 음식을 잘 먹지 못하는 사람은 복용을 피해야 한다.

• 임상응용 복용실례

신장에 허열이 생겨서 식은땀과 유정, 다리에 힘이 없는데 사용한다. 외용제로 습진이나 소양증에도 사용한다. 백두옹과 황연 등과 배합하여 설사, 복통과 배는 아픈데 막상 변은 안 나오는 증상을 다스린다.

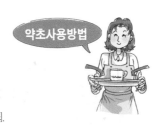

약초사용방법

동의보감 한가지 약초로 치료하는 단방
소갈을 주로 치료한다.
황백(황경피나무껍질) 물에 달여서 먹거나 가루 내어 물에 반죽한 다음 알약을 만들어 먹는대[본초].

동의보감 민간요법
이질에 걸렸을 때
마늘즙으로 황백가루를 반죽해서 콩알만 하게 알약을 만들어 한번에 30~50알씩 하루 3번 미음으로 끼니 전에 먹는다.

자궁염증으로 습진과 가려움이 있을 때
황백과 감초 각 15g을 물 400ml에 달여 건더기를 건져내고 달인 물로 1일 6회 음부를 세척하면 된다.

급성위염과 위경련으로 나타나는 배 아픔이나 대장염과 적리엔
황백(황경피나무껍질) 10g을 물 200ml로 달여 1일 3번 나눠 복용하면 효과가 있다.

다양한 결핵균일 때
황백(황경피나무껍질)3g을 가루로 만들어 1일 3번 나눠 끼니 뒤에 복용하면 된다.

비위를 덮혀 주고, 습을 없애며, 담을 삭이는

후박

학명: Magnolia officinalis, M. obovata
이명: 중피, 후피, 적박, 열박, Magnoliae cortex

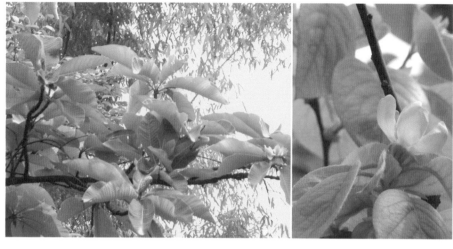

후박나무의 줄기 또는 뿌리껍질을 말린 것

증상별 한약 제조방법

• 식물의 특성과 형태

높이 20m, 수피는 회백색, 잎은 새가지 끝에 모여 나며 꽃은 황백색으로 핀다. 열매는 긴 타원형, 홍자색으로 익는다.

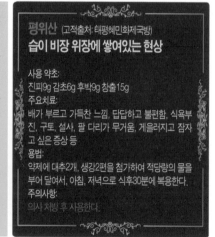

평위산 (고적출처: 태평혜민화제국방)

습이 비장 위장에 쌓여있는 현상

사용 약초:
진피9g 감초6g 후박9g 창출15g

주요치료:
배가 부르고 가득찬 느낌, 답답하고 불편함, 식욕부진, 구토, 설사, 팔 다리가 무거움, 게을러지고 잠자고 싶은 증상 등

용법:
약제에 대추2개, 생강2편을 첨가하여 적당량의 물을 부어 달여서, 아침, 저녁으로 식후30분에 복용한다.

주의사항:
의사 처방 후 사용한다.

• 약초의 성미와 작용

맛은 맵고 쓰며 성질은 따뜻하다. 비장과 위, 대장에 작용한다.

●약리효과와 효능

기를 잘 돌게 하고 거꾸로 치솟은 기를 내려주며, 비위를 덮혀 주고, 습을 없애며, 담을 삭이고 대소변을 잘 소통시킨다.

• 주요 함유 성분과 물질

Magnolol, Honokinol, Machiol, α 및 β Eudesmol, α- 및 β-Pinene, Camphene, Limonene, Magnocur 등이 함유되어 있다.

- 채취시기와 사용부위

여름에 15~20년생 수피를 채취하여 생용하거나 생강즙과 같이 볶아서 사용한다.

- 효과적인 용량과 용법

하루 3~9g을 복용한다.

- 사용상 주의사항

임신부에게는 주의하여 써야 한다. 택사, 초석, 한수석과는 함께 쓸 수 없는 약이다.

- 임상응용 복용실례

창출, 진피 등과 배합하여 복부가 더부룩하고 아픈 증상과 구토하고 설사하는 증상을 다스린다.

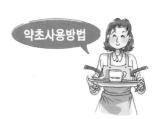
약초사용방법

동의보감 한방 약차 만들기
막힌 것을 풀어주고 상초에 습사를 제거 히는 후박꽃차
준비할 재료 : 후박꽃 3~9g
만드는 방법 : 물 600ml를 넣고 끓기 시작하면 약불로 줄여 30분 정도 달인 후 1일 2~3잔 기호에 따라 꿀이나 설탕을 가미해서 마시면 된다.

동의보감 한가지 약초로 치료하는 단방
배가 아프고 불러 올라 그득하며 몹시 끓는 것을 치료한다.
후박을 생강즙으로 법제하여 물에 달여 먹거나 가루를 내어 생강을 달인 물에 타 먹는다[본초].

동의보감 민간요법
가래(담, 담음)가 있을 때
후박 40g을 생강즙에 버무려 누렇게 닦아서 가루 낸다. 이것을 한번에 8g씩 하루 3번 미음에 타서 아무 때나 먹는다.

위장이나 배에 통증이 있거나 담석증으로 배가 아플 때
회향열매 9g을 만든 가루를 1회 3g씩 따끈한 소금물에 풀어 1일 3번 나눠 복용하면 효과가 있다.

젖이 원활하게 나오지 않을 때
회향열매 10g에 물 100㎖를 붓고 50㎖의 양으로 달여 1일 3번 나눠 복용하면 해결된다. 회향 싹과 줄기를 국으로 끓여 먹거나 생것을 복용하면 좋다.

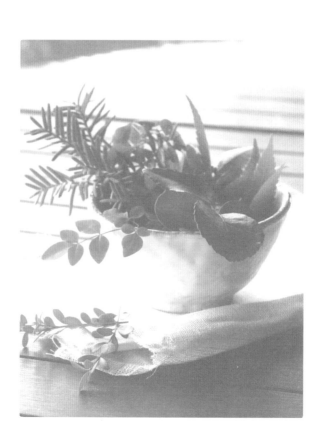

자신의 몸 건강을 판단하는
자가진단 방법

소변으로 판단하는 자가 진단법

소변으로 당뇨나 다른 질병을 진단하거나 식사나 운동 상태 등을 확인할 수가 있다.

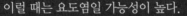

- 배뇨할 때 통증이 나타날 경우

이럴 때는 요도염일 가능성이 높다.

- 배뇨할 때 시간이 오래 걸릴 경우

이럴 때는 전립선 비대일 가능성이 높다.

- 배뇨할 때 혈뇨가 나오는 경우

이럴 때는 요로결석, 전립선비대, 신장염 등일 가능성이 높다.

- 배뇨할 때 소변이 탁할 경우

이럴 때는 요도염, 방광염일 가능성이 높다.

- 배뇨할 때 오줌에서 새콤한 냄새가 날 경우

이럴 때는 당뇨병일 가능성이 높다.

- 배뇨할 때 소변의 양이 적을 경우

이럴 때는 신장병, 심부전, 간장병일 가능성이 높다.

- 배뇨할 때 소변의 양이 많을 경우

이럴 때는 당뇨병, 만성 신염일 가능성이 높다.

- 소변을 보는 횟수가 잦을 경우

이럴 때는 방광염, 요로결석일 가능성이 높다.

- 배뇨할 때 소변이 잘 나오지 않을 경우

이럴 때는 배뇨장애일 가능성이 높다.

1일 1000㎖를 배뇨하자

소변은 몸속의 노폐물을 인체 밖으로 배출하고 있기 때문에 매일 어느 정도를 배출해야만 한다. 예를 들어 성인이 하루 550㎖ 이하일 때는 핍뇨, 50㎖ 이하일 때는 무뇨라고 한다. 건강한 성인은 하루에 800~1500 ㎖의 소변을 배출한다. 소변의 양이 적은 것을 질병의 원인도 있지만 수분섭취량이 적은 것이 대부분이다. 따라서 건강하기 위해서는 수분을 많이 섭취하는 것이 바람직하다.

손톱으로 판단하는 자가 진단법

손톱이 약해져 잘 부러지거나 휘어지고 가운데가 팬 증상이
나타나면 식단을 확인할 필요가 있다.

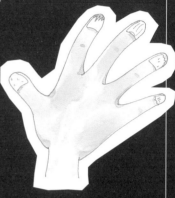

• 손톱이 길게 길이로 갈라지거나 벗겨질 경우
매니큐어 때문일 수도 있지만 세제나 맨손으로 흙
을 만졌을 가능성이 높다.
• 손톱이 두꺼워지면서 탁해질 경우
이럴 경우는 대부분이 진균증일 가능성이 높
다.
• 발톱이 살 속으로 파고 들어갈 경우
이럴 경우는 발에 끼는 신발을 신었을 때이
다.
• 손톱이 굴곡이 되거나 스푼모양으로 휠 경우
이럴 경우는 손톱주변에 염증이 생겼을 가능성
이 높다.
• 손톱이 커질 경우
이럴 경우는 만성 폐질환이나 심각한 심장병일 가능성이
높다.
• 손톱의 색깔이 변할 경우
이럴 경우는 채식으로 인해 단백질이 부족하기 때문이다.
• 손톱의 색깔이 탁해지거나 검어지거나 두꺼워질 경우
이럴 경우는 진균증일 가능성이 높다.
• 손톱이 하얗게 변할 경우
이럴 경우는 진균증일 가능성이 높다.
• 손톱이 노랗게 변할 경우
임파부종일 가능성도이 높다.
• 손톱이 녹색으로 변할 경우
녹균감염증일 가능성이 높고, 심각한 전신질환을 동반할 수가 있어 전
문의를 찾아야 한다.

피부색깔로 판단하는 자가 진단법

자가 치료로 피부트러블을 해소할 수 없을 때는 식단을 재검토할 필요가 있다.

- 피부에 발진이 나타날 경우

  이럴 때는 여러 가지 원인이 일을 수가 있기 때문에 피부과 전문의를 찾는 것이 중요하다.

  - 피부에 난 점의 색깔이 진해졌을 경우

    이럴 때는 햇빛에 많이 노출되기 때문이다.

    - 피부에 난 점이 커지거나 주변이 붉어지거나 윤기가 날 경우

      이럴 때는 피부암 같이 중대한 질병이 있을 수도 있기 때문에 주의가 필요하다.

      - 발가락이 가려울 경우

        무좀일 가능성이 매우 높다.

      - 갑자기 온몸에 땀이 많이 날 경우

        이럴 때는 신체의 어딘가에 이상이 있을 수가 있다. 예를 들면 심장병, 갱년기 장애, 갑상선 이상 등이다.

    - 가려움증이 나타날 경우

부분적인 가려움은 접촉성 피부염일 수가 있고, 전신이 가려우면 당뇨병, 간장병 등의 병일 가능성이 높다.

비듬은 머리습진이다

비듬이 많다는 것은 신진대사가 원활하기 때문에 생기는 것으로 그만큼 젊다는 것을 말해준다. 하지만 비듬이 너무 많으면 두피에 이상이 있는 것이다. 다시 말해 머리 부분에 습진이 생긴 것이다. 원인은 샴푸나 린스를 많이 사용하면서 헹굼 부족, 체질과민 등으로 나타나는 것이다.

입과 혀로 판단하는 자가 진단법

과거와 달리 아연부족으로 미각장애를 호소하는 사람들이 늘어나고 있다. 다시 말해 미각이 변했다는 약간의 증세가 있으면 먼저 식생활을 확인하는 것이 좋다.

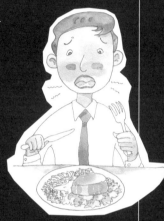

- 목 안이 건조할 경우

특별한 원인이 없는데도 불구하고 지속적으로 목이 마르면서 소변의 양이 늘어난다면 당뇨증이나 당뇨를 의심해봐야 한다.

- 혀 둘레에 흰 반점이 생길 경우

통증이 없고 혀 둘레에 흰 반점이 생기면 아프타성 구내염이나 교원병을 의심해봐야 한다.

- 잇몸에 출혈이 있을 경우

이럴 경우에는 치주염을 의심해봐야 한다.

- 구강(입안)이 자주 헐 경우

이럴 경우에는 구내염 등을 의심해봐야 한다.

- 입에서 악취가 날 경우

이럴 경우에는 충치나 치조농루를 의심해봐야 한다.

- 입술 색이 건강한 붉은 색이 아닐 경우

이럴 경우에는 심장병이나 폐질환을 의심해봐야 한다.

- 입술이 촉촉하지 않고 거칠 경우

이럴 경우에는 비타민 부족이나 위장장애를 의심해봐야 한다.

- 맛을 전혀 느낄 수가 없을 경우

이럴 경우에는 미각장애를 의심해봐야 한다.

편식이 미각장애의 원인이다.

미각장애의 원인은 신경이나 뇌 장애를 비롯해 노화와 편식에 의해 나타나는 경우가 많다. 예를 들면 가공식품, 인스턴트식품을 많이 섭취하거나 편식이 심하면 아연이 부족해진다. 아연의 결핍은 혀 점막 세포의 성장을 더디게 해 맛을 느끼지 못하게 된다. 이때 주어진 맛을 판단하지 못하면 미각장애인 것이다.

체형을 이용한 자가 진단법

식사개선과 꾸준한 운동을 한다면 성인병 발병률이 높은 사과모양체격에서 탈출할 수 있다.

허리치수 ÷ 히프치수 = 0.8

- 0.8이상이면 사과모양, 0.8이하면 배모양 체중이 된다.

  이것은 필요 없는 지방이 신체의 어떤 부분에 쌓여 있느냐에 따라 사과모양과 배 모양의 비만으로 나눠지는 것이다.

피하지방으로 산출하는 방법

위팔 뒤쪽 가운데와 견갑골 아래쪽 2군데의 피하지방 두께를 더한 치수로 산출하는 방법이다.

위팔 +견갑골 = 비만

- 남성은 35㎜이상, 여성은 45㎜이상이면 비만이다.

사과형비만은 위험!

성인병의 원인인 비만은 단순히 표준체중보다 체중이 많다는 것이 아니다. 다시 말해 비만이란 체지방의 과잉 축적을 말한다. 이런 체지방이 인체 어떤 부위에 쌓여있는 것이냐에 따라 문제가 되는 것이다. 예를 들어 지방이 복부에 쌓이는 체형은 사과모양(내장비만형)의 비만이 되고, 엉덩이나 허벅지에 쌓이면 배 모양(피하지방형)의 비만이 된다. 이 가운데 내장비만형은 지질대사나 당질대사에 심각한 영향을 미쳐 다양한 성인병을 유발시킨다. 이런 경우는 중년 이상의 남성들에게 흔하다. 따라서 식사개선과 함께 꾸준한 전신운동이 필요하다.

약초 찾아보기

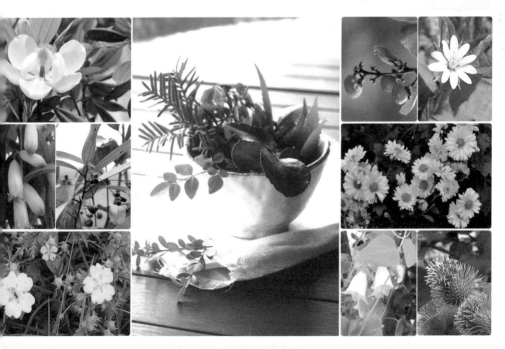

약초 찾아보기

㉝

약초 찾아보기

약초 찾아보기

327

약초 찾아보기